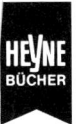

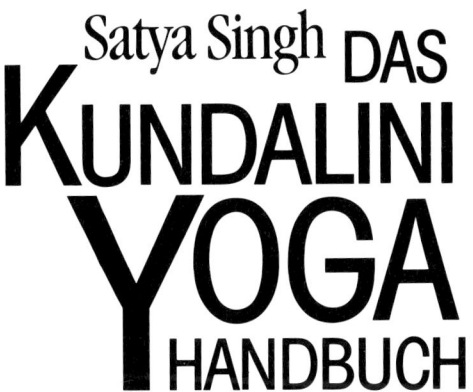

Satya Singh DAS KUNDALINI YOGA HANDBUCH

für Gesundheit von Körper, Geist und Seele

Originalausgabe

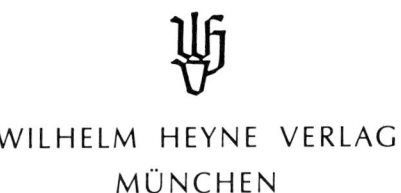

WILHELM HEYNE VERLAG
MÜNCHEN

HEYNE RATGEBER
08 / 9342

2. Auflage

Copyright © 1990 by Wilhelm Heyne Verlag GmbH & Co. KG, München
Printed in Germany 1992
Umschlaggestaltung: Atelier Adolf Bachmann, Reischach
Umschlag- und Innenfotos: Roswitha Hecke, Hamburg
Zeichnungen: Sonja Elisabeth Noy, Inka Devi
Layout / Herstellung: Helmut Burgstaller
Satz: Kort Satz GmbH, München
Druck und Bindung: RMO, München

ISBN 3-453-04398-7

Inhalt

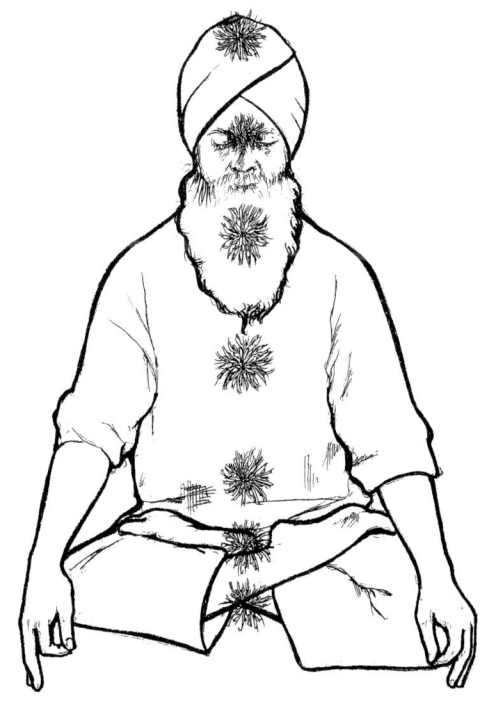

Vorwort

Nach alter yogischer Überlieferung gab es vor langer Zeit, etwa vor 40000 Jahren, ein *Goldenes Zeitalter* der Menschheit. Damals war in ganzen Zivilisationen das Wissen über yogische Techniken verbreitet. Es wurde überall angewendet, um Gesundheit, Glück und Lebensqualität zu sichern und zu erhöhen. Dieses Zeitalter dauerte ausgesprochen lange, aber vor ungefähr 26000 Jahren begann wohl unter dem Einfluß von Kriegen und Naturkatastrophen sein Niedergang. Die Yoga-Technik zersplitterte in Spezialgebiete und Schulen, die nur ein Teilwissen besaßen. Für eine lange Zeit mußten sich die Yogis, Pandits, Seher und Gelehrten in den Schutz und die Isolation des Himalayas zurückziehen. Erst vor 500 Jahren lebten Menschen wie *Baba Siri Chand* und *Guru Nanak,* die versuchten, das alte Wissen wieder zu neuem Leben zu erwecken und in den normalen Alltag der Menschen mit einzubeziehen.

In dieser Tradition kam 1968 *Yogi Bhajan* aus Nordindien in den Westen, wo er seitdem ununterbrochen Kundalini-Yoga unterrichtet – als Teil seines auf Yoga basierenden Lebensstils. Die Organisation, die er dafür ins Leben rief, heißt *3HO – Healthy, Happy, Holy Organisation.*

3HO ist eine sehr offene Organisation. Sie wendet sich an alle Menschen, die mit den Grundzügen des zum Kundalini-Yoga gehörenden Lebensstils in ihrem Leben experimentieren wollen. Gemeinsam versuchen sie, die yogischen Ziele zu verwirklichen: gesund, glücklich und ›heil(ig)‹ zu leben.

Diesen Menschen, mittlerweile über die ganze Welt und in allen Bevölkerungsschichten verbreitet, verdanke ich viel Inspiration und viele Ideen für dieses Buch. Einigen möchte ich besonders danken für ihre sehr konkrete Mitarbeit, wie Tippen, Zeichnen und Kritik äußern: an erster Stelle meiner Frau, Simran Kaur, dann Evelyn Horsch, Roswitha Hecke, Sonja Elisabeth Noy, Inka Devi, Dharam Kaur, Andres Kohlbach, Hari Jiwan Kaur, Siri Simran Kaur und Sat Hari Singh.

Dieses Buch ist aus einem richtigen ›Aha‹-Erlebnis heraus geboren worden. Ich war erstaunt, wie schön sich die uralte Technik des Kundalini-Yoga erklären und bereichern ließ um anderes altes Wissen, das in dieser Zeit jetzt in neuen Formen auftaucht.

Wie könnte man sonst eine Übung für die Leber verstehen, bei der man die Hände fest auf das Schambein drückt, wenn man nicht gleichzeitig wüßte, daß der Lebermeridian eine Schleife um die Geschlechtsorgane bildet? Und wenn man nicht aus der angewandten Kinesiologie (s. S. 48) wissen würde, daß die Muskeln, die den Fuß strecken, energetisch mit den Drüsen zusammenhängen, könnte man nicht ohne weiteres verstehen, warum Übungen für die Drüsen im Kundalini-Yoga so oft auf den Zehen oder mit gestreckten Füßen ausgeführt werden.

Auch die alte und ebenfalls wieder jung gewordene Astrologie kann uns helfen, die traditionellen Gesundheitsideen mit psychosomatischen Zusammenhängen zu erklären. Und viele der alten yogischen Lebensregeln kann man mit den Gedanken der modernen westlichen Naturheilkunde nachvollziehen.

Ich möchte dieses Buch in Dankbarkeit *Yogi Bhajan* widmen, dem Kundalini-Yoga-Meister, der sein unschätzbares Wissen für alle im Westen zur Verfügung stellte. Er hat diesem Buch die folgenden Worte mitgegeben:

»Der Körper streckt sich nicht von allein. Ungestreckt wird er spröde, was Schmerzen und Krankheiten verursacht. Um die Gelenkigkeit des Körpers zu erhalten, ist es notwendig, ihn zu strecken. Indem man die Nerven streckt, steigert man seine Ausdauer, indem man das Drüsensystem stimuliert, erhält man seine Gesundheit, und indem man das Blut und das Kreislaufsystem reinigt, sichert man sich ein langes Leben.

Das Universum hat uns das Leben geschenkt, und das Beste was wir tun können, ist, es zu lieben und glücklich zu werden. Der ›königliche Weg‹ zum inneren Licht läßt uns die Einheit mit allem, was ist, erleben. Im Kundalini-Yoga entfalten wir unsere schlafende Energie, um ein erfülltes, intuitives, und vortreffliches Leben zu führen in einer normalen Lebenssituation als Teil dieser Welt.«
(15. Mai 1989)

Mein Wunsch ist, daß dieses Buch vielen ein Stück goldenes Zeitalter, ein Stück Gesundheit, Glück und ›Heilheit‹ bringt in unserer turbulenten, aber schönen Zeit.

Satya Singh

Hamburg, im Herbst 1990

Erster Teil

Erklärung

Die andere Einbahnbrücke,
von der Vernunft zum stillen Wissen,
bezeichne man als ›reines Verstehen‹.
Also die Einsicht
der wahren Vertreter der Vernunft,
daß die Vernunft nur eine Insel
in einem unendlich weiten Meer
voller Inseln sei.

Carlos Castaneda, *Die Kraft der Stille*

1 Yoga und Kundalini

Das Wort Yoga wird von dem Sanskrit-Wort *Yuj* abgeleitet, was soviel wie ›verbinden‹ heißt; ähnlich wie das deutsche Wort ›Joch‹, das sich aus demselben Stamm entwickelt hat. Was will man im Yoga verbinden? Diese Frage läßt sich am besten mit Hilfe der tantrischen Philosophie erläutern. Danach hat der Mensch zwei Pole. Der eine, *Shiva* genannt, liegt oben auf dem steifen, kühlen, unbeweglichen Kopf. *Shiva* ist das Bewußtsein, der unbewegliche, unveränderliche, ewige Beobachter. Der zweite Pol liegt am anderen Ende des Rumpfes, dort, wo sich die Geschlechtsorgane und der Anus befinden. Dieser Pol ist *Shakti,* die Schöpfungskraft. Er ist warm, in ständiger Veränderung, lebendig und unbewußt. Yoga soll nun die bestehende Dualität zwischen diesen beiden Polen, zwischen dem *ewigen Beobachter* und der *sich stets verändernden Natur* aufheben. *Shiva* und *Shakti* sollen durch Yoga verbunden werden.

Wie kann diese Verbindung entstehen?

Durch *Kundalini*. Sie ist eine besondere Form der menschlichen Energie. *Kundala* bedeutet Kringel oder Ring, und Kundalini bedeutet poetisch die *Locke im Haar der Geliebten*. Manchmal wird sie auch die Schlangenkraft genannt, weil sie in dreieinhalb Windungen wie eine schlafende Schlange am unteren Ende der Wirbelsäule ruht. *Kundalini* ist die Energie, die vom unteren Pol, der Domäne der Natur, zum oberen Pol des Bewußtseins aufsteigen kann, um die Verbindung, die ›kosmische Ehe‹ zu vollziehen. Sie ist, wenn aufgeweckt, die *Schöpfungskraft des Bewußtseins‹,* die in ihrem Wesen die Pole *Shiva* und *Shakti* beide in sich enthält.

Wie kann man diese Kundalini-Energie aufwecken?

Indem man mit seinem Bewußtsein *(Shiva)* die vielfältigen Erscheinungen der Natur *(Shakti)* durchdringt. Und indem man alle Prozesse der Natur *(Shakti)* in Beziehung bringt zu dem ewigen Gesetz *(Shiva).*

Natürlich kann man das auf tausend verschiedene Arten tun, und längst nicht von allen ist bekannt, daß sie eigentlich Yoga sind. Wenn man sich beispielsweise bemüht, seine Gefühle *(Shakti)* so zu kultivieren, daß sie alle auf das Ewige *(Shiva)* ausgerichtet sind, so nennt man das *Bhakti-Yoga.* Spezialisiert man sich auf selbstloses *(Shiva)* Tun *(Shakti)*, dann nennt man das *Karma-Yoga.* Versucht man sehr bewußt *(Shiva)*, mit Wörtern und Symbolen *(Shakti)* umzugehen, nennt man das *Raja-Yoga.* Bei uns ist vor allem das *Hatha-Yoga* bekannt geworden, das Kultivieren von Körper*(Shakti)*-Bewußtsein *(Shiva)*. Egal welche Yoga-Form man praktiziert, all die genannten und auch andere Yoga-Formen erwecken die *Kundalini,* die heilende Ur-Energie, die die menschliche Dualität aufhebt.

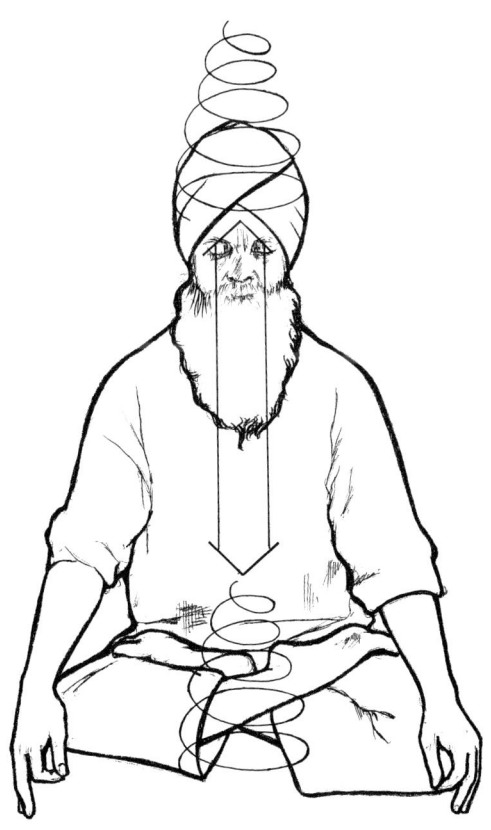

Kundalini-Yoga nun ist besonders auf das Erwecken dieser Energie ausgerichtet und schließt dadurch alle Arbeit am Bewußtsein mit ein. Allerdings ist im Kundalini-Yoga, so wie es von Yogi Bhajan und der 3HO vermittelt wird, das Steigen der Kundalini ein sehr allmählicher und fast unmerklicher Prozeß. Man erwarte darum keine plötzlichen inneren Lichtexplosionen. Was man erleben wird, ist vielmehr ein unmittelbares Gefühl von großer Lebendigkeit und Wachheit und eine allmählich zunehmende Bewußtheit und Ausstrahlung. Das Potential für Veränderung durch Kundalini-Yoga ist nahezu unbegrenzt.

2 Die acht Arme des Kundalini-Yoga

Im zweiten Jahrhundert vor Christus hat *Patanjali,* ein indischer Yoga-Philosoph, seine berühmte *Ashtanga* entwickelt, die achtarmige Einteilung des Yoga. Dieses Schema hat auch für das Kundalini-Yoga Gültigkeit. Es teilt Yoga in acht Glieder auf:

- Yama (Verhaltensregeln)
- Niyama (Selbstdisziplin)
- Asana (Körperhaltung)
- Pranayama (Atemführung)
- Pratyahara (Sinnenbeherrschung)
- Dharana (Konzentration)
- Dhyana (Meditation)
- Samadhi (Erleuchtung und Entspannung)

Yama: Verhaltensregeln

Das Einhalten der Regeln des *Yama* ist eine Voraussetzung, um die volle geistige Dimension des Yoga zu erfahren. Es geht darum, sein Leben so zu gestalten, daß man nicht an Besitz verhaftet ist, daß man offen und ehrlich leben kann, nicht fixiert auf Sexualität, und ohne Gewalt. Wir müssen diese Regeln nicht so radikal beherzigen wie bestimmte indische Yogis, die es sich selbst verbieten, zweimal unter demselben Baum zu schlafen, um sich ja nicht an irgendeinen Ort zu binden. Doch ist es schwer, sich dem Bann der *Maya* zu entziehen, der verlockenden, in unserer Gesellschaft so perfektionierten Illusion des Konsums, und sich statt dessen dem Yoga hinzugeben.

Dazu muß man bestimmte Prioritäten setzen, hat man andere Wertvorstellungen als die üblichen. Die Übungen helfen dabei, sich diese anzueignen, indem sie die Aufmerksamkeit nach innen richten. Eine Stunde oder selbst fünf Minuten am Tag können schon dazu beitragen, daß man mit sich und der Welt anders umgeht. Die ideale

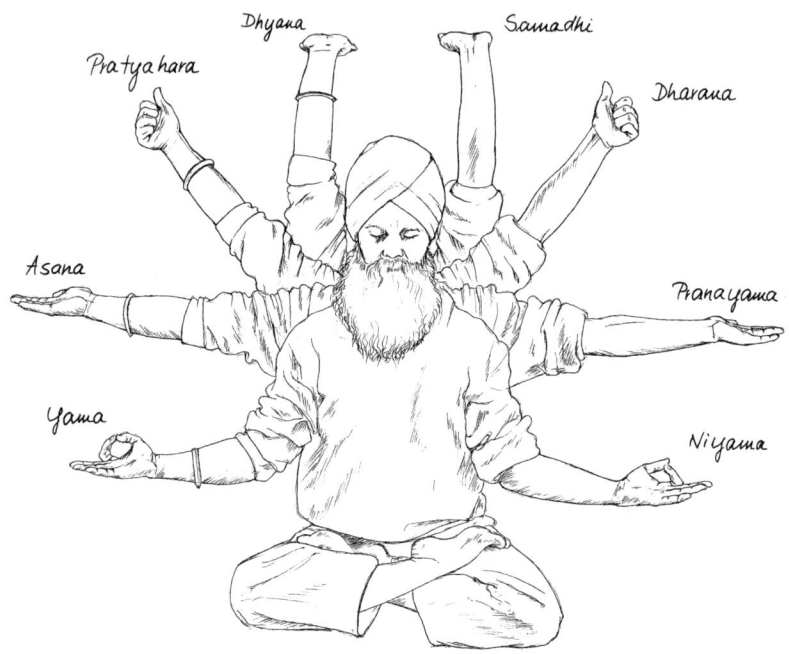

Zeitdauer der täglichen Übungen wird allerdings bestimmt durch das *Karma-Gesetz*, das besagt: *Was du Gutes tust (wie Schlechtes auch), bekommst du zehnfach zurück.* Das etwa bedeutet dann 2,4 Stunden Übungszeit, um für den Tag eine optimale Energie zu erreichen.

Jeder Tag bringt zwei natürliche ›Freiräume‹, die man für Yoga-Übungen nutzen kann: den frühen Morgen, unmittelbar nach dem Aufstehen, und den Abend, bevor man zeitig zu Bett geht. In den goldenen Stunden des frühen Morgens, auch *Amrit Vela* oder ›ambrosische Stunden‹ genannt, ist der Sonnenstand für Yoga und Meditation am günstigsten. Dann sollte man intensiv üben, um sich für den ganzen Tag aufzuladen. Abends, bevor man schlafen geht, kann man sich am besten mit leichten Übungen und Meditation auf die Nacht vorbereiten. Im Englischen gibt es ein Sprichwort, das für die yogische Lebensweise wie gemacht erscheint: »Early to bed, early to rise, makes a man healthy, wealthy and wise« – (»Früh zu Bett, früh heraus, macht den Menschen gesund, wohlhabend und weise«).

Niyama: Selbstdisziplin

Der *Yogi* oder die *Yogini* (Schüler bzw. Schülerin des Yoga) kultivieren seit altersher innere Ruhe, Reinheit und Askese. Symbolisch könnte hierfür die kalte Dusche vor den frühmorgendlichen Übungen stehen, eine der traditionellen Lebensregeln des Kundalini-Yoga. Weitere Beispiele für yogische Disziplin folgen später in den einzelnen Kapiteln über die verschiedenen Körperteile, über Organe und Meridiane.

Disziplin sollte im übrigen nur aus dem gewachsenen Bewußtsein von schlechten Lebensgewohnheiten entstehen, nie aus Schuldgefühl oder Fanatismus. Es gibt genug erfreuliche Beispiele von Menschen, die nach ein paar Wochen oder Monaten Yoga allmählich aufgehört haben zu rauchen, »weil es nicht mehr schmeckte«. Wenn es also hier im Buch heißt, man solle dies oder jenes tun, kann man das als Anregung und Hilfe für sein Bewußtsein verstehen. Es ist keinesfalls eine Aufforderung zu blinder Befolgung – vielmehr möge man ermutigt werden, selbst damit zu experimentieren und seine eigenen Erfahrungen zu sammeln.

Übrigens rechnet Patanjali auch *Hingabe* zur Selbstdisziplin. Es ist deshalb besonders wichtig, sich gleich von Anfang an von der Illusion zu befreien, daß man den Yoga-Prozeß total in der eigenen Hand habe. Wir sind alle Teil der kosmischen Rhythmen, und wir können uns nur auf diese einstellen, um den Segen der kosmischen Energie zu empfangen.

Als Unterstützung der Disziplin ist auch die Umgebung wichtig, in der man Yoga übt. Ideal ist es, wenn man für seine Übungen ein kleines Yogazimmer oder vielleicht auch nur eine Zimmerecke hat, die für nichts anderes genutzt wird. Am besten hält man dieses Zimmer oder diese Ecke in schönen, hellen Farben – es ist gut, sich mit Klarheit und Reinheit zu umgeben. Unsere Lieblingsfarbe für fast alles ist weiß – es ist eine heilende und schützende Farbe, die die Ausstrahlung der *Aura* verstärkt.

Wir üben meist in Zimmern mit hellem Teppichboden. Als Unterlage für die Übungen verwenden wir eine zusammengefaltete Wolldecke oder ein Schaffell, das besonders gut gegen einen kühlen oder harten Untergrund isoliert.

Asana: Körperhaltungen

Wäre es möglich, die Ohren zu bewegen, dann gäbe es im Kundalini-Yoga bestimmt Übungen dafür – *einatmen: Ohren hoch, ausatmen: Ohren runter.* Denn innerhalb der vom Körper gesetzten Grenzen werden nahezu alle Körperteile in alle möglichen Richtungen und Haltungen gebracht und gehalten.

Die zahllosen Variationen der Übungen lassen sich aber auf etwa 100 Grundhaltungen zurückführen. Diese Grundhaltungen sind die gleichen *Asanas,* wie sie auch im Hatha-Yoga eingenommen werden. Hatha-Yoga und Kundalini-Yoga sind deshalb eng miteinander verwandt. Was die Asanas betrifft, steht jedoch beim Hatha-Yoga mehr die Flexibilität im Vordergrund – alle Übungen sind sehr langsam oder sogar statisch. Im Kundalini-Yoga kennt man zwar auch statische oder sehr langsame Übungen – aber ebenso viele dynamische, schnelle. Gerade durch diese Dynamik wird der Körper so aufgebaut, daß die körpereigenen Energien immer besser fließen und einsetzbar werden.

Pranayama: Atemführung

Um die Lebensenergie *(Prana)* beherrschen *(Yama)* zu lernen, gibt es im Kundalini-Yoga eine schier überwältigende Vielfalt von Atemübungen.

Diese lassen sich in folgende Gruppen einteilen, die manchmal auch untereinander kombiniert werden:

- Atemübungen mit wechselnder Nasenlochatmung
- Atemübungen abwechselnd mit Nase und Mund
- Atemübungen in bestimmten Rhythmen
- Atemübungen unter Beteiligung innerer Körpermuskeln (Bandhas)
- Atemübungen kombiniert mit Mantren (Meditationswörtern)
- Atemübungen mit Pfeiftönen
- Atemübungen mit bestimmten Zungen-, Kiefer- oder Lippenhaltungen

In den Übungsreihen werden diese Atemübungen an bestimmten Stellen eingesetzt. Oft ist es gut, eine Übungsreihe mit einer Atemübung zu beginnen, denn diese kann helfen, von den alltäglichen Aktivitäten ab- und auf die nötige innere Ruhe umzuschalten. Ähnliche Atemübungen, allerdings in wesentlich vereinfachter Form, gibt es auch im Hatha-Yoga.

Typisch für Kundalini-Yoga ist, daß die bewußte Atemführung auch in die Übungen selbst einbezogen wird. Die zwei am häufigsten benutzten Atemformen wollen wir jetzt etwas ausführlicher besprechen, nämlich den

- langen, tiefen Atem und den
- Feueratem.

Langer, tiefer Atem

Der *lange, tiefe Atem* wird meist bei statischen oder wenig bewegten Übungen eingesetzt. Es ist ein entspannender, reinigender Atem, der uns zu uns selbst, zu unserem Zentrum bringt. Was man dabei beachten muß, ist:

- vollständig auszuatmen

Die meisten Menschen atmen nicht genug aus. So bleibt zuviel verbrauchte Luft in den Lungen. Dabei folgt auf eine vollständige Ausatmung wie von selbst eine gute Einatmung.

- durch die Nase ein- und auszuatmen

Die Nase erwärmt, filtert und befeuchtet die Luft. Deshalb bei den Übungen, wenn nichts anders gesagt wird, immer durch die Nase ein- und ausatmen.

- richtig und aufrecht zu sitzen

Wenn man mit abgeknicktem Oberkörper sitzt, kann sich der Bauch nicht richtig heben, und auch die Rippen können sich beim Atmen kaum dehnen.

■ lockere, nicht einengende   Hosen, Röcke und alle anderen
   Kleidung zu tragen   Kleidungsstücke sollten vor
                               allem den Bauchraum nicht
                               einengen.

Am wichtigsten ist es, die *richtige Reihenfolge* beim *Ein- und Ausatmen* zu beachten:

EIN   Das Einatmen beginnt und das
Erst *Bauch*   Ausatmen endet in der Körper-
dann *Rippen*   mitte beim Bauch. Solch ein
dann *Brustbein*   Atem entspannt und zentriert.
                               Ein Atem, der die Betonung auf
AUS   den Bereich von Brust und
                               Schlüsselbein legt, fördert allge-
Erst *Brustbein*   mein die Nervosität, man verliert
dann *Rippen*   den Kontakt mit sich selbst und
dann *Bauch*   neigt zur Hyperventilation.

Wir wollen das nun einmal praktisch ausprobieren. Setze dich an
einen ruhigen Platz in die sogenannte ›Einfache Haltung‹ (mit gekreuzten Beinen, im Schneidersitz). Damit dein Rücken wirklich gerade ist, empfiehlt es sich anfangs gegebenenfalls, ein Kissen unter
das Gesäß zu legen oder sich auf einen Stuhl mit gerader Lehne zu
setzen und die Füße flach auf den Boden zu stellen.

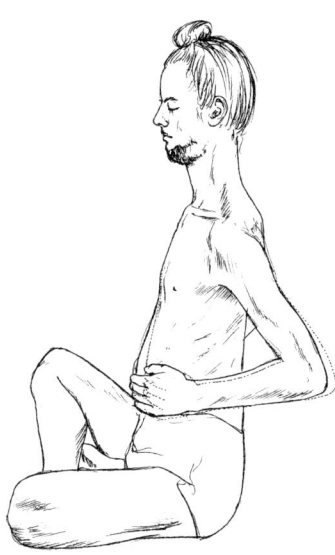

Ungefähr eine Minute

1. Jetzt lege beide Hände auf deinen Bauch, so daß sich die Fingerspitzen berühren. Schließe die Augen, damit du dich besser auf deinen Körper konzentrieren kannst.

Atme jetzt ein:
- lasse dabei deinen Bauch sich langsam nach vorn wölben. Fühle, wie deine Fingerspitzen auseinandergedrückt werden;
- fülle den Rest deiner Lunge.

Wenn du spürst, daß deine Lungen voll sind, *atme aus;*
- leere erst den oberen Teil deiner Lungen;
- lasse danach langsam deinen Bauch sich zusammenziehen.

2. Nun lege die Hände eine Stufe höher – an deine Rippenbögen.

Atme ein;
- fülle erst langsam deinen Bauch;
- lasse dann durch den einströmenden Atem deine Rippen sich ein wenig dehnen;
- fülle schließlich den Rest deiner Lungen.

Wenn du spürst, daß die Lungen voll sind, *atme langsam aus;*

- leere erst den oberen Teil der Lungen;
- lasse dann langsam deine Rippen sinken; und
- lasse schließlich deinen Bauch sich zusammenziehen.

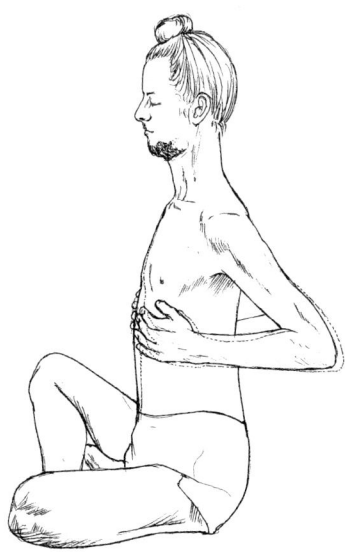

Ungefähr eine Minute

3. Lege eine Hand auf dein Knie
   und die andere Hand auf dein
   Brustbein und die Schlüssel-
   beine. Nun der letzte Teil der
   Atemtechnik:

   Atme ein;
   - fülle langsam deinen Bauch;
   - lasse dann deine Rippen sich
     dehnen;
   - lasse schließlich dein Brustbein
     und deine Schlüsselbeine sich ein
     wenig heben.

   Atme aus;
   - lasse Brustbein und Schlüssel-
     bein sinken;
   - lasse die Rippenbögen sich senken;
   - lasse schließlich deinen Bauch
     sich zusammenziehen.

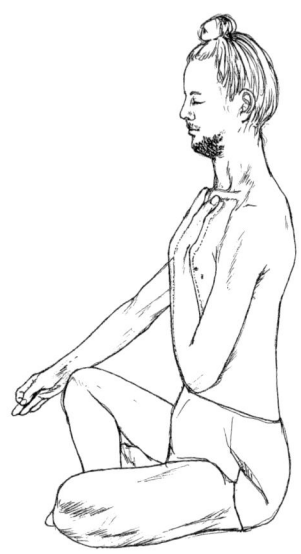

Ungefähr eine Minute

4. Nun entspanne dich.
   Lege deine Hände locker auf die
   Knie.
   Atme noch ein paar Minuten
   langsam ein und aus.
   Achte dabei auf die drei Phasen
   der Atmung.

Meist spürt man schon nach einigen Minuten, wie der lange, tiefe Atem zu wirken beginnt. Man hat das Gefühl, zu sich selbst zu kommen. Um den ganzen Tag lang entspannt und bei sich selbst zu sein, kann man diese Atmung tagsüber ständig praktizieren. Was während dieses Atemvorgangs im Körper geschieht, werden wir ausführlich im Kapitel über die Lungen besprechen.

Feueratem

Der andere Atemtypus, der im Kundalini-Yoga häufig angewendet wird, ist der *Feueratem*. Das ist eine schnelle, rhythmische Atemform, bei der nur der Bauch bewegt wird, während die Brust ruhig bleibt. Etwa jede dritte Übung in einer Kundalini-Yoga-Übungsreihe wird mit diesem Atem verbunden. Feueratem hilft, dynamische oder anstrengende Übungen durchzuhalten. Oft sind es auch energetische Gründe, die den Feueratem sinnvoll machen, weil er stark mit Prana, mit Lebensenergie, auflädt. Außerdem wirkt er durch einen verstärkten Gasaustausch in den Lungen und durch eine Massage des Zwerchfells auf die Bauchorgane stark reinigend.

Der Feueratem entsteht durch eine Zusammenarbeit von Zwerchfell und Bauchmuskulatur. Hierbei muß man folgendes beachten:

■ Beim *Ein*atmen den Bauch nach *außen* drücken.
■ Beim *Aus*atmen den Bauch nach *innen* ziehen.

Manche Menschen neigen dazu, sich genau umgekehrt zu verhalten. Meist haben diese Menschen Schwierigkeiten, überhaupt ›in den Bauch‹ zu atmen. Wenn man dies aber korrekt übt, schafft man die Voraussetzung dafür, seine Bauchatmung und damit auch den langen, tiefen Atem zu verbessern.

■ Ausatmung und Einatmung sind gleich lang und gleich kräftig.

Wenn man zuviel Gewicht auf die Ausatmung legt, entsteht ein energetisches Ungleichgewicht in den beiden zentralen Körpermeridianen.

■ Der Atemrhythmus liegt bei zwei Atemzügen pro Sekunde.

■ Vor Beginn des Feueratems einatmen.

■ Den Kopf besonders aufrecht halten, das Kinn etwas einziehen.

Das kann allerdings von Übung zu Übung leicht variieren.

Auf diese Weise bleibt die Brust in einer etwas angehobenen Position, was den Feueratem erleichtert.

Ansonsten liegt die Halsschlagader zu offen, und im Kopf könnte sich dadurch ein Druck aufbauen. Auch die Körperenergie fließt in dieser Haltung besser, weil Nacken und Wirbelsäule zusammen eine gerade Linie bilden.

Außerdem sollte man natürlich wie beim langen, tiefen Atmen durch die Nase ein- und ausatmen und aufrecht sitzen – wenngleich es auch beim Feueratmen unzählige verschiedene Haltungen und Variationen gibt.

In derselben Haltung wie beim langen, tiefen Atem wollen wir nun den *Feueratem* ausprobieren.

Setze dich mit gerader Wirbelsäule und geschlossenen Augen hin.

Lege deine linke Hand auf die Brust und die rechte Hand auf den Bauch.

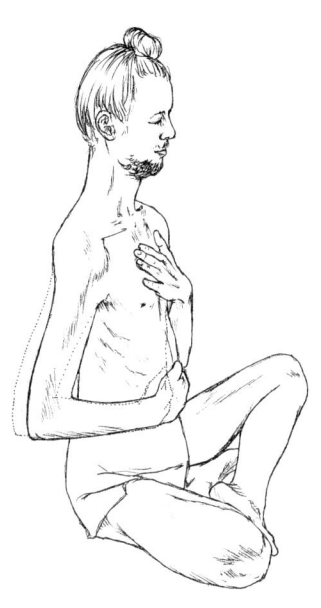

Atme jetzt tief ein, damit deine Brust sich hebt. Die Brust sollte im weiteren Verlauf der Übung relativ unbewegt bleiben.

Ziehe nun deinen *Bauch* nach *innen* und *atme* dabei schnell *aus.*

Drücke deinen *Bauch* nach *außen* und *atme* dabei schnell *ein.*

Wiederhole abwechselnd. Versuche einen guten Rhythmus zu finden, zunächst langsam, und wenn du die Übung gut beherrschst, dann ungefähr zweimal pro Sekunde. Mach eine Pause, wenn du nicht weiterkannst. Nach einer Weile entspanne die Hände und übe noch ungefähr eine Minute Feueratem.

Bevor man den Feueratem gut beherrscht, wird sicher einige Zeit vergehen. Aber wenn man regelmäßig übt, wird man ihn ohne Anstrengung auch längere Zeit durchhalten können. Feueratem schafft ein sehr waches und lebhaftes Gefühl von Vitalität.

Die nächsten Teile von Patanjalis *Ashtanga* (achtgliedrigem) Yoga betreffen mehr die inneren, geistigen Aspekte des Yoga.

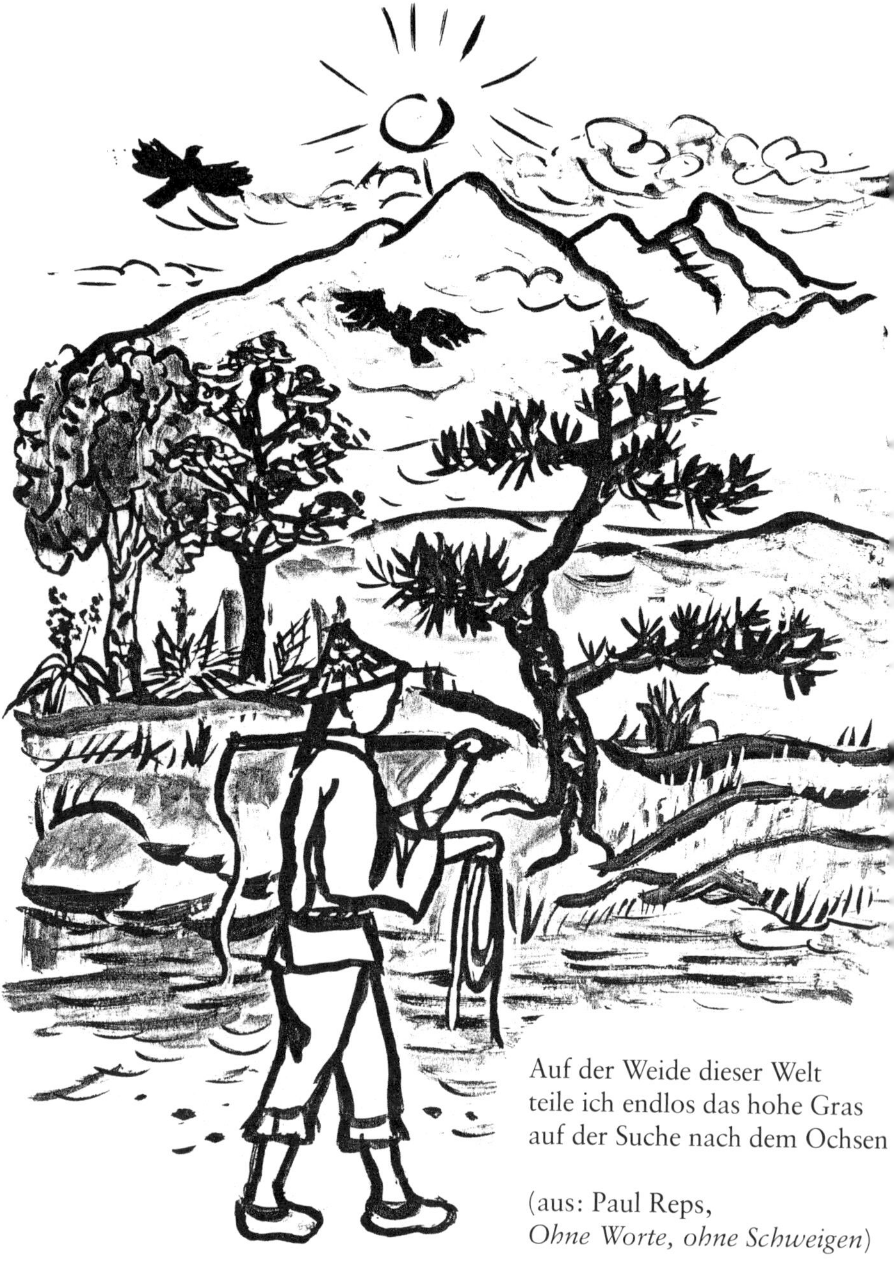

Auf der Weide dieser Welt
teile ich endlos das hohe Gras
auf der Suche nach dem Ochsen

(aus: Paul Reps,
Ohne Worte, ohne Schweigen)

Pratyahara: Sinnenbeherrschung

Dieses Bild, die Suche nach dem Ochsen, stammt aus dem Zen-Buddhismus und symbolisiert den Meditationsweg. Den Ochsen, das Unterbewußte, das Tier im Menschen gilt es zu finden. Erst wenn es gefunden ist, kann man lernen, auch das Überbewußte, das Göttliche in sich, zu erfahren. Der Ochse wandert von hier nach dort, je nachdem, ob er auf angenehme Reize trifft, die er auskostet, oder auf unangenehme, die er meidet. Er produziert Stimmungen, Gedanken und Gefühle, wie es ihm seine Sinne gerade eingeben. Pratyahara ist der Anfang des Suchens nach diesem Ochsen. Man versucht, durch Beherrschung der Sinnesorgane mehr Freiheit und Unabhängigkeit in seinem Denken und Wahrnehmen zu erlangen.

Deshalb halten wir während der Yoga-Übungen meist die Augen geschlossen und suchen eine stille Umgebung auf: Wir können uns so besser auf unseren Körper und auf uns selbst konzentrieren, ohne von unseren Sinnen abgelenkt zu werden.

Im übrigen reagieren wir natürlich genauso auf Bilder von innen, die aus unserem Unbewußten, aus unserem Gedächtnis oder aus unserer Phantasie emporsteigen. Pratyahara berücksichtigt diese Quelle der Ablenkung ebenso und geht deshalb über das Beherrschen von Auge, Zunge, Ohren und Haut weit hinaus.

Yogi Bhajan beschreibt Pratyahara als das Ersetzen von negativen Gedanken durch positive. Das klingt besser als Sinnenbeherrschung. Statt Unterdrückung ergibt sich daraus Transformation: Statt immer Augen, Nase und Mund zu verschließen, wenn eine Sahnetorte in die Nähe kommt, oder die Ohren, wenn man angemacht wird, kultiviert man Eigenschaften und Gedankenmuster wie Maßhalten und friedvolle Durchsetzungsfähigkeit. So wird die Spontaneität bewahrt und verstärkt, aber sie führt jetzt in die richtige Richtung, und man kann seine guten Eigenschaften genauso gut oder besser genießen wie vorher die schlechten.

Um Pratyahara praktizieren zu können, muß man sich also nicht der äußeren Sinne verschließen. Es geht darum, schon in seinen Gedanken die ablenkenden negativen Muster aufzuspüren. Um bei dem oben gewählten Bild zu bleiben: Man muß die Fußspuren des Ochsen finden.

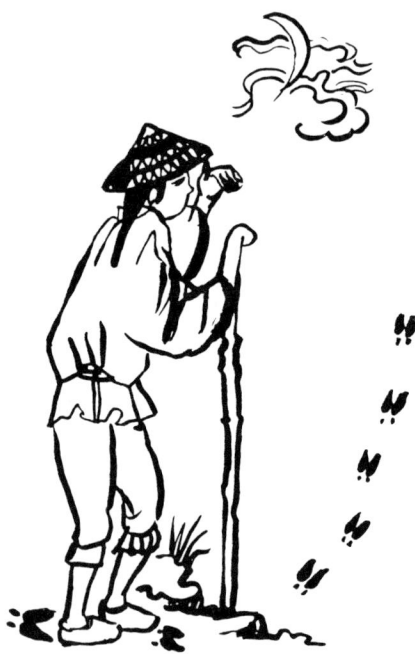

Am Flußufer unter den Bäumen
entdecke ich Fußstapfen.
Sogar unter dem duftenden Gras
sehe ich seine Spuren.

Eine große und notwendige Hilfe bei diesem Prozeß ist Meditation.
Durch Meditation wird das Gemüt von Spannungen befreit. Der
Geist wird ruhig und klar, und es wird immer leichter, mit ihm zu arbeiten. Dieser Prozeß wird in den letzten drei ›Armen‹ des Yoga beschrieben.

Dharana: Konzentration

Nachdem man die Fußspuren des Ochsen gesehen hat, geht es jetzt darum, ihn aufzuspüren. Dafür gibt es im Yoga eigentlich nur eine Technik: die Kunst der Konzentration. Wenn man ganz ruhig ist und seine Haltung, seine Gefühle und Gedanken alle zum Schweigen kommen läßt, dann zeigt sich der Ochse des Unterbewußten von selbst. Deshalb sitzen wir bei unseren Konzentrationsübungen ganz still, in fester Haltung, manchmal in Verbindung mit einer monotonen Bewegung.

Die meisten Konzentrationsübungen erfordern die *Einfache Haltung*. Das ist jede bequeme Haltung mit gekreuzten Beinen auf dem Boden, die das Sitzen mit gerader Wirbelsäule ermöglicht. Aber es gibt auch viele andere Sitzhaltungen. Jede dieser Haltungen beinhaltet eine eigene energetische Konfiguration, die die Konzentration unterstützt und auf ein bestimmtes Thema ausrichtet.

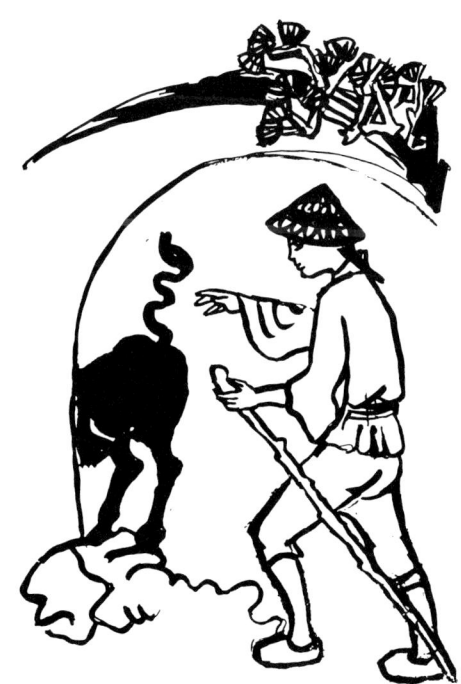

Die Sonne ist warm,
der Wind ist mild,
die Weiden am Ufer
sind grün.
Hier kann sich kein
Ochse verstecken.

Die Konzentrationsform, die wir am häufigsten praktizieren, ist die Konzentration bei geschlossenen Augen auf das sogenannte *Dritte Auge,* das Energiezentrum zwischen den Augenbrauen. Dabei werden die Augen hochgerollt, so, als wollte man von innen zwischen die Augenbrauen schauen. Das richtet die normale Energieausstrahlung der Augen auf das Dritte Auge. Dort befindet sich nach den alten Schriften der Sitz der Intuition und der Weisheit. Außerdem ist dort die Reflexzone für die Hirnanhangdrüse, die sogenannte ›Meisterdrüse‹ zwischen Gehirn und Körper – wir sprechen in Kapitel 5 ausführlich darüber.

Weitere Konzentrationspunkte sind beispielsweise der Scheitelpunkt, der Nabelpunkt und das Herzzentrum.

Dhyana: Meditation

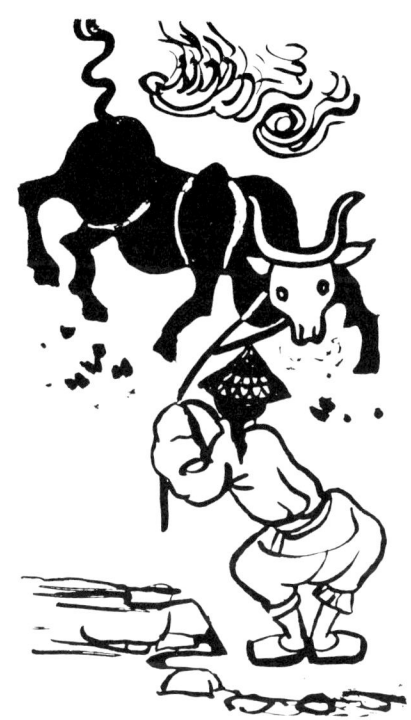

Ich bezwinge ihn
in einem schrecklichen Kampf.
Sein großer Wille
und seine Kraft
sind unerschöpflich.

In der nächsten Phase, *Dhyana,* Meditation, wird der Ochse gefangen. Der Mensch, der in dieser Geschichte das Bewußtsein versinnbildlicht, wirft dem Ochsen, Symbol seines tiergleichen Selbst oder Unterbewußten, einen Strick um den Nacken, an dem er ihn nun führen kann, wohin er will. Dieser Strick ist im Kundalini-Yoga das *Mantra,* das Meditationswort.

Ein Mantra ist ein Instrument, mit dem man seinen Geist so ausrichten kann, wie man will. Die Silbe *Man* bedeutet Geist und die Silbe *Tra* Projektion. Mantren werden während der Yoga-Übungen oder bei Meditationshaltungen gesagt, gedacht oder gesungen.

Immer angenehm und leicht ist der Prozeß des Meditierens nicht. Es gibt vieles was ablenkt, kribbelt, schmerzt. Es gibt Zeiten, in denen man nicht ›unter die Oberfläche‹ gelangen kann. Aber wenn man durchhält, dann baut sich etwas auf, was den Geist nicht nur einfängt, sondern ihn in jede gewünschte Stimmung führt.

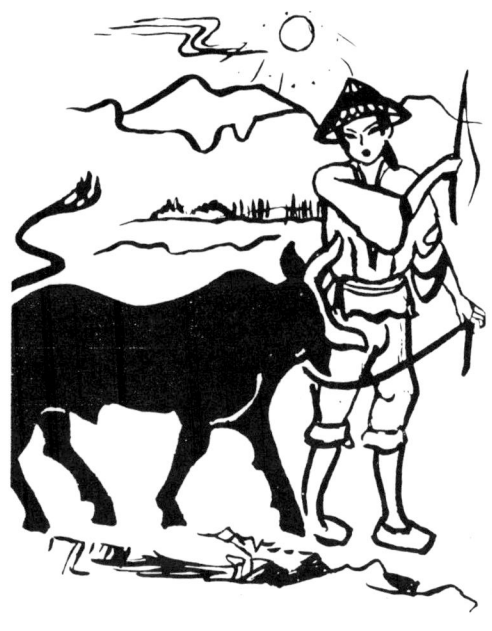

Ist er gut erzogen,
so wird er
auf ganz natürliche Weise
sanft.
Und dann gehorcht er
seinem Meister
uneingeschränkt.

Der Prozeß des Meditierens nimmt eine sehr zentrale Stellung ein. Jede Übung sollte neben der Haltung und der Atemform auch Aspekte der Konzentration und Meditation beinhalten. Die Mantren, die dazu am häufigsten verwendet werden, sind die *Bij-* oder *Saat-*Mantren. Das sind kleine, einfache Mantren von nur einigen Silben Länge. Sie heißen Saat-Mantren, weil sie durch das Üben wie ein Samenkorn ins Bewußtsein eingepflanzt werden. Wenn man sie längere Zeit praktiziert, geben sie eine reichte Ernte an Bewußtheit.

Das am häufigsten gebrauchte *Bij-Mantra* ist *Sat Nam.* Die Silbe *Sat* bedeutet ›Wahrheit‹, und die Silbe *Nam,* aus der übrigens im Deutschen das Wort *Name* abgeleitet ist, bedeutet ›Identität‹. Das Mantra ›Sat Nam‹ heißt also, ›meine wahre Identität‹ oder ›mein wahres Selbst‹. Es steht für das Suchen nach dem verbindenden Faktor zwischen Körper, Geist und Seele und für die Besinnung auf die göttliche Identität über der Menschlichen.

Wenn in den Übungsfolgen keine spezielle Meditationstechnik angegeben ist, sollte man dieses Mantra benutzen, und zwar so, daß man beim Einatmen ›Sat‹ (bzw. ›Ssaaat‹) und beim Ausatmen ›Nam‹ (bzw. ›Naaaam‹) denkt – egal, ob man dabei die Beine hebt und senkt oder den Kopf vor- und zurückbeugt. Dies ist eine der schwierigsten Aufgaben, die man dem ›Geist-Ochsen‹ geben kann. Gleichzeitig aber macht es die Übungen tiefer erfahrbar, entspannt und gibt einem erstaunlicherweise oft mehr Kraft, die Übungen durchzuhalten.

Im übrigen sollte man, wenn man Yoga-Übungen durchführt, eine Übungsfolge immer mit einer Meditation abschließen. Das hat vor allem den Grund, daß die Übungen selbst meist die handlungsorientierte, analytische linke Gehirnhälfte stimulieren, während die Meditation die rechte Gehirnhälfte aktiviert, die für Entspannung und Einsicht in größere Zusammenhänge steht. Um die Gehirnhälften ausgeglichen zu beanspruchen und außerdem die Energie der Übungen verarbeiten zu können, ist eine Meditation nach den Yoga-Übungen notwendig.

Der Prozeß, der bei den meisten dieser Meditationen abläuft, sieht folgendermaßen aus: Man setzt sich in die vorgeschriebene Position und fängt an, das Mantra zu singen, sich auf den vorgegebenen Punkt des Körpers zu konzentrieren, seinen Atem zu beobachten usw.

Von innerer Stille und Ruhe kann dabei aber meist noch keine Rede sein – im Gegenteil, gerade jetzt scheinen die Gedanken förmlich zu brodeln. Die meisten dieser Gedanken haben mit Spannungen und Aktivitäten aus dem Alltag zu tun, die man noch nicht so gut verarbeitet hat. Oft kommen in der Meditation sogar Lösungen für Probleme hoch, nach denen man bisher vergeblich gesucht hat. Auch neue Perspektiven für die Lebenssituation können auftauchen, inspirierende Ideen für laufende Projekte und vieles mehr. Je nachdem, wie oft man meditiert und wie angespannt der Alltag ist, dauert dieser Prozeß zwischen fünf Minuten und einer halben Stunde.

Wenn man diese Phase durchgehalten hat, beginnt die angenehme Phase der Meditation. Man ist gewissermaßen über seine Ego-Probleme hinausgewachsen und kann die innere Ruhe und das Gefühl der Einheit genießen – ein Prozeß, der, wenn man ihn in beständigem Üben weit genug fortschreiten läßt, irgendwann in ›Erleuchtung‹ münden wird.

Samadhi: Erleuchtung und Entspannung

Jetzt braucht man keinen Strick mehr, um seinen Ochsen zu führen. Bequem sitzt man auf seinem Rücken und läßt sich tragen. Das tiergleiche und das göttliche Selbst sind zu einer Einheit geworden. Eine schöne und einfache Definition dieses Zustands stammt von *Baba Hari Dass*. Baba Hari Dass ist ein *Vairagi,* ein Yogi, der das Gelübde des lebenslangen Schweigens abgelegt hat. Auf seine Schreibtafel schrieb er:»Samadhi ist ein Zustand der fortgeschrittenen Egolosheit.«

Wörtlich bedeutet Samadhi: die Verbindung, Vereinigung, Erfüllung, Vollendung. In der *Svetasvatara Upanishad,* einer der ältesten Schriften über Yoga, wird es so beschrieben:

»Wie eine Kugel von glänzendem Metall, die mit Lehm bedeckt war, wohl gereinigt wieder in Glanz erstrahlt, so wird der Leibgewordene (Geist) der Eine, der sein Ziel erreicht hat, frei von Leid, sobald des Selbstes Dasheit er erschaut.«

aus J. W. Hauer, Der Yoga, S. 130

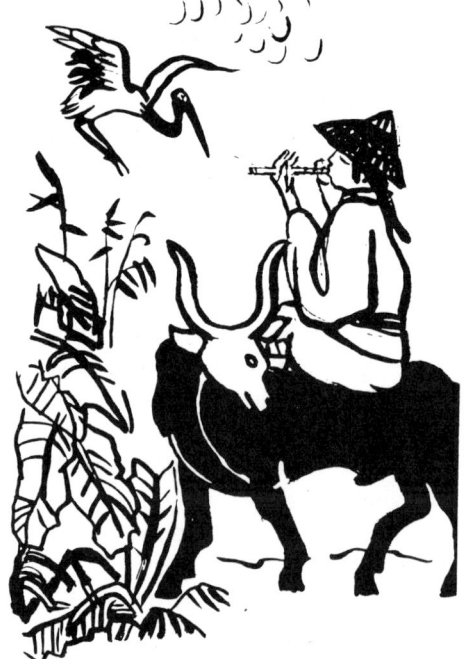

Ich besteige den Ochsen
und reite
langsam nach Hause zurück.
Die Stimme meiner Flöte
klingt durch den Abend.

Samadhi ist ein Zustand des unmittelbaren Erkennens und des direkten Wissens, ein Zustand ohne Illusion, Leid oder Angst, ein Zustand des Ruhens im wahren Wesen. Unzählbare Perioden der Konzentration und Meditation sind nötig, bevor man in diesem Zustand Fuß faßt. Samadhi ist das eigentliche Ziel des Yogas. Ein Endziel, das in weiter Ferne zu liegen scheint. Aber eine Ahnung dieses Gefühls können wir doch recht bald bekommen.

Fragt man Anfänger, was sie eigentlich vom Yoga erwarten, dann antworten die meisten, daß sie lernen möchten, sich zu entspannen. Damit haben sie, ohne es zu wissen, eigentlich gesagt, daß sie Samadhi erreichen möchten. Das Loslassen von Sorgen und Spannungen, von Gier, Leistungsdenken und Streben wird nämlich erst dort seine Vollendung finden, wo man sich der Einheit mit dem Universum bewußt wird.

Zuweilen wird man während der Entspannung im Kundalini-Yoga auch spektakulärer Empfindungen gewahr – Glücksgefühle, ein Gefühl des Eins-Seins, ›etwas‹, das die Wirbelsäule hochströmt und das Bewußtsein klar und wach werden läßt, vielleicht sogar Visionen... Aber auch darum geht es nicht wirklich. Es genügt, wenn die Entspannung sich anfühlt wie ein gemütliches Mitfließen im Strom der Zeit, eine Harmonie mit dem Leben und dem Selbst – das Getragen-Werden auf dem Rücken des Ochsen.

Die übliche Haltung für eine lange, tiefe Entspannung ist *Savasana* (Totenhaltung). Man liegt tatsächlich so, wie man in die letzte Ruhe eingehen wird: auf dem Rücken, den Kopf gerade, die Hände mit den Handflächen nach oben neben dem Körper. Und der Vergleich hört nicht bei der Haltung auf, auch geistig muß man versuchen, ähnlich radikal abzuschalten und nur noch zu ›sein‹, nicht zu ›tun‹.

Das wichtigste Gesetz in bezug auf Entspannung, das es zu beherzigen gilt, ist übrigens, daß Entspannung die eine Hälfte einer Polarität ist: *Ohne Anspannung keine Entspannung.* Das ist auch das Geheimnis der Yoga-Entspannung. *Erst nachdem man sich durch die Körperübungen gestreckt, gedehnt und angespannt hat, kann man die Entspannung ernten, die dann auch in ihrer Tiefe der Übungsintensität entspricht.*

Die normale Reihenfolge ist: Erst üben, dann entspannen, und zum Schluß in einer Meditation die Entspannung noch vertiefen.

So nimmst du Savasana, die Entspannungshaltung, korrekt ein:

■ Lege dich auf deinen Rücken.
■ Schließe deine Augen.
■ Lege die Arme neben den Körper.
■ Drehe die Handflächen nach oben.
■ Bringe die Fersen zusammen.
■ Laß die Füße locker zur Seite fallen.
■ Ziehe das Kinn leicht ein und strecke den Nacken.
■ Strecke dich von Kopf bis Fuß in einer geraden Linie.

Konzentriere dich auf deinen entspannten Atem. Fühle, wie du mit jedem Einatmen neue Energie einatmest und mit jedem Ausatmen alte, verbrauchte Energie abgibst. Dann verlagere in Gedanken diesen Atemprozeß in deine Zehen. Stelle dir vor, daß du durch deine Zehen neue Energie einatmest und ihnen dadurch neue Kraft gibst. Beim Ausatmen gibst du alle verbrauchte Energie durch deine Zehen ab und löst so alle Spannungen in dieser Region deines Körpers.

Mache nun dasselbe mit:

deinen Fußsohlen
deinen Fußrücken
deinen Fersen
deinen Waden
deinen Knien
deinen Oberschenkeln
deinen Hüften
deinem Gesäß
deinem Bauch
deiner Brust
deiner Wirbelsäule
deinem Rücken
deinen Fingern
deinen Händen
deinen Unterarmen
deinen Oberarmen
deinen Schultern
deinem Nacken
deiner Kehle
deinem Unterkiefer
deinem Kinn
deinen Lippen
deiner Zunge
deinen Wangen
deiner Nase
deinen Augen
deinen Ohren
deiner Stirn
deinem Kopf
deinen Haaren

Alles entspannt — alles losgelassen

Manchmal verstärkt sich die Entspannung noch, wenn im Hintergrund mantrische Musik gespielt wird oder ein Gong ertönt. Wichtig zu wissen ist, daß die Tiefe der Entspannung größtenteils dadurch bestimmt wird, mit welcher Intensität und Qualität man vorher die Yoga-Übungen gemacht hat. Ganz allmählich wächst das innere Licht – bis man nach einer Yoga-Stunde in den Spiegel schaut und sich wundert, wie die Augen strahlen.

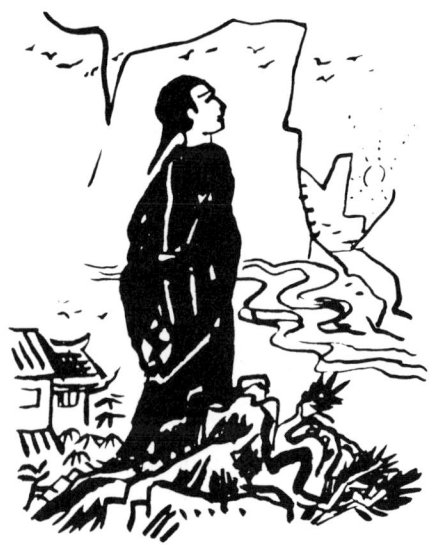

In glückseliger Ruhe habe ich in meiner strohgedeckten Hütte Peitsche und Seil zurückgelassen.

3   Heilung ist das Ziel, Gesundheit der Weg

Yoga strebt die Verbindung von Körper, Geist und Seele an. Es geht darum, Denken, Fühlen und Tun in Einklang zu bringen mit dem höchsten menschlichen Potential, dem höchsten Selbst. Es ist ein Prozeß des Einswerdens, ein Heilungsprozeß. Das Endziel des Yogas, die Erleuchtung, ist zugleich die endgültige *Heilung*. Bevor wir diesen Zustand der Erleuchtung erreichen, ist keiner von uns wirklich *heil*, wirklich *gesund*.

In den Wurzeln unserer Sprache gibt es eine Wortverwandtschaft zwischen ›Gesundheit‹ und ›Geschwindigkeit‹. Gesundheit scheint also etwas zu tun zu haben mit der Gewandtheit und Kraft, mit der jemand lebt und sich bewegt. In der Naturheilkunde, z. B. in Homöopathie und Akupunktur, ist Gesundheit direkt verbunden mit dem Zustand und der Dynamik der Lebensenergie. *Je gesünder der Mensch ist, um so freier und üppiger fließt seine Lebensenergie.*

Vollkommene Gesundheit kann in diesem Sinne nur erreicht werden durch eine Optimierung der Lebensenergie, der gleichen Energie, die auch die Basis des Kundalini-Prozesses bildet, wodurch die yogische Einswerdung und Erleuchtung stattfindet. Deshalb kann Yoga nicht darauf verzichten, sich intensiv mit Gesundheit zu befassen. Kundalini-Yoga ist immer stark mit Gesundheitsdenken verbunden gewesen. Von jeder Übung ist normalerweise bekannt, auf welche Organe sie wirkt und was für Auswirkungen sie hat.

In diesem Buch werden Übungen für die einzelnen Körperorgane jeweils im Zusammenhang dargestellt, und überdies wird erklärt, wie sie wirken. Manche dieser Erklärungen sind technisch und nüchtern. Andere sind viel weniger greifbar, aber vermitteln eine Ahnung von der tatsächlichen Dimension, in der Yoga wirkt. Wir brauchen beide Erklärungsformen, um der Essenz des Yoga näherzukommen und um die Möglichkeit zu haben, diesen Weg bewußt zu gehen.

Die erste Erklärung über die Wirkungsweise des Yoga ist vor allem logisch und technisch.

Strecken und Kräftigen

Ein Muskel, der nicht gebraucht wird, verliert schnell seine Kraft, er wird schwächer, auch äußerlich dünner. Wenig benutzte Gelenke verlieren nach und nach ihre Beweglichkeit. Bei alten Menschen kann man beobachten, wie sie völlig in ihrem Körper eingeschlossen sind, wie sie beispielsweise ihre Schultern oder ihren Rücken kaum noch auch nur einige Zentimeter bewegen können. Durch Kundalini-Yoga gewinnt und erhält man die Flexibilität seines Körpers, die Muskeln werden gestärkt, und sie lernen, besser zusammenzuarbeiten.

Verschiedene Yoga-Haltungen haben dabei verschiedene Wirkungen. Um anschaulich zu erfahren, welche Wirkungen von welchen Übungen ausgehen, ist es am besten, dies selbst auszuprobieren.

Stehende Haltungen

Sie wirken auf

Auf einem Bein stehend, auf beiden Beinen, biege dich dabei nach links, nach rechts, nach hinten, mache Kniebeugen, laufe eine Minute auf der Stelle usw.

die Beinmuskeln
die Beckenmuskeln
die Wirbelsäule

und verbessern

den Gleichgewichtssinn
die Körperhaltung

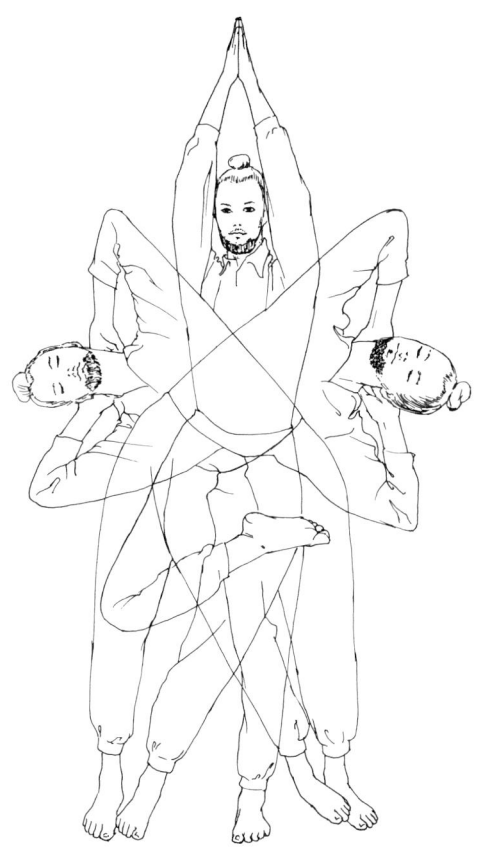

Liegende Haltungen   *Sie wirken auf*

Auf dem Rücken liegend,   die Bauchmuskulatur
hebe die Beine an,   das Sonnengeflecht
mache Fahrrad-Bewegungen,   die Rückenmuskulatur
hebe Kopf und Beine,
drücke Kopf und Beine auf den   *und verbessern*
Boden und hebe gleichzeitig
den Körper an usw.   die Ausdauer
          die Durchsetzungskraft

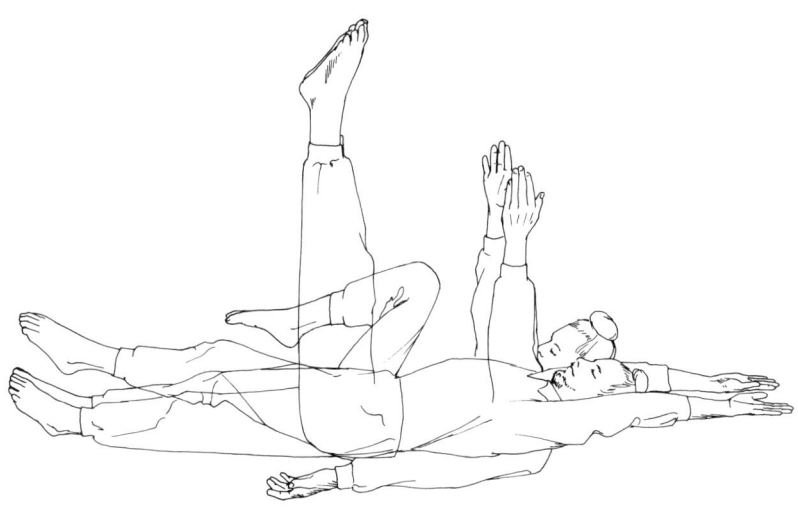

Nach hinten biegende Haltungen   *Sie wirken auf*

Biege dich stehend, sitzend
oder auf dem Bauch liegend
nach hinten,
mit den Händen über dem Kopf,
hinter dem Rücken,
als Stütze auf dem Boden.

Wirbelsäule und Nacken
die Brust- und Schulter-
muskulatur
die Atemmuskulatur
die Schilddrüse (in der Kehle)
die Leber
die Niere

und verbessern

die Körperhaltung

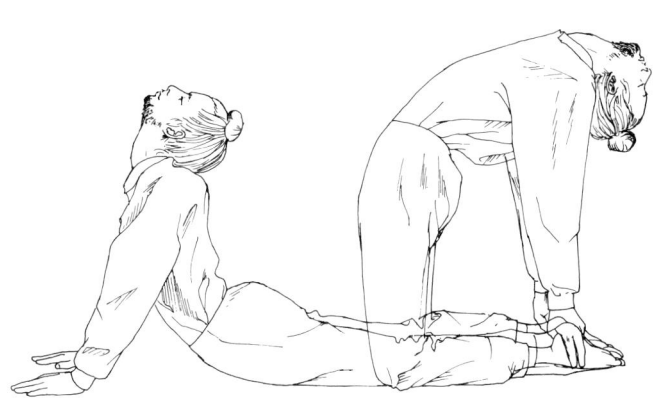

Drehende Haltungen

Drehe dich stehend, sitzend
oder liegend von Seite zu Seite,
mit den Händen und Armen in
vielen verschiedenen Positionen.

Sie wirken auf

die Rückenmuskulatur
die Brust- und Lungen-
muskulatur
die Nerven
den Brustkorb
die Verdauungsorgane
das Lymphsystem

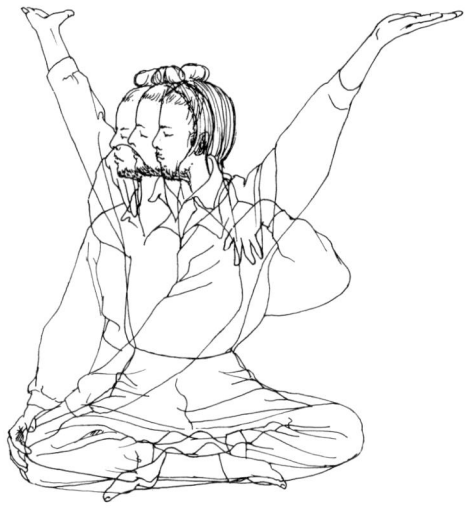

Nach vorn beugende Haltungen

Beuge dich nach vorn –
stehend oder sitzend.
Die Hände sind dabei vorn,
oben, unten, hinten usw.

Sie wirken auf

den Blutkreislauf
die Beine
die unteren Rückenmuskeln
die Organe im Bauchraum
das Lymphsystem

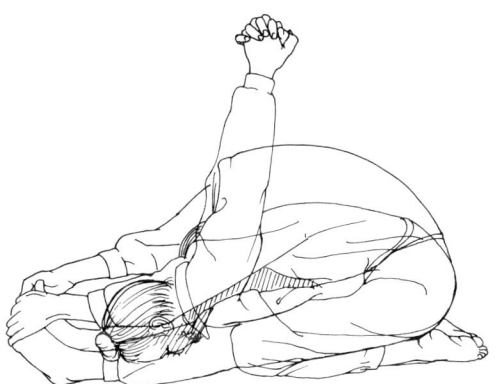

Umkehrhaltungen

Positionen: Schulterstand, halber Schulterstand, Pflug, ›Fahrrad‹ fahren im Schulterstand usw.

Sie wirken auf

den Blutkreislauf
den Kopf und die Halsdrüsen
die inneren Organe

und verbessern

die Entspannung des Unterleibs

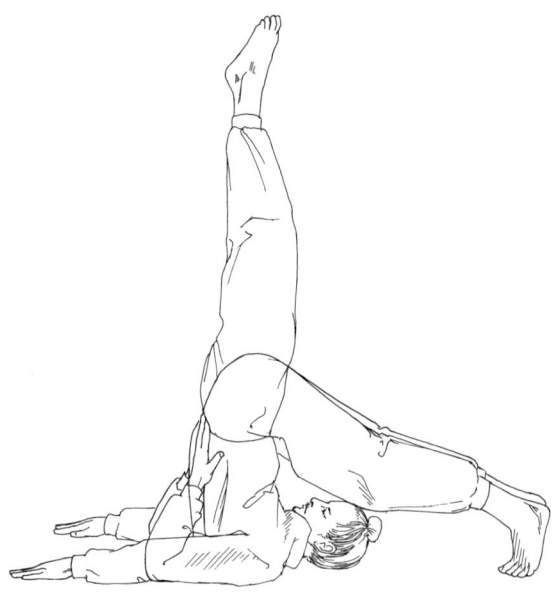

Sitzende Haltungen

Bewege sitzend die Wirbelsäule
in Kreisen, vor und zurück,
mache Drehungen, Seiten-
biegungen usw.

Sie wirken auf

die Wirbelsäule
die Verdauungsorgane
die Lungen

und verbessern

die Entspannung
die Konzentrationsfähigkeit

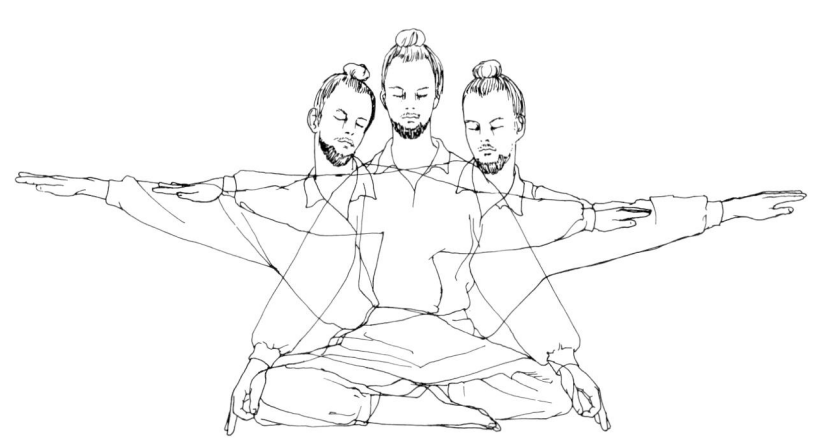

Kreislaufförderung und Gewebereinigung

Durch die Bewegung der Muskeln, durch die veränderte Position der Knochen zueinander und durch den Kontakt mit dem Boden arbeitet man bei den Kundalini-Yoga-Übungen in stets unterschiedlicher Weise an den verschiedenen Körperteilen. Einige Positionen üben Druck auf bestimmte Organe aus und bewirken dadurch eine manchmal sehr intensive innere Massage. Muskeln und Gelenke werden von Kalziumkristallen und anderen Ablagerungen gereinigt. Auch die Darmperistaltik und die Arbeit der übrigen Verdauungs-organe wird gefördert.

Sehr wichtig ist der Effekt der inneren Massage für die endokrinen Drüsen, die keine eigene Peristaltik haben, also keine Muskeln, die sie zusammenziehen. Ebenso notwendig ist dieser Massageeffekt darüber hinaus für das Lymphsystem und das Venensystem, die beide vom Druck und der Bewegung von außen abhängig sind, um ihre jeweiligen Flüssigkeiten zu transportieren. Deshalb gibt es im Kundalini-Yoga auch zahlreiche Übungsreihen, die speziell diesen Bereichen gewidmet sind.

Wenn man Yoga-Übungen macht, sollte man sich danach aus-reichend Gelegenheit zur Ruhe geben, damit die Reinigungsorgane des Körpers – Niere, Haut, Lunge und Darm – die in Zirkulation gebrachten Abfallstoffe in aller Ruhe verarbeiten können. Um die Körperreinigung über die Nieren zu unterstützen, ist es wichtig, viel Wasser zu trinken.

Muskeln als Energie-Katalysatoren

Sich Muskeln als Energie-Katalysatoren vorzustellen, ist ein ausge-sprochen nützliches Bild, wenn man besser verstehen will, wie Yoga wirkt. Die Idee dabei ist, daß die Muskeln durch ihre ständige Bewe-gung einen Energiefluß erzeugen, der die tieferliegenden Organe nährt.

Es gibt ein System, das in den 20er Jahren dieses Jahrhunderts in den USA von George Goodheart, einem Chiropraktiker, entwickelt wurde, das diese Theorie unterstützt. Er nannte es *Angewandte*

Kinesiologie. Die Kinesiologie oder Bewegungslehre ist ein Teil der Physiologie, der allgemeinen Lehre von den Lebensvorgängen des Körpers. Die Angewandte Kinesiologie basiert auf der Kombination von Erkenntnissen über unseren Bewegungsapparat in Verbindung mit den Grundprinzipien der Akupunktur.

Die Heilmethode der Akupunktur stammt aus dem alten China. Mit Nadeln werden, um spezifische Heilwirkungen zu erzielen, Punkte an bestimmten Körperstellen stimuliert, die mit einem der sogenannten Meridiane verbunden sind. Meridiane sind Ströme von Lebensenergie, welche in bestimmten festen Bahnen sowohl an der Oberfläche wie auch tief im Körper verlaufen. Nach der Überlieferung gibt es 14 Hauptmeridiane, die jeder über einen inneren Ast mit einem der Körperorgane verbunden sind. Fließt die Energie in einem dieser Meridiane nicht richtig, dann wird früher oder später das dazugehörige Organ krank.

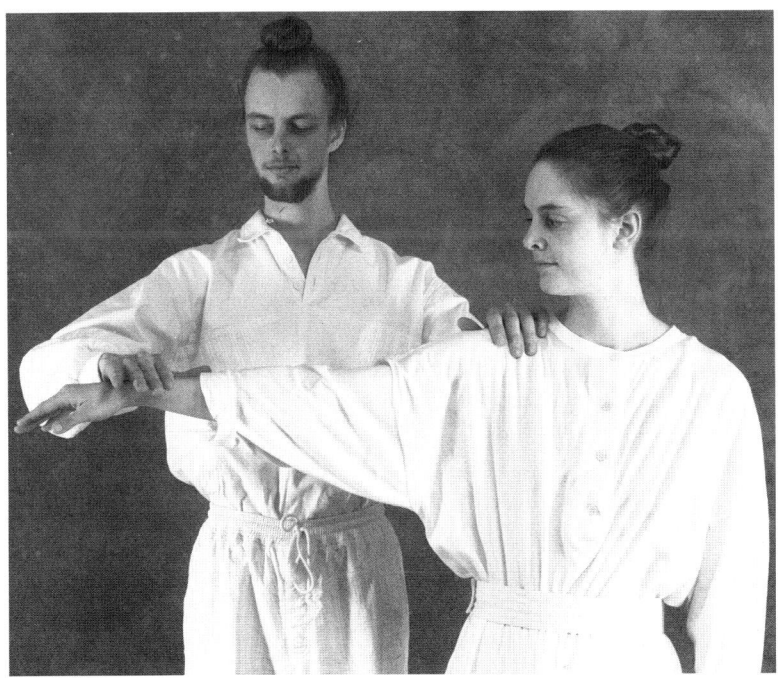

George Goodheart entdeckte auf Grund seiner Erfahrung mit dem Bewegungsapparat und seines Wissens über Akupunktur eine Beziehung zwischen den Meridianen und den Muskeln. Nicht nur, daß ein Organ in Schwierigkeiten kommt, wenn ein Meridian blockiert ist, es wird auch ein bestimmter Muskel geschwächt. Nach langen Testreihen konnte er jedem Meridian ein oder mehrere *Testmuskeln* zuordnen.

Aus dieser Entdeckung entstand eine weltweit verbreitete Selbstheilmethode: *Touch for Health* (auf deutsch: Gesund durch Berühren). Diese Methode besteht aus einer Serie von Muskeltests, mit denen man feststellen kann, welche Meridiane blockiert sind, und aus Massagetechniken, um die Energie wieder ins Fließen zu bringen.

Auch Kundalini-Yoga macht sich diesen Zusammenhang zunutze: Es stimuliert und kräftigt die Muskeln, um den Energiefluß in den Meridianen zu fördern oder wieder in Gang zu bringen und so die Organe zu versorgen.

Die angewandte Kinesiologie hat uns also für die Erklärung der Auswirkungen des Yoga eine Brücke geliefert, mit der wir den Zustand der Körpermuskeln – für uns sichtbar – zu dem Zustand der Körperenergie – für uns unsichtbar – in Beziehung setzen können. Mit Hilfe der kinesiologischen Theorie können wir anhand der Muskeln, welche bei einer Yoga-Übung gebraucht werden, direkt feststellen, auf welche Meridiane und Organe diese Übung wirkt.

Tatsächlich gibt es erstaunliche Übereinstimmungen zwischen den Übungen für bestimmte Organe und der angewandten Kinesiologie: Bei fast allen Übungen für einen bestimmten Körperbereich werden genau die Testmuskeln aktiviert, die in der angewandten Kinesiologie für den entsprechenden Meridian getestet werden. Man kann daraus schließen, daß die alten Yogis früher eine ähnliche Theorie gekannt haben müssen.

Natürlich hatten diese Weisen mit ihrem hochsensiblen Energie-Empfinden einen viel direkteren Zugang zu diesen Zusammenhängen. Aber für uns, die wir diese Zusammenhänge nicht so unmittelbar sehen können, ist es sehr nützlich, mit einem solchen System zu arbeiten. Wir werden deshalb bei der Erklärung der Yoga-Übungen häufig auf die Kinesiologie-Testmuskeln hinweisen.

Körperbewußtsein

Das stille In-sich-hinein-Horchen bei den Übungen, die Konzentration auf Herzschlag und Atem und das bewußte Einsetzen beruhigender und erhebender Gedanken hat einen enormen Einfluß auf den Yoga-Übenden. Sicher wird man bei normalem Üben nicht die legendären Leistungen von Yogis erzielen, die ihren Herzschlag anhalten und intensive Schmerzen einfach aufheben können. Trotzdem entwickelt sich durch Yoga eine allgemein erhöhte Sensibilität gegenüber dem eigenen Körper, die zugleich die beste Vorbeugung gegen alle Krankheiten ist. Das kann man selbst ausprobieren: Man experimentiere mit lautlos im Geist gesprochenen Mantren beim Zahnarzt oder mit bewußt eingesetztem langem, tiefem Atem in Streßsituationen – man wird erstaunt über den Erfolg sein!

Überaus wichtig für den Zusammenhang zwischen Gesundheit und Erleuchtung ist natürlich auch der yogische Lebensstil. Gesund, natürlich und so weit wie möglich im Einklang mit den Rhythmen und Gesetzen der Natur zu leben, dies in bewußter Begegnung des Zeitgeistes – das ist Bedingung und Erfüllung in sich selbst. Viele Erkenntnisse, die auf diesem Gebiet in der 3H-Organisation gesammelt wurden, werden später bei den einzelnen Energie-Meridianen besprochen.

Winkel und Dreiecke

Yogi Bhajan hat Kundalini-Yoga auch als die ›Wissenschaft von Winkeln und Dreiecken‹ definiert.

Jede Form hat ihre eigene Energie. Am einleuchtendsten ist das bei Pyramiden, von denen man weiß, daß sie auf ihrem Gipfel und auf den Schnittpunkten $2/3 - 1/3$ der Achsen bestimmte Energiezentren haben. Von Kegeln ist ähnliches bekannt. Man kann sich daher vorstellen, daß – genauso wie eine Pyramide eine Art Brennpunkt für kosmische Energie erzeugt – auch jede Körperhaltung bestimmte Energiebrennpunkte bildet.

In jedem Fall ist es wichtig, im Kundalini-Yoga die Anweisungen für die Körperhaltungen möglichst exakt zu befolgen. Wenn es zum

Beispiel heißt, die Arme um 60 Grad zu heben, dann sollten es auch möglichst exakt 60 Grad sein – und die Arme schnurgerade bitte! Ein bekanntes Beispiel aus der traditionellen Kundalini-Yoga-Theorie ist die unterschiedliche Wirkung verschiedener Winkel, in denen man seine Beine heben kann:

Wenn man auf dem Rücken liegt und hebt die Beine

- 10 Grad hoch, so wirkt dies auf die Geschlechtsorgane,
- 30 Grad hoch, so wirkt dies auf das Nabelzentrum,
- 60 Grad hoch, so wirkt dies auf die Leber / Milzgegend,
- 90 Grad hoch, so wirkt dies auf die Zirkulation im Kopfbereich.

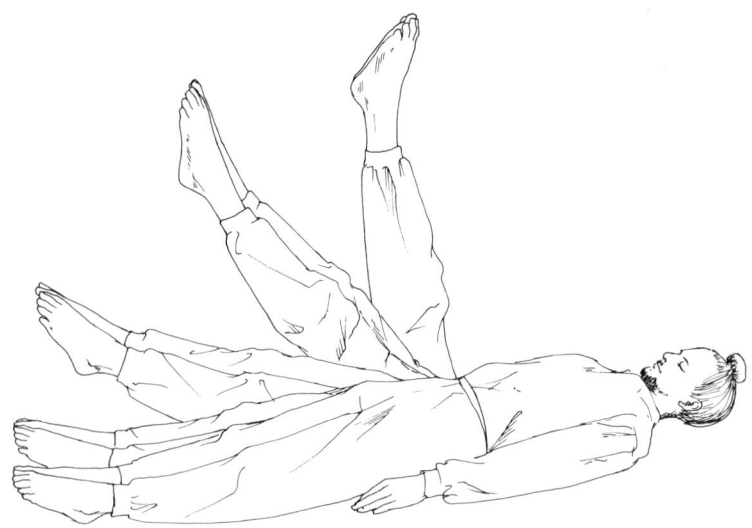

Die zehn Körper

Die traditionelle yogische Auffassung besagt, daß der menschliche Körper nur eine materielle Ausprägung von insgesamt zehn Körpern ist, wobei sich die anderen neun Körper in anderen Dimensionen teils mit dem physischen Körper überschneiden, teils noch weiter ausdehnen. Die anderen Körper haben mit verschiedenen Formen der Körperenergie, mit Emotionen, Gedanken, Karma (Schicksal) usw. zu tun. Zusammen bilden sie die Aura, die menschliche Ausstrahlung.

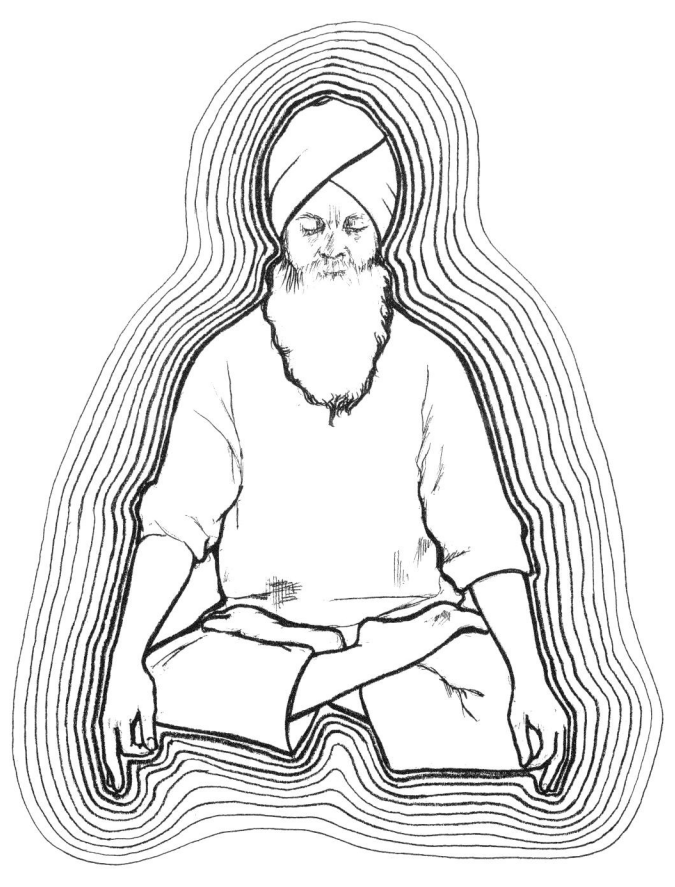

Die Aura wird heutzutage nicht mehr als eine bloße Fiktion angesehen. Man kann Teile von ihr mit Hilfe der Kirlian-Photographie oder gewisser Farbfilter sichtbar machen. Auch moderne elektromagnetische Untersuchungen und zahllose übereinstimmende Berichte von voneinander unabhängigen Hellsichtigen bestätigen sie. Diese Vorstellung von zehn verschiedenen, aber zusammengehörenden Körpern erklärt die tieferen, emotionalen und karmischen Auswirkungen, die Yoga-Übungen haben können. So erscheint es auch ganz einleuchtend, daß das, was deutliche Auswirkungen auf einen Körper – den physischen – hat, auch Wirkungen auf die übrigen Körper haben wird. Genauso wie Blockierungen, die in subtileren Dimensionen entstanden sind, zum Beispiel auf der emotionalen Ebene, Auswirkungen auf den physischen Körper haben.

4 Nadis und Meridiane

Es war einmal im fernen Lande China ein Mann, der sehr krank war. Er war schon seit vielen Jahren krank. Deswegen hatte er viele Ärzte und Heiler besucht, aber keiner hatte ihm helfen können. Es waren damals unruhige Zeiten, in denen viel gekämpft wurde, und so kam es, daß unser Mann, obwohl er sich gar nicht wohl fühlte, auf dem Schlachtfeld landete. Und da geschah das Wunder. Er wurde durch einen Pfeil aus großem Abstand getroffen. Obwohl er nur oberflächlich verwundet war, fühlte er einen Schmerz durch seinen ganzen Körper ziehen. Am folgenden Tag hatte er ein leichtes Fieber, und er fühlte seine alte, lang erduldete Krankheit stark hochkommen. Aber einen weiteren Tag später war diese Krankheit, die er so viele Jahre mit sich herumgetragen hatte, verschwunden und kehrte auch nie wieder zurück. Und so wurde die Akupunktur entdeckt.

Diese Geschichte, die man in einigen Varianten in der Literatur über Akupunktur findet, um das Entstehen der Akupunktur zu erklären, ist mit Sicherheit ein Märchen. Wenn man ein gutes Körperbewußtsein hat und eine hohe Körperenergie, dann fühlt man bei allen Störungen im Körper gewisse Punkte jucken und ziehen. Punkte, die nicht direkt mit der kranken oder schmerzhaften Stelle zu tun haben. Auf den Händen, Füßen und Ohren gibt es besonders viele dieser Punkte, aber sie sind über den ganzen Körper verstreut zu finden. Wenn man kräftige, aufladende Yoga-Übungen macht, ist es gar nicht ungewöhnlich, sogar leicht brausende, vibrierende Linien sich über den Körper bewegend zu spüren, die sich anfühlen, als ob sie sich etwas außerhalb der Haut befänden. Und viele der kribbelnden Körperstellen, welche so häufig während der Entspannungsphasen zwischen den Übungen stören, sind wahrscheinlich aktivierte Energiepunkte.

Man kann sich also leicht vorstellen, wie die alten taoistischen Meister, die viele Yoga-ähnliche Übungen kannten, die Akupunktur entwickelt haben. Akupunktur ist die Kunst, mit Nadeln die Energieströme des Körpers zu beeinflussen. Sie dient der Heilung und im modernen China sogar der Betäubung während der Operationen. Im Laufe der Zeit wurde ein sehr detailliertes Modell der Körperenergieströme entwickelt. Danach gibt es acht Haupt*meridiane* (Energiestromlinien), die für Ausgleich und Regulierung der Körperenergie sorgen, und zwölf Organmeridiane, welche die Energie über die verschiedenen Organe verteilen. Auf all diesen Meridianen liegen Punkte, die man stimulieren kann, um bei Erkrankungen die Organe zu heilen. Die meisten Meridiane enden in den Händen, Füßen, Geschlechtsorganen, in Augen, Mund und Nase.

Alle Meridiane haben auch einen inneren Ast, der nicht mit Nadeln erreicht werden kann. Diese inneren Äste laufen zu den verschiedenen Organen und meistens auch zu der oder durch die Nabelgegend. Dort befindet sich ein paar daumenbreit unter dem Nabel die *See der Chi,* der *Tan T'ien,* wo sich ein Reservoir der Lebensenergie (›Chi‹) befindet.

Dieses chinesische Modell der Körperenergie ist sehr weit entwickelt worden. Alle Punkte und Energiebahnen sind genau definiert und beschrieben. Es gibt allerdings Hinweise dafür, daß das ganze System noch nicht vollständig erforscht ist. Zum Beispiel hat in Deutschland Dr. Voll mit Hilfe von Elektro-Akupunkturtests völlig neue Meridiane wie beispielsweise den Lymphmeridian entdeckt.

Nach indischer Auffassung strömt die Lebensenergie durch sogenannte *Nadis.* Nadi bedeutet Rohr, Kanal, Gefäß oder Nerv. Die meisten traditionellen Schriften erwähnen 72 000 Nadis im Körper, wovon sie aber nur 72 – manche sprechen von 20, 14 oder 10 – als die wichtigsten betrachten. Diese Nadis strahlen alle von einem eiförmigen feinstofflichen Organ in der Nabelgegend, der sogenannten *Kanda,* in die *Handlungs-* und *Sinnesorgane* aus: Nase, Augen, Ohren, Zunge, Hände, Füße, Geschlechtsorgane usw. Weil *Nadi* auch Nerv bedeuten kann, haben einige moderne Interpreten versucht, die Nadis mit unserem sympathischen Nervensystem gleichzusetzen. Wegen der Art ihrer Funktion, nämlich Körperenergie zu transportieren, und wegen ihres vergleichbaren Verlaufs liegt aber ein Vergleich mit den chinesischen Meridianen näher. Da das indische System jedoch bisher kaum in der Heilkunde oder in anderer praktischer Anwendung eingesetzt wurde, ist es im Vergleich zum chinesischen relativ wenig entwickelt geblieben. Darstellungen der Nadis erinnern mit ihren artigen Linien und Spiralen eher an mittelalterliche anatomische Zeichnungen in Europa.

Deshalb beziehen wir uns in diesem Buch auf das chinesische Energiemodell für unsere Erklärung der Heileffekte des Kundalini-Yoga. Außerdem können wir so die Beziehungen zwischen Meridianen, Organen und Muskeln aus der *angewandten Kinesiologie* von George Goodheart heranziehen.

Es geht hier um folgende Meridiane und dazugehörige Organe:

Der Gouverneursmeridian

Dieser Meridian reguliert die ›positiven‹, die *Yang*-Energien im Körper. Dadurch hat er eine ähnliche Funktion wie der Nadi *Pingala*, welcher nach der indischen Vorstellung die ›positive‹ *Prana*-Energie im Körper verteilt. Der Gouverneursmeridian hat eine energetische Beziehung zur Wirbelsäule, d. h. er versorgt die Wirbelsäule mit Lebensenergie.

Der Zentralmeridian

entspricht in seiner Funktion als Sammelorgan der ›negativen‹ *Yin*-Energie dem Nadi *Ida*. Das Zentralgefäß ist energetisch verbunden mit dem Nervensystem.

Zu *Sushumna*, dem dritten und wichtigsten der drei zentralen Nadis aus dem indischen Modell, gibt es im Akupunktur-Modell keine Entsprechung. Durch Sushumna fließt die *Kundalini*. Auf Sushumna sprießen die *Chakren*, die Energiezentren. Aber Sushumna ist, weil er nur tief innen im Körper verläuft, nicht mit Nadeln zu erreichen. In der taoistischen Lehre gibt es allerdings eine entsprechende Energiebahn.

Der Anfang dieses Meridians unten an der Wirbelsäule, wo nach den Vorstellungen der Yoga-Philosophie die ›aufgerollte‹ Kundalini schläft, heißt das › *Tor zu Himmel und Hölle*‹.

Weitere Meridiane:

der Lungen-Meridian,
der Herz-Meridian,
der Sexualitäts- und Kreislauf-Meridian,
der Magen-Meridian,
der Dünndarm-Meridian,
der Leber-Meridian,
der Gallenblasen-Meridian,
der Milz- und Bauchspeicheldrüsen-Meridian,
der Nieren-Meridian,
der Harnblasen-Meridian,
der ›Dreifache-Erwärmer‹-Meridian (energetisch verbunden mit den endokrinen Drüsen wie Nebenniere, Schilddrüse usw.)

Außer dem Gouverneurs- und dem Zentralmeridian, die entlang der Körpermitte verlaufen, sind alle diese nach Organen benannten Meridiane zweifach im Körper vertreten: symmetrisch in beiden Körperhälften.

In bezug auf diese Meridiane und die dazugehörigen Organe haben wir die heilenden – und erleuchtenden – Übungen des Kundalini-Yoga ausgesucht und angeordnet. Weil einige Organe in ihrer Funktion deutlich zusammengehören, werden sie hier auch zusammen behandelt. Der zweite Teil dieses Buches besteht aus den folgenden zehn Übungsreihen:

1. Für die Wirbelsäule
2. Für die Nerven
3. Für die Lungen
4. Für Herz und Kreislauf
5. Für die Sexualorgane
6. Für die Verdauungsorgane
7. Für Leber und Galle
8. Für Milz und Bauchspeicheldrüse
9. Für Nieren und Blase
10. Für die Drüsen

Zweiter Teil
Erfahrung

Es heißt…, daß die Nadis
den Körper von den Fußsohlen
bis zum Scheitel durchziehen.
Sie enthalten Prana, den Lebenshauch,
und in diesem Hauch lebt Atma (die Seele)
und ist seinerseits der Sitz von Shakti,
der Schöpferin der belebten
und unbelebten Welten.

aus: B.K.S. Iyengar, *Licht auf Pranayama*

5 Über das Üben

Am Anfang dieses praktischen Teils zunächst noch einige allgemeine Hinweise über das Üben von Kundalini-Yoga-Übungsreihen.

Jede Übung besteht aus drei Aspekten:

■ Asana / Körperhaltung
■ Pranayama / Atemführung
■ Dhyana / Meditation

Von diesen dreien wird die letzte, die meditative Geisteshaltung, am ehesten vergessen. Keiner kann sie sehen, niemand kann sie kontrollieren. Und doch macht es einen sehr großen Unterschied, ob man in meditativem Geist übt oder nicht. Über das Denken des Mantra *Sat* – beim Einatmen – und *Nam* – beim Ausatmen – als Bestandteil der Übungen haben wir bereits gesprochen. Es ist genauso wichtig wie die *Asanas* und *Pranayamas*.

Aber es gibt noch eine weitere mantrische Komponente bei den Kundalini-Übungsreihen: die *Einstimmung* mit dem Mantra *Ong Namo Guru Dev Namo*. Dies Mantra bedeutet:

Ich grüße *(namo)* die kosmische Energie *(ong)* und den göttlichen *(dev)* Weg zum Licht *(gu* ist dunkel, *ru* ist Licht).

Dazu setzt man sich in die Einfache Haltung, nimmt die Hände vor der Brust so zusammen, daß die Handflächen aneinanderliegen und die Außenkanten der Daumen leicht gegen das Brustbein drücken. Das Mantra wird langgezogen *(Oonnnnnng Naaamoooooo, Guruuuu Deeeeeeev Naamoooooo)* dreimal gesungen. Es dient dazu, sich auf die eigene Schöpfungskraft zu besinnen und sich in eine Beziehung zum Universum zu setzen. Um den meditativen Charakter des Yoga zu fördern, werden hierbei wie bei allen weiteren Übungen die Augen geschlossen gehalten.

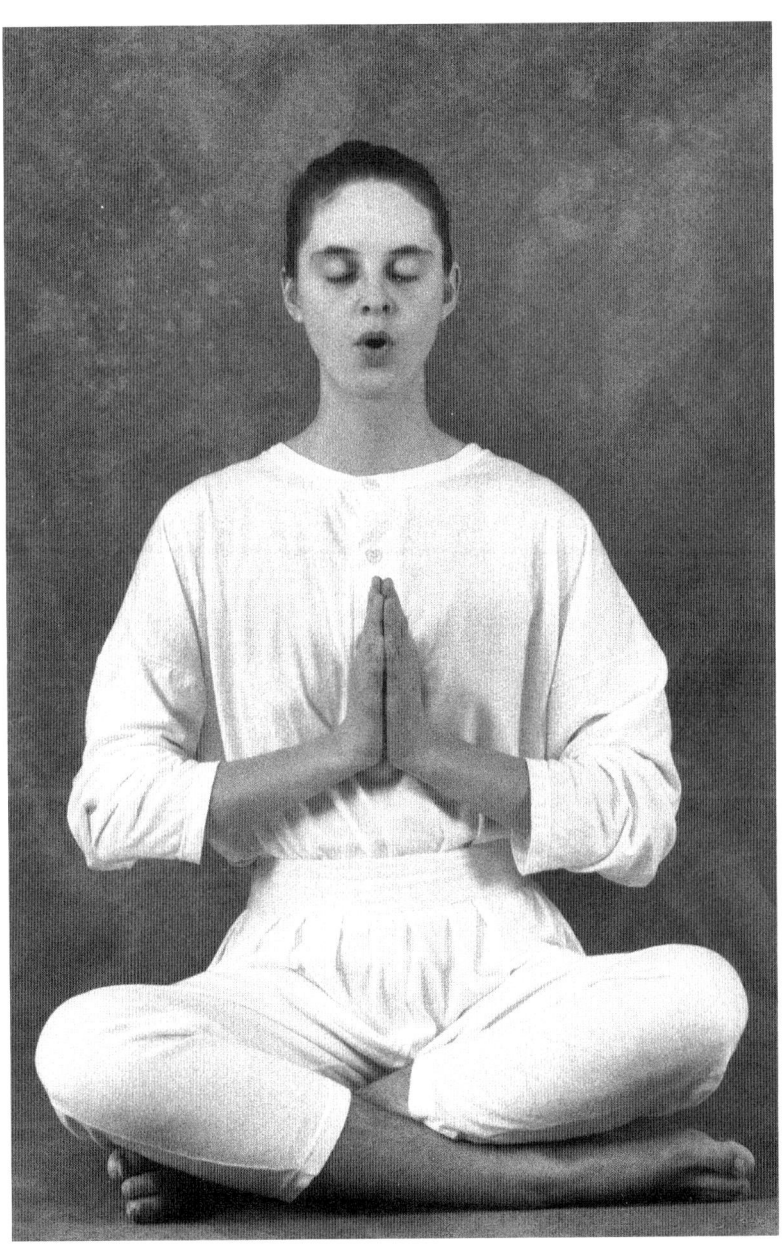

Normalerweise sieht eine Kundalini-Yoga-Übungsreihe folgendermaßen aus:

- Ong Namo Guru Dev Namo (dreimal)
- 3 Übungen (1 – 3 Minuten pro Übung)
- kurze Entspannung (1 – 3 Minuten)
- 3 Übungen (1 – 3 Minuten pro Übung)
- kurze Entspannung (1 – 3 Minuten)
- 3 Übungen (1 – 3 Minuten pro Übung)
- lange, tiefe Entspannung (10 – 15 Minuten)
- Meditation (5 – 31 Minuten)

Durch diese Abfolge sind die Übungsreihen im Gleichgewicht. Sie dauern zwischen 25 und 80 Minuten. Hat man weniger Zeit zur Verfügung, so ist es im allgemeinen besser, einige wenige Übungen wirklich gut auszuführen, als die Übungen zu verkürzen und durch eine ganze Übungsreihe zu hetzen, oder Einstimmung, Entspannung oder Meditation wegzulassen.

Wenn man wenig Zeit hat, könnte eine Übungsreihe zum Beispiel so aussehen:

- Ong Namo Guru Dev Namo (dreimal)
- 3 Übungen (1 – 3 Minuten pro Übung)
- lange, tiefe Entspannung (3 – 10 Minuten)
- Meditation (1 – 5 Minuten)

Das dauert nur zwischen 7 und 24 Minuten! Gewiß, wenn man mehr Zeit investiert, wird man auch mehr erreichen können. Aber sogar bei einer minimalen Zeitdauer kann es starke Auswirkungen geben. Normalerweise sollte man nicht länger als 45 Minuten Übungen machen, ehe eine Entspannung und eine Meditation folgen. Auch sollte – sofern nichts anderes angegeben – die maximale Zeitdauer einer Übung drei Minuten nicht überschreiten.

Eine Empfehlung: Man beginne eine Übungsreihe nie mit intensiven Beugeübungen wie Pflug oder Kobra. Einige Aufwärmübungen vorweg sind eine gute Vorbereitung. So wie die Übungsreihen, die wir im folgenden darstellen: Dabei sind immer die ersten drei bis fünf Übungen als Aufwärmübungen geeignet – wobei diese natürlich auch eine spezifische Wirkung auf das jeweilige Organ oder den entsprechenden Meridian haben.

Mit den meisten Übungen, in denen eine Bewegung stattfindet, sollte man zudem erst einmal langsam anfangen, bis man den Bewegungsablauf verstanden hat. Dann aber ist es gut, allmählich schneller zu werden, um die energetisierende Wirkung der Übung zu spüren.

Die Übungen im zweiten Teil, die bis zu einer maximalen Dynamik gesteigert werden sollen, sind mit einem ✳ gekennzeichnet.

Es gibt im *Hatha-Yoga* eine kleine Übungsreihe, um Muskeln und Gelenke der Füße, Unterbeine, Knie, Hüften und Unterrücken aufzulockern. Besonders für Anfänger ist es sehr nützlich, diese Aufwärmübungen auszuführen, damit sie besser sitzen lernen. Die Fähigkeit, einigermaßen bequem auf dem Fußboden zu sitzen, ist für Yoga sehr wichtig. Deshalb haben wir diese Übungsreihe hier aufgenommen. Wenn man Probleme hat, in der Einfachen Haltung zu sitzen, kann man einige Wochen lang als Aufwärmübung folgende Übungsreihe praktizieren:

Übungen, um besser sitzen zu lernen

1. Setze dich auf den Boden. Strecke die Beine vor dir lang aus.
Kreise deine Fußgelenke: erst eine Minute links herum, dann eine
Minute rechts herum.

Dann noch eine Minute: Biege beide Füße nach oben, ziehe die
Zehen zu dir heran, dann strecke die Füße nach unten, abwechselnd.

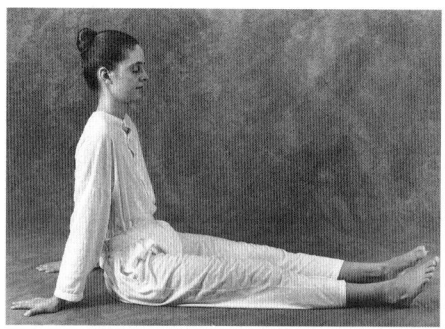

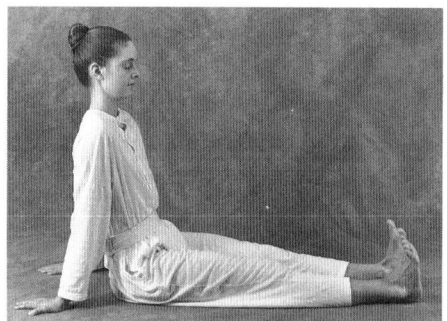
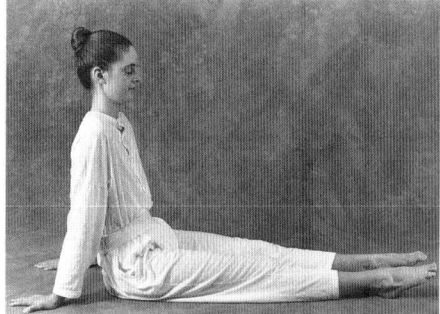

2. Halte deinen linken Oberschenkel mit den Händen und drehe den *Unterschenkel* in großen Kreisen – 30 Sekunden.

deinen rechten Oberschenkel mit den Händen und drehe den *Unterschenkel* in großen Kreisen – 30 Sekunden.

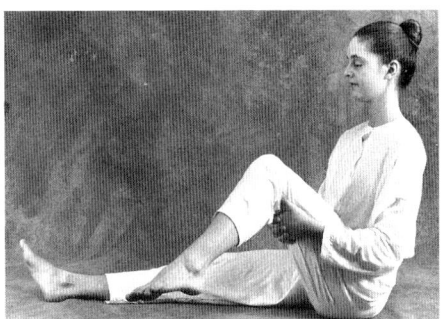 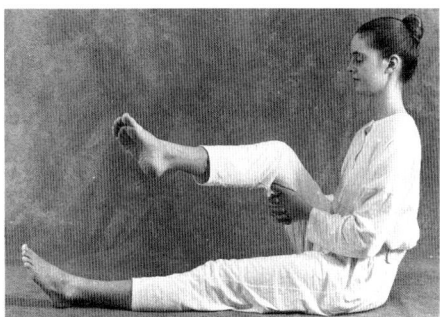

3. Jetzt greife mit deiner linken Hand deine linken Zehen. Strecke das linke *Bein* und schwinge es dreimal soweit wie möglich nach außen.

mit deiner rechten Hand deine rechten Zehen. Strecke das rechte *Bein* und schwinge es dreimal soweit wie möglich nach außen.

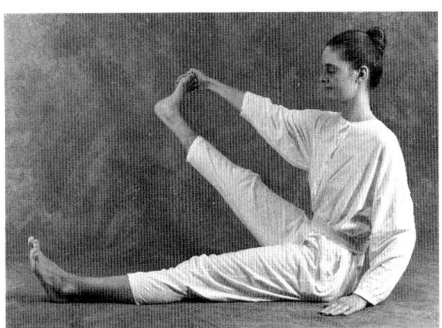 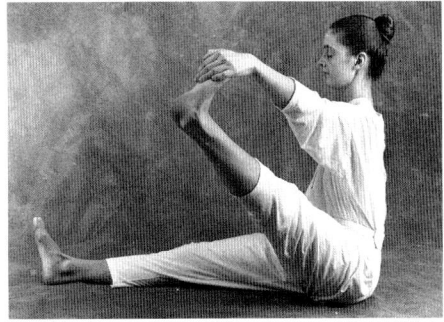

4. Umfasse mit deiner linken Hand dein linkes Knie, mit deiner rechten Hand den linken Fuß.

Drehe dein *Knie* in großen Kreisen – 30 Sekunden links herum.

Drehe dein *Knie* in großen Kreisen – 30 Sekunden rechts herum.

Wiederhole dasselbe mit dem anderen Bein.

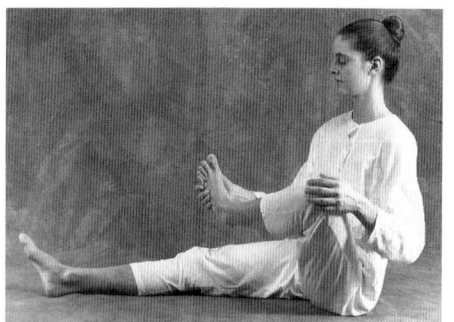 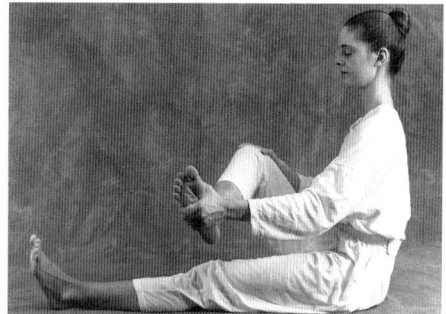

5. Lege deinen rechten Fuß in deinen linken Ellenbogen.

Umfasse deinen *Unterschenkel* mit den Armen, die Finger kommen zusammen.

Ziehe den *Unterschenkel* heran, lehne dich ein wenig zurück und schaukele hin und her – 30 Sekunden lang.

Mache nun dasselbe mit dem anderen Bein.

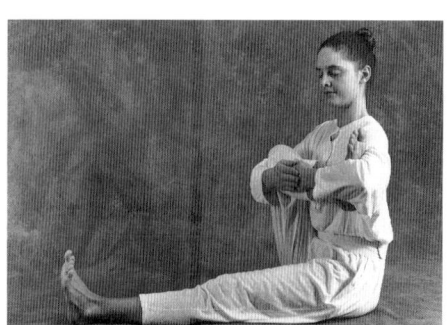 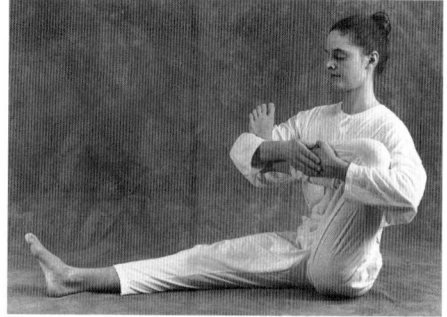

Diese Übungen dehnen Gelenke, Bänder und Muskeln von Beinen und Hüften. Sie erleichtern das Sitzen, so wie es für viele Kundalini-Yoga-Übungen und Meditationen erforderlich ist.

Nun folgen zehn Übungsreihen für die zehn Gesundheitsbereiche. Sie haben nicht nur eine heilende Wirkung, sie verbessern die Funktion der betreffenden Organe auch auf psychosomatischer und spiritueller Ebene. Als solche zeigt jede Übungsreihe am ›ganzen Menschen‹ ihre Wirkung. Die einzelnen Übungen sind nicht immer nur für das thematisierte Organ förderlich, sondern gleichzeitig auch für andere Organe und für den Energiehaushalt allgemein.

Wenn man ein bestimmtes Gesundheitsproblem hat, ist es gut, die entsprechende Übungsreihe systematisch zu üben – zum Beispiel 40 Tage lang jeden Tag. Diese Periode von 40 Tagen wird in den alten Schriften als der Übungszeitraum dargestellt, in dem ein altes Muster durch ein neues ersetzt werden kann. Nach 90 Übungstagen kann eine bleibende Veränderung in der Körperenergie verwurzelt werden. Übt man etwa drei Jahre lang, dann geht die Wirkung sozusagen ganz in Fleisch und Blut über.

Es gibt übrigens einen scheinbaren Widerspruch in bezug auf das Üben: Gerade die Übungen und Übungsreihen, die einem am schwersten fallen, sollte man besonders intensiv üben. Offensichtlich sprechen sie bestehende Schwachpunkte im Körper an, die dadurch positiv beeinflußt werden können.

Treten Schmerzen bei Übungen auf, ist es wichtig, gut auf den eigenen Körper zu hören. Meistens weiß man intuitiv, ob sich eine positive Veränderung ankündigt oder tatsächlich eine Schwachstelle zu stark belastet ist. Besonders vorsichtig sollte man mit Problemen der Wirbelsäule umgehen, obwohl gerade dieser Bereich oft sehr gut auf Yoga anspricht. Ist man einmal an der Wirbelsäule operiert worden, sollte man seinen Arzt fragen. Ansonsten kann man vorsichtig wieder anfangen zu üben, wobei man zunächst jedoch die intensiven Beugeübungen (Kobra, Pflug usw.) vermeidet oder stark abschwächt. Allmählich kann man dann, wenn der Rücken einigermaßen belastbar geworden ist, wieder alle Übungen durchführen. Bei Zweifeln wegen der Belastbarkeit der Wirbelsäule empfiehlt es sich, einen Chiropraktiker zu Rate zu ziehen.

6 Wer trägt die Verantwortung? Die Wirbelsäule

Der erste Meridian, der Sammelmeridian für alle Yang-Meridiane, heißt Gouverneurs-Gefäß. Dieser Meridian verläuft auf der härteren, knochigen Rückseite des Körpers, der *Yang*-Seite, und steht in Beziehung zu der aus Knochen, Knorpelkissen und Bändern aufgebauten Wirbelsäule.

Die Wirbelsäule als S-förmige innere Struktur unterstützt den Körper und ermöglicht dennoch Bewegungen in alle Richtungen. Ohne Wirbelsäule könnten wie uns nur auf dem Bauch kriechend vor-

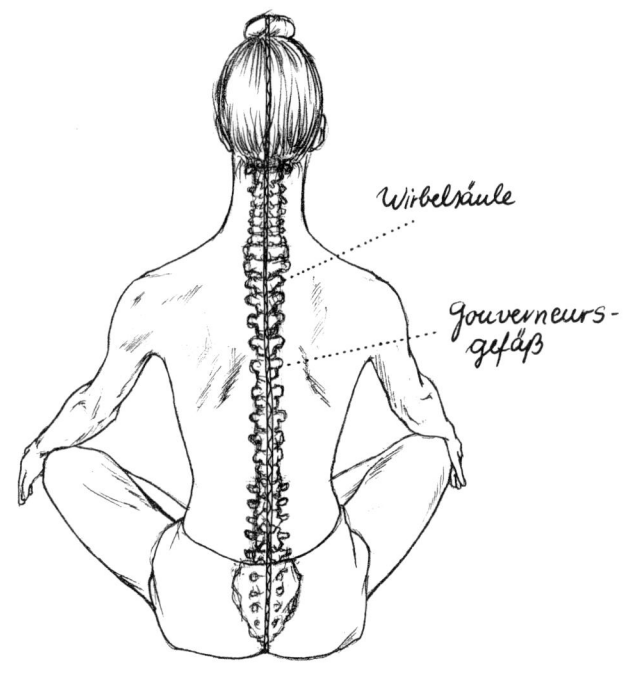

Wirbelsäule

Gouverneurs-gefäß

wärtsbewegen. Ausdrücke wie ›rückgratlos‹ weisen ja auch in die Richtung des psychosomatischen Musters, für das die Wirbelsäule steht. In der Astrologie wird die Wirbelsäule symbolisiert durch die Sonne. Diese steht für das Ich, für den Stolz, für Unabhängigkeit und Lebensfreude, für die Fähigkeit, Verantwortung für sich selbst zu übernehmen.

Über den Stand der Ich-Entwicklung kann man deshalb aus dem Zustand der Wirbelsäule Rückschlüsse ziehen. So kann man in ein paar Zentimetern Haltungsunterschied deutlich ablesen, wie jemand über sich selbst denkt und inwieweit er Verantwortung für sein eigenes Leben übernimmt.

Auch die Flexibilität der Persönlichkeit und die Offenheit für neue Entwicklungen und Verantwortlichkeiten hängen eng zusammen mit der Flexibilität der Wirbelsäule. Nicht ohne Grund gibt es kaum Yoga-Übungen, die nicht direkt oder indirekt auf die Wirbelsäule wirken, womit sie dann immer auch die psychische Flexibilität beeinflussen.

In der Kinesiologie ist bekannt, daß, wenn das Gouverneurs-Gefäß blockiert ist, oft chiropraktische Behandlungen zur Wirbelsäulenkorrektur helfen können. Wenn man durch Yoga eine gewisse Sensibilität für seinen Körper erfahren hat, wird man bemerken, daß sich Spannungen in der persönlichen Umgebung oder im eigenen Leben in Sekundenschnelle auf die Wirbelsäule auswirken und kleine Wirbelverschiebungen auslösen können. Diese spürt man dann als Energieblockaden, und meist kann man sie durch einige leichte Streck-Übungen wieder aufheben. Danach fühlt man sich auch innerlich wesentlich besser und gelöster. So direkt ist die Beziehung zwischen Persönlichkeit und Wirbelsäule.

Die meisten Probleme mit der Wirbelsäule beginnen mit zunehmendem Alter, wenn sich immer mehr Ablagerungen an der Wirbelsäule ansammeln und sie nach und nach steifer und unbeweglicher wird. Es fällt einem älteren Menschen immer schwerer, im Stehen oder Sitzen seine Zehen zu berühren. Diesen Prozeß des allmählichen Versteinerns gilt es durch Yoga rückgängig zu machen.

Andere Ursachen für Rückenprobleme können sein: psychische, wie Selbst-Verlust, keine Verantwortung für das eigene Leben übernehmen; oder körperliche, wie einseitige oder mangelnde Bewegung

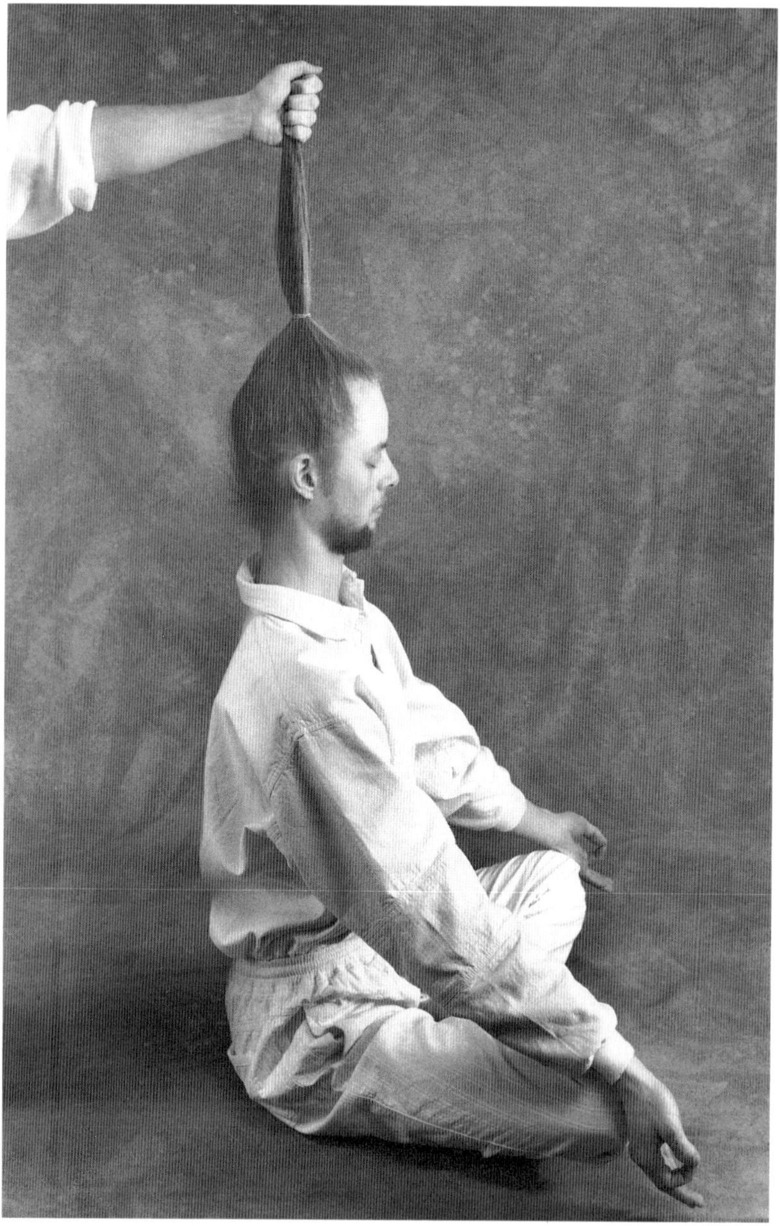

oder schlechte Haltung. Wenn man gravierende Rückenprobleme hat, sollte man bei einigen Yoga-Übungen sehr vorsichtig sein: Pflug und Kobra beispielsweise besser ganz auslassen oder nur sehr abgeschwächt üben.

Für die yogische Lebensweise werden relativ harte Betten empfohlen. Sie helfen der Wirbelsäule nachts, sich wieder ›einzurenken‹.

Im übrigen ist es natürlich ganz wesentlich, sich immer um eine gute Haltung zu bemühen. Dazu kann man sich als Hilfe vorstellen: »Ich werde am Scheitelpunkt an einem Faden nach oben gezogen.«

Wenn man sich das intuitiv vorstellt, bekommt man sofort ein Gefühl von Leichtigkeit. Schultern und Brust entspannen sich, Wirbelsäule und Nacken bilden eine Linie, der Schwerpunkt wird zwischen die Füße projiziert.

Übungsreihen für die Wirbelsäule

Drehen, Ziehen, Strecken

Hierdurch wird die Wirbelsäule flexibler. Eine Übung wie die Zangenhaltung (Übung 4 der nachfolgenden Übungsreihe) streckt die Wirbelsäule nachhaltig, sie wird dabei um circa 20 Prozent länger, als sie normalerweise im Sitzen ist.

Übungen für den Testmuskel

Der Testmuskel für die Wirbelsäule ist der Große Rundmuskel (*M. teres major*). Dieser Schultermuskel zieht den Arm zum Körper und dreht ihn einwärts.

So erklärt sich zum Beispiel Übung 9 der nachfolgenden Übungsreihe. Diese gilt traditionell als wohltuend für die Wirbelsäule. Obwohl sie nicht direkt mit der Wirbelsäule zu tun hat, wirkt sie über den Testmuskel.

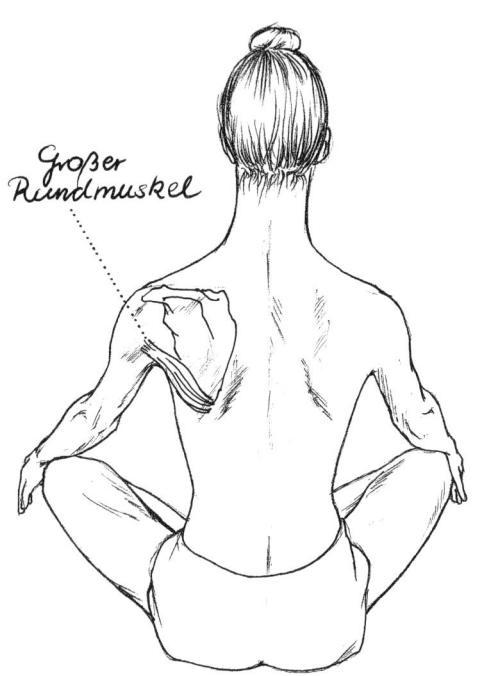

Großer
Rundmuskel

Die nun folgende Übungsreihe wurde, ebenso wie die anschließen-
den in diesem Buch, vom Autor zusammengestellt und erläutert. Die
Übungen selbst sind alle von Yogi Bhajan vermittelte und von ihm
für den jeweiligen Wirkungsbereich bestimmte Kundalini-Yoga-
Übungen.

Übungen für die Wirbelsäule

(Pro Übung 1 – 3 Minuten.
Die Gedankenkonzentration nicht vergessen.
Denke *Sat* beim Einatmen und *Nam* beim Ausatmen.)

Alle Übungen mit diesem ✳ sind dynamische Übungen. Das bedeutet, man beginnt langsam, bis man die Übung beherrscht und in

einem guten Rhythmus korrekt ausführen kann. Dann steigert man allmählich das Tempo. Wenn man die Übung so schnell wie möglich ausführt und trotzdem korrekt, spürt man sehr deutlich die spezifische energetische Wirkung.

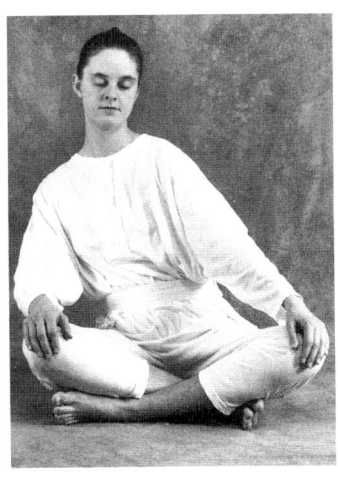 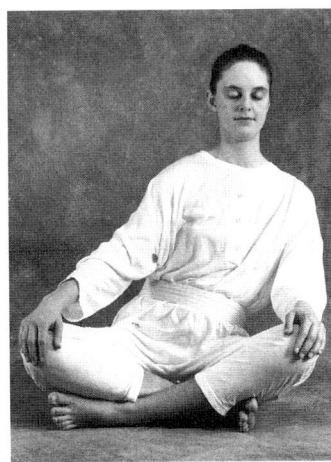

1. Sufi-Kreise

Einfache Haltung (Schneidersitz oder eine Variante davon), Hände auf den Knien. Laß den Oberkörper kreisen, der Kopf bleibt dabei in der Mitte.
Atme ein, wenn du nach vorne kommst,
atme aus, wenn du nach hinten kommst.

Diese Übung dient der allgemeinen Auflockerung der Wirbelsäule. Die beste universelle Aufwärmübung.

Atme ein

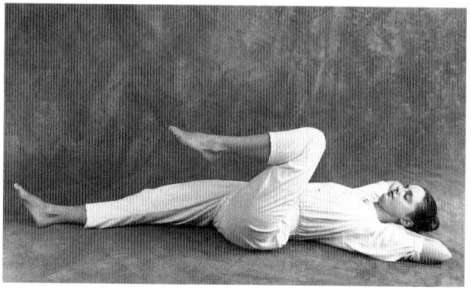

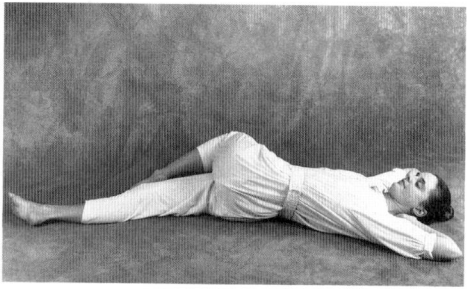

Atme aus

2. Krokodilstreckungen

Lege dich auf deinen Rücken.
Bringe die Hände im Venusschloß gefaltet in den Nacken.
Jetzt ziehe ein Knie hoch und
atme ein, lasse es langsam über
das andere Knie kippen, deine
Schultern bleiben dabei am
Boden, *atme aus.*
Dann hebe das Bein wieder hoch
und *atme ein,* strecke es wieder
aus und *atme aus.*
Dann mache dasselbe mit dem
anderen Bein.
Wiederhole mehrmals konzentriert.

Drehung der Wirbelsäule.

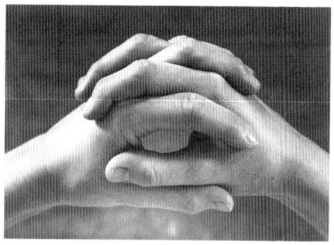

Venusschloß

Diese Übung sollte man auch
ein paar Mal nach jeder langen
tiefen Entspannung machen.

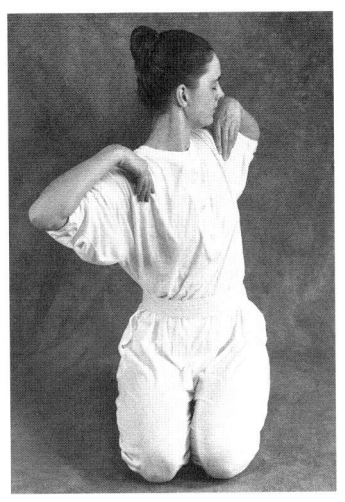 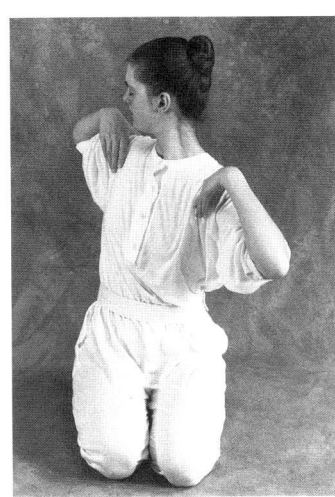

Atme ein   Atme aus

3. Im Fersensitz ✷

Lege die Hände auf die Schultern, Daumen nach hinten,
Finger nach vorn.
Drehe deinen Oberkörper
schwungvoll beim *Einatmen*
ganz nach links, beim *Ausatmen*
ganz nach rechts.
Dein Kopf dreht sich dabei
weiter als deine Schultern.

Drehung der Wirbelsäule. Eine
klassische, beliebte Aufwärmübung.

Kurze Entspannung in der
Rückenlage, bis zu 2 Minuten.

Atme ein

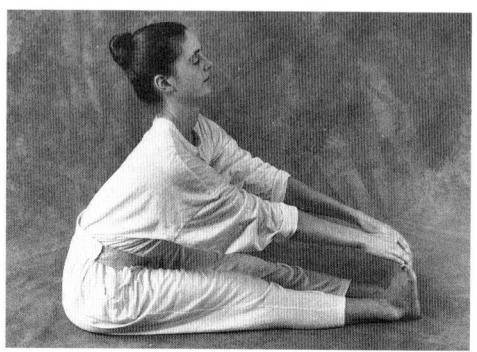

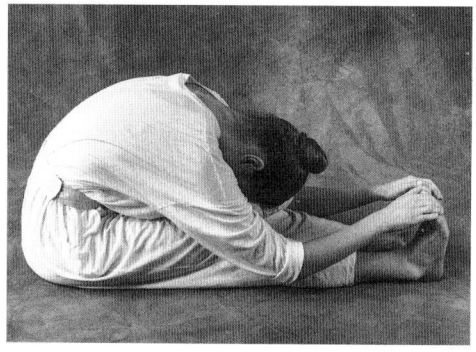

Atme aus

4. Zangenhaltung ✳

Strecke beide Beine aus. Ziehe
die Zehen in Richtung Körper
zurück. Lasse die Knie am
Boden.
Stütze die Hände neben deinen
Hüften auf.
Einatmen: Kopf hoch und nach
hinten, Brust vor.
Ausatmen: Beuge den Ober-
körper und den Kopf zu den
Knien.
Usw.

Vorwärtsstreckung der Wirbelsäule.

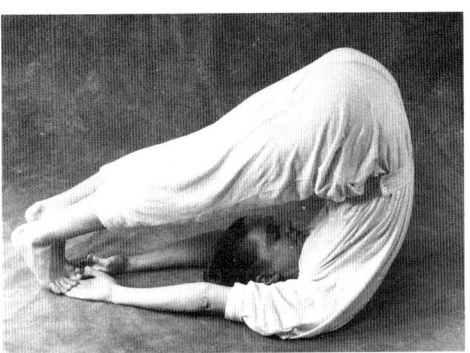

Feueratem

5. Pflugposition

Lege dich auf deinen Rücken.
Ziehe die Knie zur Brust.
Hebe deine Hüften und strecke
die Beine, bis die Füße hinter
dem Kopf den Boden berühren.
Fasse deine Zehen und mache
Feueratem (s. S. 23).

Vorwärtsstreckung, im oberen
Teil der Wirbelsäule. Mache
diese Übung nie ohne vorherige
Aufwärmung. Bei Rücken-
problemen kann man sich einen
kleinen Hocker unter die Füße
legen, um die Streckung weniger
intensiv zu empfinden.

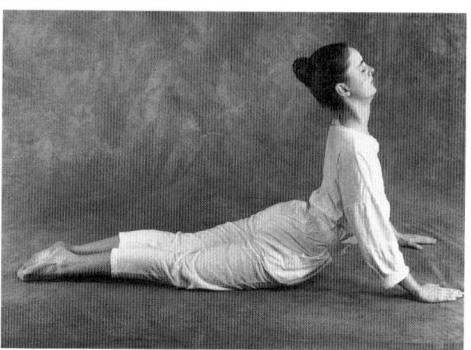

Langer, tiefer Atem

6. Kobrahaltung

In der Bauchlage:
Stütze die Hände in Schulter-
breite neben den Schultern auf.
Drücke den Oberkörper so
hoch, daß die Hüftknochen eben
noch den Boden berühren.
Nimm den Kopf in den Nacken
und ziehe die Schultern nach
hinten.
Bringe die Fersen zusammen.

Nach-hinten-Streckung im
unteren Teil der Wirbelsäule.
Bei Rückenproblemen weniger
hoch drücken. Diese Übung
stimuliert besonders die Lenden-
wirbelsäule, wo sich das Prana-
Zentrum befindet.

Langer, tiefer Atem (s. S. 19).

Kurze Entspannung in der
Bauchlage, den Kopf zur Seite
gedreht, die Arme neben dem
Körper, bis zu 2 Minuten.

Atme ein

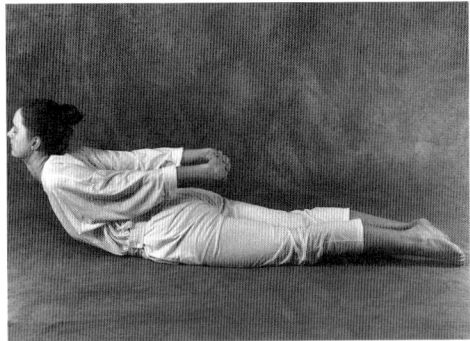

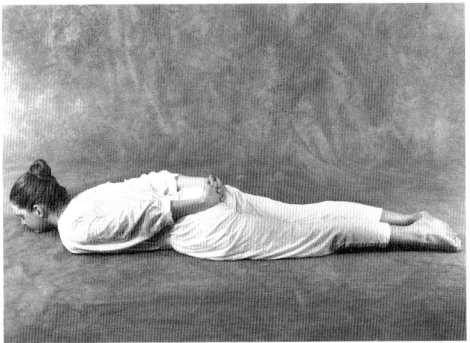

Atme aus

7. In der Bauchlage

Nimm die Hände im Venus-schloß hinter den Rücken. Ziehe deinen Oberkörper und die Arme hoch beim *Einatmen*. Entspanne dich nach unten beim *Ausatmen*. Usw.

Nach-hinten-Streckung der oberen Wirbelsäule. Starke Beanspruchung des Testmuskels (großer Rundmuskel).

Atme ein

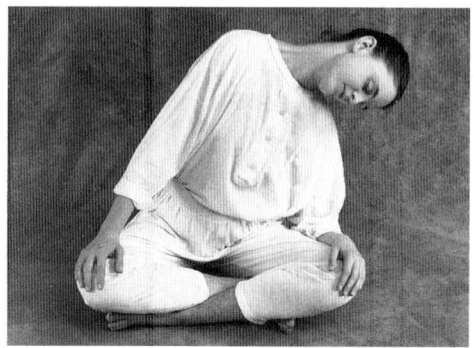

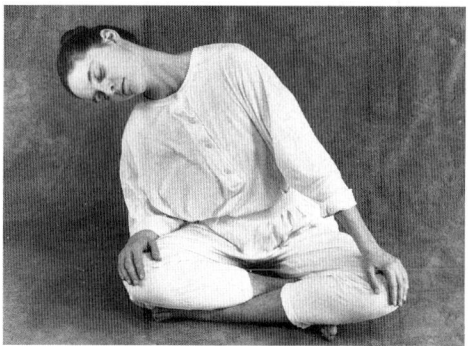

Atme aus

8. Einfache Haltung

Mit den Händen auf den Knien biege den Oberkörper mit dem *Einatmen* nach links und mit dem *Ausatmen* nach rechts, so als ob du mit dem Scheitel den Boden berühren wolltest. Usw. Streckung seitwärts.
Diese Übung wird noch intensiver im vollen Lotussitz: Dabei liegen die Füße auf den Oberschenkeln.

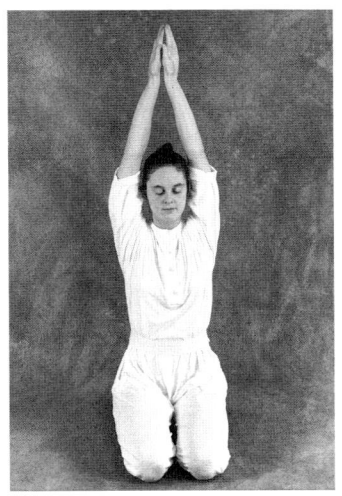 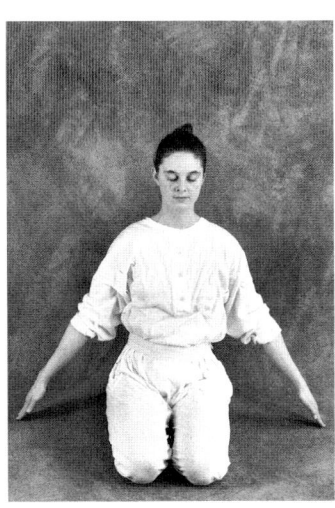

Atme ein   Atme aus

9. Sitze auf den Fersen ✳

Atme ein und bringe deine Handrücken über dem Kopf zusammen.
Atme aus und bringe die Fingerspitzen nach unten, bis sie eben den Boden berühren. Usw.
Schnelle Bewegung.

Übung für den Wirbelsäulen-Testmuskel: Großer Rundmuskel (*M. teres major*).

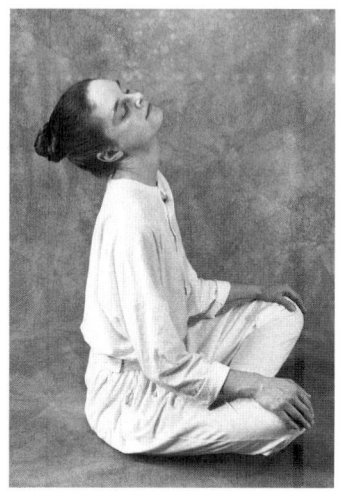 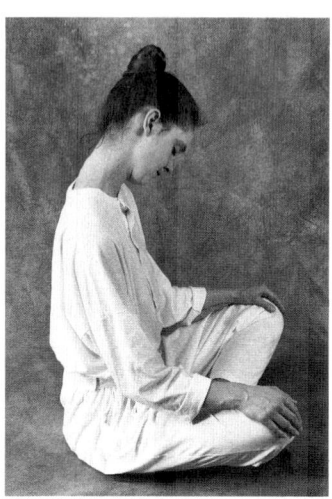

Atme ein   Atme aus

10. Einfache Haltung

Die Hände auf den Knien. Rolle deinen Kopf in großen Kreisen. *Atme ein*, wenn der Kopf nach hinten kommt. *Atme aus*, wenn er nach vorne kommt. 1 – 3 Minuten in beide Richtungen.

Auflockerung des Nackengebietes. Man kann dabei oft hören, wie Kristalle von Ablagerungen feingerieben werden.

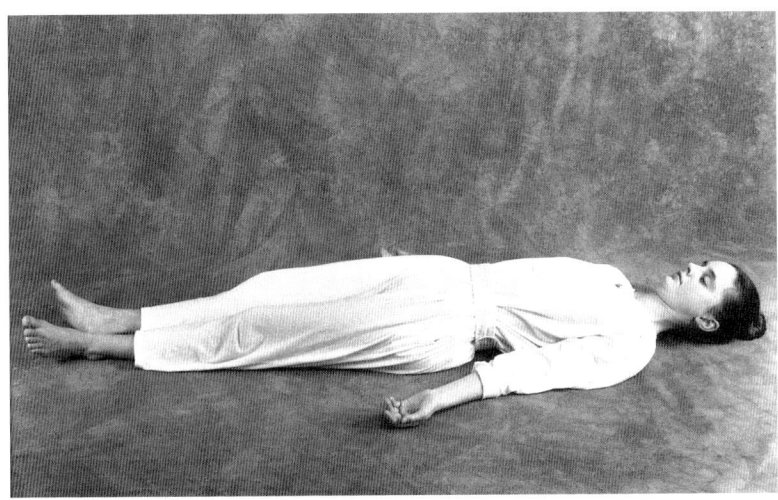

Entspanne dich lang und tief (s. S. 36)

in der *Savasana*-Rückenlage.

Die Fersen sind dabei zusammen, der Kopf gerade, die Arme neben dem Körper, die Handflächen nach oben gedreht. 10 – 15 Minuten.

Um sich nach der Entspannung wieder ganz ins Hier und Jetzt zu bringen, gibt es im Kundalini-Yoga eine traditionelle Übungsfolge. Sie besteht aus fünf Schritten. Jeder Schritt sollte etwa 30 Sekunden dauern.

1. Atme ein paar Mal tief ein und aus.   Regt den Kreislauf an.

2. Streck dich und reck dich, die Arme über dem Kopf.   Streckt die Nerven.

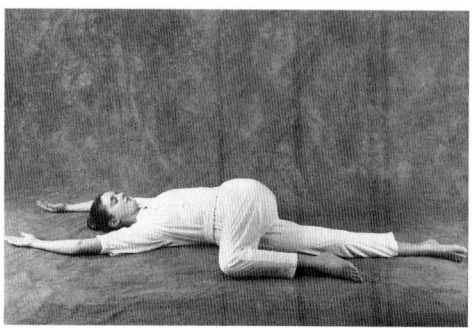

3. (Wie bei Übung 2 der Wirbel-   Adjustiert deinen unteren
säulen-Übungen.) Ziehe ein   Rücken.
Knie hoch, kippe es über deinen Körper, die Schultern
bleiben am Boden. Mache
dasselbe mit der anderen Seite
(je einmal).

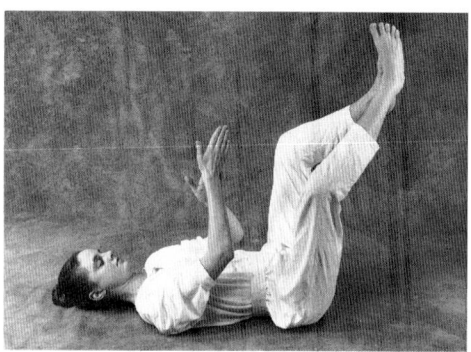

4. Reibe deine Handflächen   Bringt Energie und Kreislauf
und deine Fußsohlen gegen-   wieder in Gang.
einander.

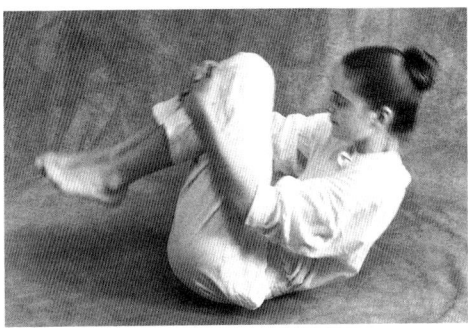

5. Umfasse deine Knie und rolle auf der Wirbelsäule einige Male vor und wieder zurück. Eine Selbstmassage für den Rücken. Eine der wirkungsvollsten Wirbelsäulenübungen. Achte darauf, daß deine Unterlage glatt und nicht zu hart ist.

Diese fünf Schritte sollte man nach jeder Entspannung machen.

›Ek Ong Kar‹-Meditation

Es gibt noch einen anderen Aspekt, unter dem man die Wirbelsäule betrachten kann: In der Wirbelsäule liegt die wichtigste Energiebahn des Nadi-Systems, die *Sushumna*. Die Sushumna ist der zentrale Nadi, durch den die Kundalini aufsteigt. Aus der Shushumna entsprießen die verschiedenen feinstofflichen Energiezentren des Körpers, die *Chakren*. Chakra bedeutet wörtlich Rad oder Kreis. Diese Zentren werden von Menschen mit verfeinerter Wahrnehmungsfähigkeit auch tatsächlich als rotierende Kreise empfunden. Jedes Chakra hat neben seiner energetischen Funktion auch eine Verbindung zu einer bestimmten Bewußtseinsebene und zu bestimmten psychologischen Mustern. Außerdem haben diese Energiezentren Kontakt zu jeweils einem Nervenknoten und einer endokrinen Drüse.

Eine der schönsten und am häufigsten praktizierten Meditationen des Kundalini-Yoga geht mit Hilfe eines Mantras Schritt für Schritt diese *Chakren* entlang, die Wirbelsäule und die *Sushumna* nach oben. Bei jeder Silbe konzentriert man sich auf ein Chakra und zieht gleichzeitig als energetische Unterstützung den Muskel an, der über den Nervenknoten mit dem jeweiligen Chakra verbunden ist.

Haltung

Einfache Haltung. Die Arme sind locker gestreckt, die Hände auf den Knien in *Gyan Mudra*. Gyan Mudra ist ›die Handhaltung der Weisheit‹. Daumen und Zeigefinger berühren sich, die anderen Finger sind gestreckt. Schließe deine Augen.

Mantra

EK	(der / die / das Eine)
ONG	(lebensspendende Energie)
KAR	(Schöpfung, schöpfend)
SAT	(wahr, Wahrheit)
NAM	(Name, Identität)
SIRI	(groß, erhaben)
WAHE	(Ekstase schenkend)
GURU	(der / die / das Erleuchtung Bringende, der Weg vom Dunkel zum Licht)

Atem und Mantra

Atme erst einmal tief ein.

- Singe kurz EK und ziehe gleichzeitig die Muskeln des Anus an, konzentriere dich auf das unterste Chakra.
- Singe lang OOOOOONNNNNG und spanne außerdem die Muskeln um das Geschlechtsorgan an, konzentriere dich auf das zweite Chakra.
- Singe lang KAAAAAARRRRR (mit der Zungenspitze) und ziehe zusätzlich die Bauchmuskeln unterhalb des Nabels an. Konzentriere dich auf das Nabelchakra.

Atme wieder tief ein, während du diese ersten drei Muskelgruppen angespannt hältst. Halte sie auch während der nächsten Schritte angespannt.

- Singe kurz SSAT und ziehe das Zwerchfell und die oberen Bauchmuskeln nach innen und oben; konzentriere dich dabei auf das vierte Chakra, das Herzzentrum.
- Singe lang NAAAAAAMMMM und ziehe das Kinn ein, indem du die vorderen Halsmuskeln anspannst. Konzentriere dich auf das fünfte Chakra, das Kehlzentrum.
- Singe kurz SSIRI und projiziere die Energie zwischen die Augenbrauen, indem du von innen auf diesen Punkt schaust. Konzentriere dich auf das sechste Chakra, das ›dritte Auge‹.

Atme wieder ein, aber nur einen halben Atemzug. Halte alle bisher angespannten Muskeln immer noch fest.

- Singe halb lang WAA HEE, projiziere die Energie jetzt auf deinen Scheitelpunkt, konzentriere dich auf das siebte Chakra.
- Singe halb lang GUURUU. Lasse jetzt alle bisher angespannten Muskeln los. Stelle dir vor, wie die Energie aus deinem Kronenchakra in deine Aura fließt und ein beschützendes und heilendes Feld um dich bildet.
- Beginne wieder von vorn.

Zeit:

11 – 31 Minuten. Ein Zyklus dieser Meditation dauert ungefähr eine Minute.

7 »Ich denke nicht, also bin ich« – Das Nervensystem

Entlang der weichen, der Yin-Körperseite, mitten über den Bauch und die Kehle, verläuft der Zentralmeridian, das Sammelorgan für alle Yin-Energien. Dieses Zentralgefäß steht in Verbindung mit dem Nervensystem und dem Gehirn – mit dem menschlichen ›Personal Computer‹ sozusagen. Die Vorstellung von Gehirn und Nerven als einem Superrechner mag vielen etwas unsympathisch sein – vor allem in einer Zeit, in der wir uns gerade mühsam von der üblichen medizinischen Vorstellung vom Menschen als einer Art Maschine zu befreien versuchen. Diese Vorstellung hat aber den großen Vorteil, die menschliche Denk- und Sinnesfunktion, mit der wir uns in dieser rationalen Kulturepoche so häufig identifizieren, zu relativieren.

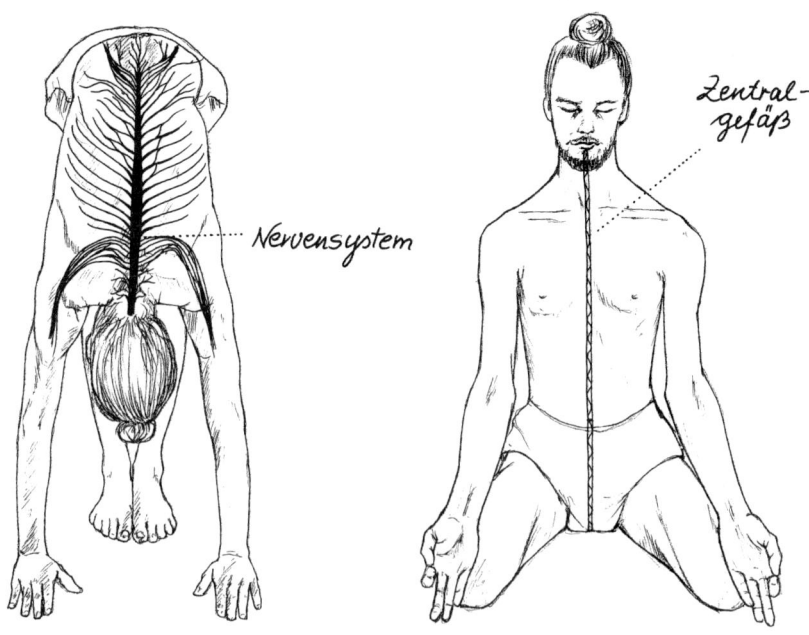

Nervensystem

Zentral-gefäß

»Ich denke, also bin ich« – dieser Satz, mit dem *Descartes* vor einigen hundert Jahren seine moderne Lebensphilosophie zusammenfaßte, lautet im Yoga abgewandelt: »Ich denke nicht, also bin ich.« *Patanjali* drückte das so aus: »Yoga ist eine Beruhigung der Gedankenwellen.« Um die Seele in all ihrer Pracht zu erfahren, müssen die Gedanken manchmal schweigen. Man ist also kein Computer, sondern man *hat* einen eingebauten Computer – und durch Yoga kann man lernen, ihn abzuschalten, um zu sich selbst zu kommen. Deshalb wird dem Wirkungsbereich des Nervensystems im Yoga besondere Aufmerksamkeit geschenkt. Entspannung – womit meist eine Erleichterung für das überanstrengte Nervensystem gemeint ist – ist das Schlüsselwort für viele Menschen, die mit Yoga anfangen.

Nervensystem und Gehirn fallen astrologisch betrachtet unter *Merkur* und *Mond*. Merkur steht für Kommunikation, für die Verarbeitung von Informationen und für die logischen Prozesse, die im Nervensystem ablaufen. Der Mond steht mehr für das Gedächtnis und für die Programme, die die Informationen verarbeiten.

Beide Prozesse haben ihren eigenen Problembereich. Merkurprobleme wie Nervosität, Überspanntheit und Überintellektualismus entstehen immer aus einer zu großen Informationsmenge und einer intellektuellen Fixierung heraus. Hier ist die Kombination von Körperübung und geistiger Entspannung des Yoga die richtige Antwort. Ist man total übermüdet, weil man den ganzen Tag über geredet, studiert, konferiert hat oder konzentriert Auto gefahren ist, dann kann man sich durch eine halbe Stunde Yoga weitaus besser erholen, als wenn man sich die gleiche Zeit über nur hinlegt. Man kommt mit Yoga besser zurück zu seinem Körper, zu seinem Selbst, kann die Körperenergie wieder ins Gleichgewicht bringen und die Gedanken abschalten – sich entspannen.

Merkur hat auch eine besondere Beziehung zum Atemprozeß – deshalb sind Atemübungen für diese Art von Problemen eine gute Lösung. Und könnte man es schaffen, den Tag über lang und tief zu atmen, wäre man niemals überreizt.

Mondprobleme haben weniger mit der Gedankenverarbeitung des inneren Computers zu tun als vielmehr mit seiner Programmierung. Die meist unbewußt ablaufenden Programme des Denkens stammen aus der Erziehung, aus der Vergangenheit und der Umwelt und bestimmen neben der eigenen Effektivität auch das Selbstgefühl. Einer der zentralen Gedanken im Yoga ist, daß man statt der überlieferten negativen Gedankenmuster wie ›Das schaffst du nicht‹ oder ›Das bist du nicht wert‹ seinen inneren Computer ganz bewußt auf Erfolg, Glück und Erleuchtung programmieren kann.

Dies ist auch ein Prinzip, das hinter der Meditation steht – das ständige Wiederholen von lichtbringenden und entspannenden Gedanken. Affirmationen und positive Leitgedanken werden im Kundalini-Yoga und in der 3HO sehr viel verwendet.

Für eine solche ›Umprogrammierung‹ gibt es eine Übung von Yogi Bhajan. Man braucht dafür ein Tonbandgerät mit Mikrophon. Eine Woche lang spricht man darauf jeden Tag all seine Probleme – fünf Minuten lang. Dann singt man fünf Minuten lang ein Mantra. Danach hört man sich diese zehn Minuten an. Am Ende der Woche hört man sich die ganzen sechsmal zehn Minuten an.

In der zweiten Woche spricht man jeden Tag fünf Minuten lang auf Band darüber, wie großartig und wie gut man ist. Dann singt man wieder fünf Minuten lang ein Mantra und hört sich das Ganze an. Am Ende der zweiten Woche dann wiederum die ganzen 60 Minuten. Die Wirkung dieser Übung beruht darauf, daß der Klang der eigenen Stimme einen direkten Zugang zum eigenen Unterbewußtsein hat. Aus den positiven Beschreibungen, die sich ruhig auch wiederholen können, werden schließlich Affirmationen, die man ständig weiter benutzen kann. Es ist wichtig, daß man dafür eine einfache Sprache wählt. Man kann auch gewünschte Situationen und Eigenschaften so darstellen, als ob sie bereits Wirklichkeit wären.

Im übrigen ist es für die Gesundheit des Nervensystems wichtig, sich jeden Tag zur Entspannung einen Freiraum für Yoga-Übungen und Meditation zu schaffen. Muß man hart und lang arbeiten, dann sollte es immer eine Pause geben, um Übungen machen und zu sich selbst kommen zu können.

Bei Nervenproblemen spielt auch die Ernährung eine Rolle. Sie sollte besonders reich an Vitamin B sein – gute Quellen dafür sind z. B. Vollkornprodukte, Bierhefe und Sellerie. Wenn man eine intensive Reinigungskur machen möchte, um seine Nervosität zu verringern, kann man die traditionelle indische Methode anwenden: Eine Woche lang *Monodiät* mit nur einem Nahrungsmittel – gedünsteten

Selleriestangen. Frisch gepreßter Selleriesaft ist ebenso als gutes, natürliches Beruhigungs- und Nervenstärkungsmittel bekannt.

Ein weiteres natürliches Heilmittel für das Nervensystem ist die morgendliche kalte Dusche, die zur Lebensweise des Kundalini-Yoga gehört. Während dieser kalten Dusche, die man am besten gleich nach dem Aufstehen nehmen sollte, massiert und reibt man kräftig seinen ganzen Körper. Das kalte Wasser stimuliert die kapillare Durchblutung und sorgt damit für eine Ernährung der Nerven – und man fühlt sich frisch wie der junge Morgen.

Übungsreihen, die positiv auf das Nervensystem wirken

Alle Übungen für die Wirbelsäule
massieren das Nervensystem, das teils darin verläuft, teils darin entspringt.

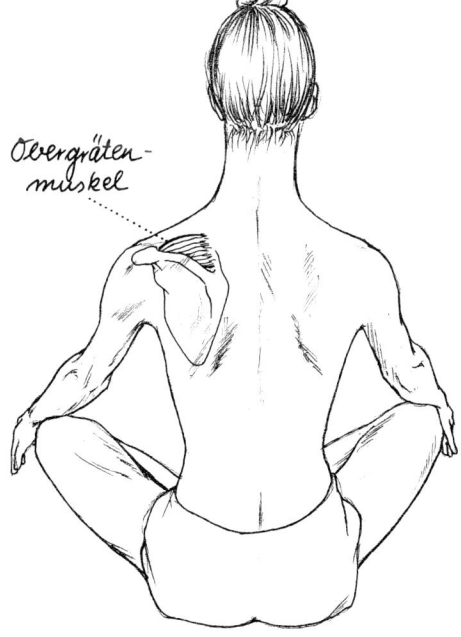

Obergräten-
muskel

Übungen für den Testmuskel
Der Testmuskel für das Nervensystem ist der Obergrätenmuskel
(*M. supraspinatus*). Er bewegt den Arm vom Körper weg und hält
ihn gleichzeitig im Schultergelenk.

**Übungen, welche durch Haltung oder Bewegung die Zirkulation im
Gehirn anregen,**
z. B. Umkehrhaltungen.

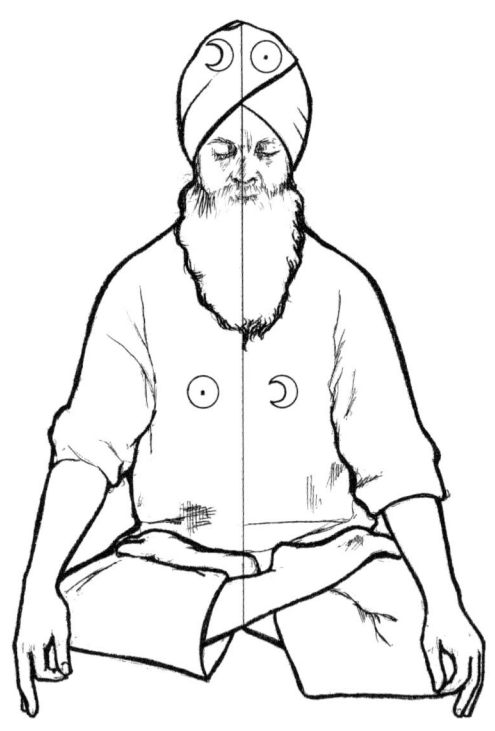

Atemübungen

Neben dem langen tiefen Atem gibt es noch eine Atemform, die eine besonders entspannende Wirkung hat: der Atem durch das linke Nasenloch.

Dessen Wirkung wird im Yoga mit der Zweiteilung des menschlichen Energiesystems erklärt: Die linke Körperhälfte, energetisch versorgt durch den linken Nadi *Ida*, ist geprägt durch die weibliche, entspannte, intuitive Mond-Energie. Die rechte Körperhälfte und ihr Nadi *Pingala* ist geprägt durch die männliche, aktive, intellektuelle Sonnen-Energie. Diese Einteilung entspricht auch ungefähr den modernen Erkenntnissen der Gehirnforschung. Danach gibt es zwischen beiden Gehirnhälften eine ähnliche Arbeitsteilung – allerdings ist sie zwischen links und rechts umgekehrt, weil sich die Nervenbahnen im Gehirnstamm kreuzen.

Ida, der Mond-Energie-Nadi, und Pingala, der Sonnen-Energie-Nadi, enden beide in den Nasenflügeln, um die pranische Energie aus dem Atem absorbieren zu können. Atmet man nur durch das rechte Nasenloch lang und tief ein und aus, dann energetisiert man Pingala und richtet damit automatisch seine Energie auf irdische, rationale Aufgaben. Atmet man nur durch das linke Nasenloch, dann lädt man dadurch Ida auf. Man kann sich besser entspannen und die Intuition fließen lassen.

Diese Möglichkeit zur Energiebeherrschung wird im Kundalini-Yoga häufig angewandt.

Übungen für das Nervensystem

(Jede Übung dauert 1 – 3 Minuten. Bei jeder Übung konzentriert beim Einatmen *Sat* und beim Ausatmen *Nam* denken. Bei Übungen mit ✳ die Dynamik allmählich steigern.)

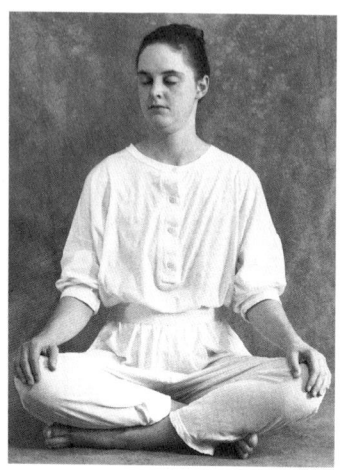 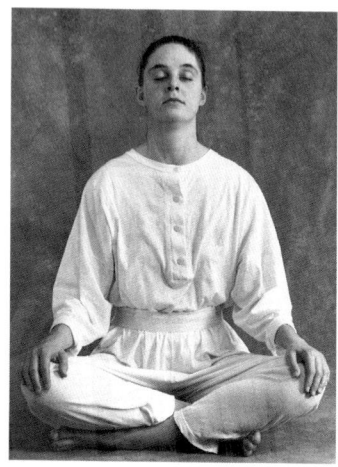

A   B

1. Mastak Subhai

A In der Einfachen Haltung schüttle mit kurzen, schnellen, aber behutsamen Bewegungen deine Stirn. *Langer, tiefer Atem.* Eine Minute lang.

B In derselben Haltung wackle nun mit dem Kopf hin und her. *Langer, tiefer Atem.* Eine Minute lang.

Diese beiden Übungen massieren gewissermaßen dein Gehirn. Konzentriere dich dabei auf die etwa 1,5 Kilogramm schwere Gehirnmasse.

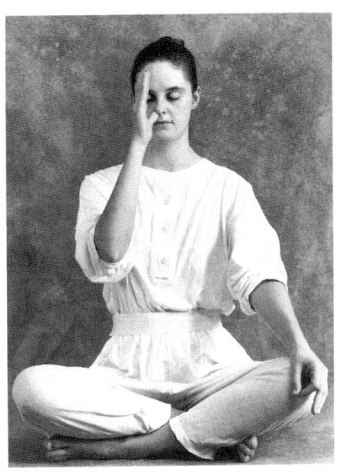

2. Einfache Haltung

Schließe mit dem Daumen deiner rechten Hand das rechte Nasenloch, die Finger zeigen nach oben. *Atme lang und tief durch dein linkes Nasenloch.* Konzentriere dich stark auf das ›dritte Auge‹ zwischen den Augenbrauen.

Diese Übung aktiviert Ida, den linken Kanal der Mond-Energie, und entspannt dadurch das Nervensystem.

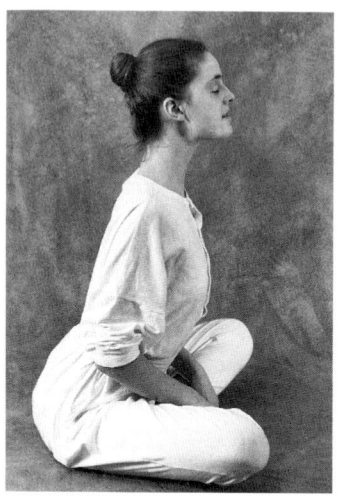 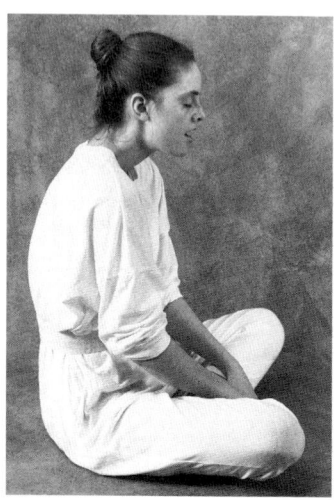

Atme ein   Atme aus

3. Einfache Haltung ✳

Umfasse mit deinen Händen
deine Fußgelenke.
*Atme ausnahmsweise durch den
Mund ein,* drücke deine Brust
nach vorn und strecke gleichzeitig den Unterkiefer vor.
Atme durch den Mund aus, laß
den Unterkiefer los und entspanne gleichzeitig deine Wirbelsäule in einen Katzenbuckel.
Dein Kopf bleibt dabei gerade.
Usw.

Die Bewegung der Kiefer-
muskeln hat eine besondere
Reflexwirkung auf das
Gehirn.

Kurze Entspannung
in der Rückenlage,
bis zu 2 Minuten.

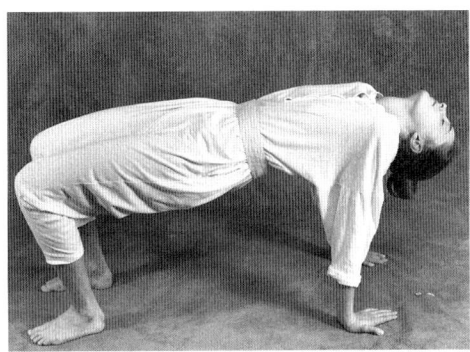

Feueratem

4. Brücken-Position

Stütze dich im Sitzen mit den Händen auf dem Boden hinter dir ab, setze die Füße auf und drücke deine Hüften hoch – möglichst höher als die Knie. Laß deinen Kopf nach hinten fallen.
Feueratem.

Das Besondere bei dieser Übung ist die Kopfhaltung. Durch den total entspannten Nacken entsteht eine energetische Verbindung zwischen Gehirnstamm und Wirbelsäule. Es ist eine traditionelle Übung gegen Schlaflosigkeit (im Gehirnstamm befindet sich das Schlafzentrum).

Atme ein

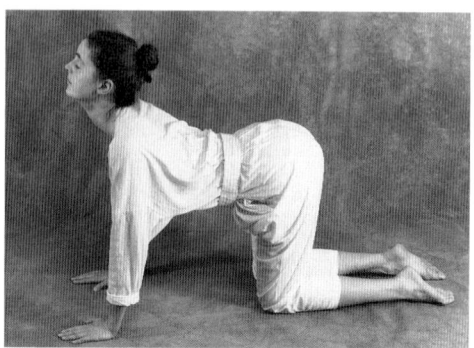

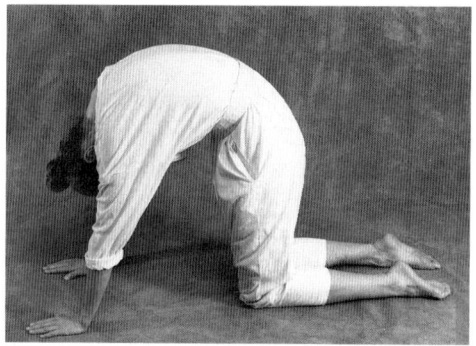

Atme aus

5. Katze und Kuh ✳

Komme auf Hände und Knie. Strecke beim *Einatmen* deinen Kopf hoch, und biege deine Wirbelsäule nach unten. Beim *Ausatmen* bringe das Kinn auf die Brust, und mache einen Katzenbuckel.

Durch die enge Beziehung von Wirbelsäule und Nervensystem wirken praktisch alle Wirbelsäulenübungen auch auf die Nerven. Diese spezifische Wirbelsäulenübung massiert die Nerven an dem Punkt, wo sie die Wirbelsäule verlassen.

Atme ein

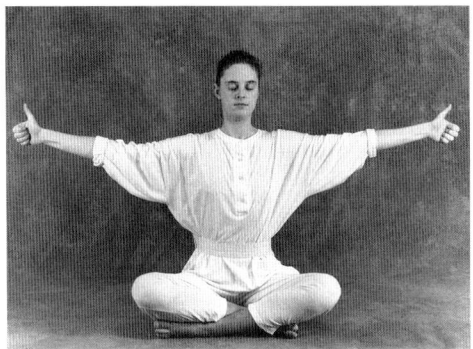

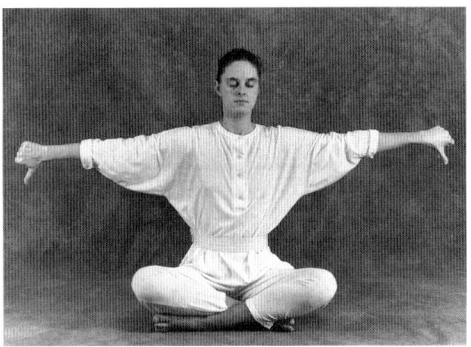

Atme aus

6. Einfache Haltung ✳

Halte die Arme auf Schulterhöhe seitlich ausgestreckt. Mache Fäuste, strecke dabei die Daumen nach außen.
Einatmen: Strecke die Daumen hoch.
Ausatmen: Strecke die Daumen nach unten.

Anspannung des Testmuskels des Nervensystems: Obergrätenmuskel.

Kurze Entspannung in der einfachen Haltung (sitze ruhig, konzentriere dich auf deinen entspannten Atem und das Mantra) bis zu 2 Minuten.

Atme ein

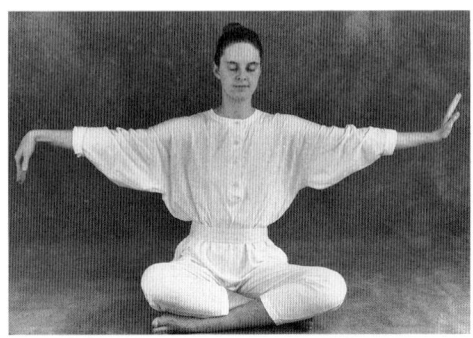

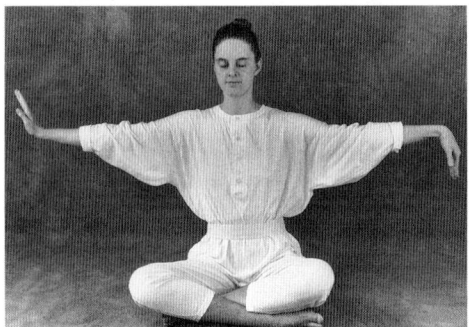

Atme aus

7. Einfache Haltung ✳

Halte die Arme auf Schulterhöhe seitlich ausgestreckt, Handflächen nach unten.
Einatmen: Linke Hand hoch, rechte Hand runter.
Ausatmen: Rechte Hand hoch, linke Hand runter.

Aus jeder Hand entspringen drei Meridiane in Richtung Kopf / Gehirn. Diese Übung gleicht die Gehirnhälften aus. Außerdem wird der Testmuskel trainiert.

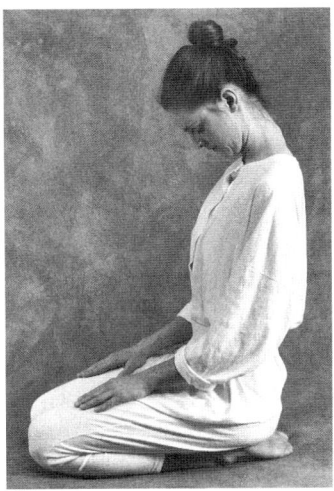

Feueratem

8. Fersensitz (Vajrasana)

Die Hände liegen auf den Oberschenkeln, die Wirbelsäule ist
gerade.
Beuge den Kopf nach vorn und
drücke dein Kinn auf die Brust.
Feueratem.

Stellt man sich die Wirbelsäule
als ein Rohr vor, durch das Energie fließt, dann sieht man, daß
sich bei dieser Übung im Kopfbereich besonders viel Energie
ansammelt. Traditionelle Übung
für das Gedächtnis.

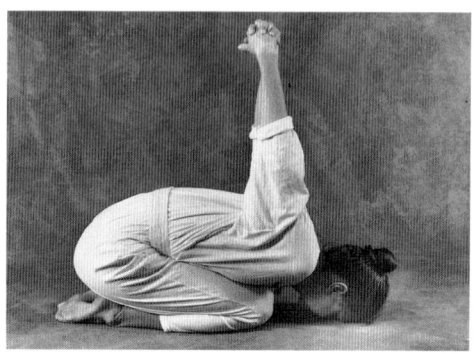

Langer, tiefer Atem

9. Yoga Mudra (Siegel des Yoga)

Im Fersensitz bringe deine Stirn
auf den Boden, die Hände hinter
deinem Rücken im Venusschloß
verschränkt.
Drücke deine Arme so hoch wie
möglich.
Atme lang und tief.

Durch die Neigung des Kopfes
wird das Gehirn stärker durch-
blutet. Die hochgedrückten
Arme verstärken diesen lokalen
Blutdruck noch. Dehnung des
Testmuskels.

Entspanne dich auf dem Rücken
in Savasana
(s. S. 36),
10 – 15 Minuten

Mache die fünf Schritte, um aus der Entspannung zu kommen
(s. S. 83)

Die Panj-Shabd-Meditation

Eine Meditation auszuwählen, die auf eine Entspannung der Nerven abzielt, ist leicht, denn alle Meditationen haben eine positive Wirkung auf Nerven und Gehirn. Es gibt allerdings eine Meditation, die besonders dafür bekannt ist, daß sie verspannte Gedanken lösen kann und den Geist befreit und öffnet. Bei dieser Meditation ist es zudem relativ leicht, sich zu konzentrieren, da man die Finger synchron zur Gedankenkonzentration bewegt. Neben der ›Ek Ong Kar‹-Meditation aus dem vorigen Kapitel ist dies die zweite große fundamentale Meditation im Kundalini-Yoga.

Einfache Haltung

Wenn du noch Schwierigkeiten beim Sitzen hast, kannst du dir bei einer längeren Meditation ein Kissen unter dein Gesäß legen. Die Beine werden normal verkreuzt.

Mantra

Sa   Ta   Na   Ma

Das Mantra SaTaNaMa wird das *Panj Shabd* genannt: Es sind die fünf *(Panj)* Urklänge *(Shabd)* ›S‹, ›T‹, ›N‹, ›M‹ und ›A‹.

- Sa steht für Geburt,
- Ta für Leben,
- Na für Tod und
- Ma für Wiedergeburt.

Taaaa
klingt einen Ton tiefer als Ssaaaa.

Naaaa
klingt einen Ton tiefer als Taaaa.

Maaaa
klingt etwa auf derselben Tonhöhe wie Naaa.

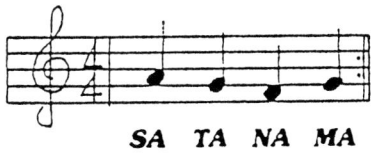

SA   TA   NA   MA

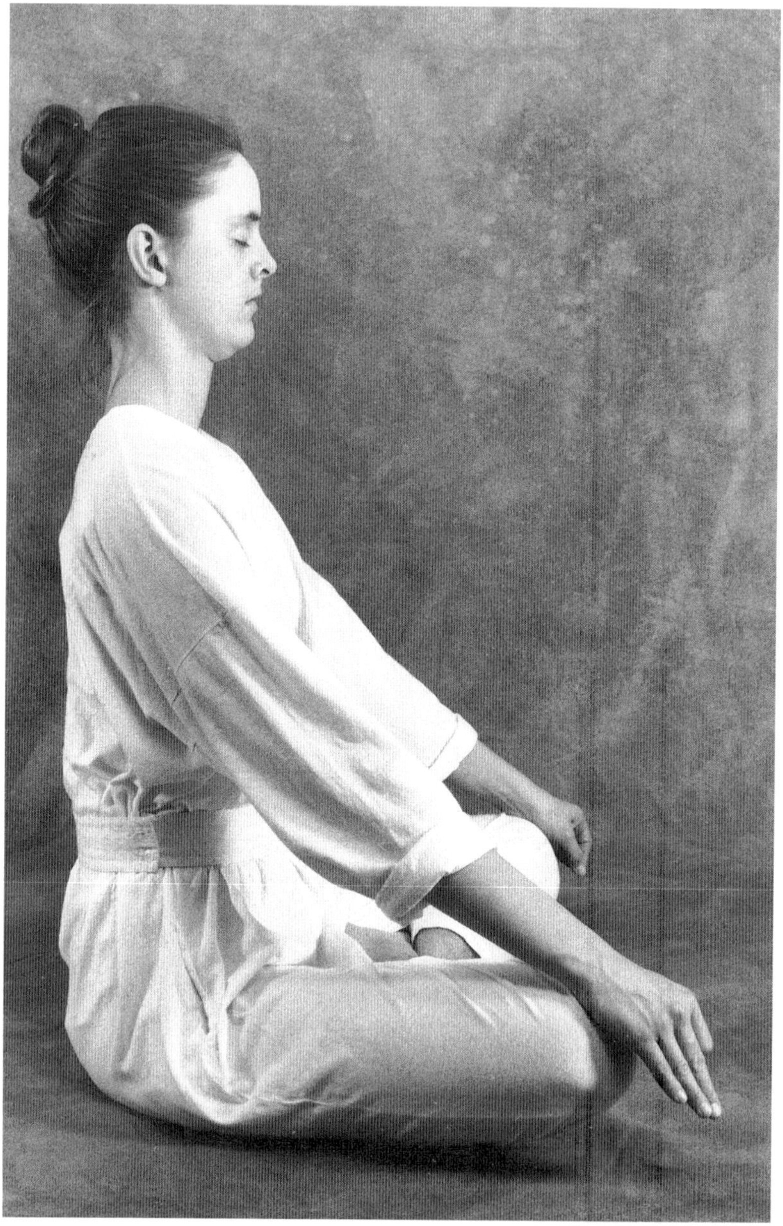

Dieses Mantra wiederholt man in fünf Stufen:

- mit normaler Stimme,
- mit flüsternder Stimme,
- ohne zu sprechen, aber mit innerem Mantra,
- wieder flüsternd,
- wieder normal.

Ein Teil kann eine bis fünf Minuten dauern, alle Teile sollten aber gleich lang sein, außer dem mittleren Teil, der doppelt so lang ist:

- eine Minute laut,
- eine Minute flüsternd,
- zwei Minuten lautlos,
- eine Minute flüsternd,
- eine Minute laut.

Oder:
fünf Minuten – fünf Minuten – zehn Minuten – fünf Minuten – fünf Minuten.

Energetische Technik

Während man das Mantra wiederholt, bringt man bei jeder Silbe der Reihe nach den Daumen und die anderen Finger jeweils zusammen, auch im lautlosen Teil der Meditation.

Neben einer Unterstützung der Konzentration bewirkt diese Technik auch eine Stimulation der Fingerspitzen, die Reflexzonen für den Scheitelpunkt sind. Außerdem hat, wie wir aus der Handlesekunde und aus der Kirlian-Photographie wissen, jeder Finger seine eigene Energie. Der Zeigefinger ist als *Jupiter*finger verbunden mit Weisheit. Der Mittelfinger als *Saturn*finger steht für Disziplin. Der Ringfinger steht als *Sonnen*finger für Lebenskraft und der kleine *Merkur*finger für Kommunikation.

Der Daumen steht für das Ich, das Ego. Außerdem enden viele Meridiane oder Nadis in den Fingerspitzen, von denen einige zum Kopf laufen. Dieses Wissen wird im Kundalini-Yoga oft eingesetzt, um Energie zu lenken.

Bei Saaaa drückt man Daumen
und Zeigefinger zusammen,

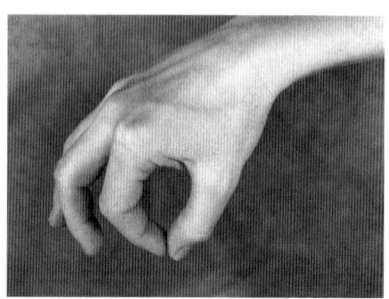

bei Taaaaa Mittelfinger und
Daumen,

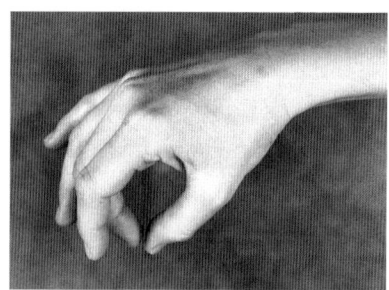

bei Naaaaa Ringfinger und
Daumen,

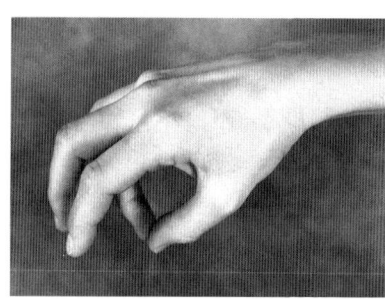

bei Maaaaa kleinen Finger und
Daumen.

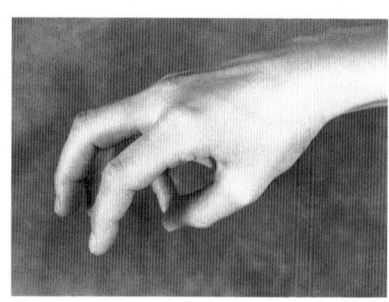

Drücke mit ziemlich viel Druck.

Visualisation

Stelle dir bei jeder Silbe einen Energiefluß in der ›Goldenen Kordel‹ vor. Die Goldene Kordel ist die feinstoffliche Verbindung zwischen dem Scheitelpunkt-Zentrum (Zirbeldrüse) und dem Dritten Auge (Hirnanhangdrüse).

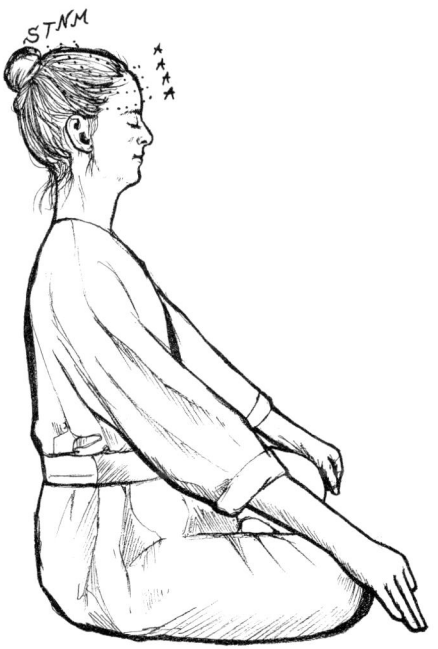

8 Kommuniziere mit deiner Seele – die Lungen

An den Innenseiten der Arme, von der Brust zum Daumen, läuft der Lungen-Meridian. Das damit verbundene innere Organ, die Lunge, sieht aus wie ein aus Luftraum bestehender, sich rhythmisch bewegender innerer Baum, der umgekehrt in den Brustkorb hineinwächst. Mit seinen aus Millionen von Lungenbläschen bestehenden Blättern tauscht er Sauerstoff gegen Kohlendioxyd aus, das die Bäume draußen dann wieder in Sauerstoff umwandeln.

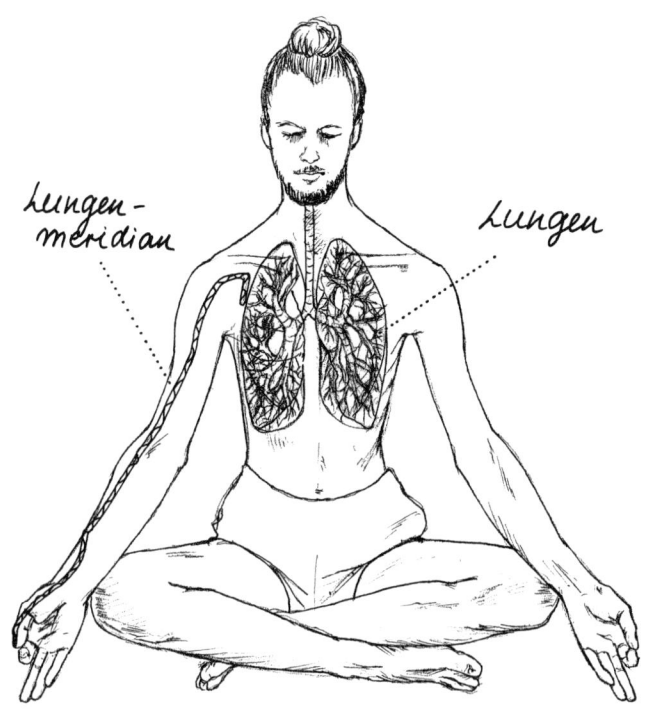

Dieser Prozeß heißt *Atmen.*

Atma im Sanskrit bedeutet Seele — und daß wir gerade dieses Wort für unseren Begriff Atmen übernommen haben, deutet schon auf die tiefe psychologische Bedeutung dieses Prozesses hin.

Im Yoga gibt es die Vorstellung, daß jedem Menschen eine bestimmte Anzahl von Atemzügen zur Verfügung stehen. Je schneller man atmet, um so schneller ist das Leben vorbei. Tatsächlich gibt es Beispiele aus der Natur, die diese Theorie untermauern. Krokodile, Elefanten oder Schildkröten — also Tiere, die sehr alt werden — atmen sehr langsam. Hunde und Katzen oder andere, relativ kurz lebende Tiere atmen dagegen sehr schnell.

Deshalb ist eines der Ziele des Yoga, möglichst langsam zu atmen. Statt der üblichen 16 bis 18 Atemzüge pro Minute streben die Yogis nur fünf bis sechs an. Dies allerdings nicht so sehr, um länger zu leben, sondern vor allem, weil der Atemrhythmus viel zu tun hat mit der Lebensqualität.

Die Lungen stehen nämlich, ähnlich wie das Nervensystem, astrologisch gesehen unter dem Einfluß des Planeten *Merkur,* Symbol für Austausch und Kommunikation. Tatsächlich haben wir über das Atmen die direkteste Verbindung zu unserer Umwelt: Wir tauschen uns über die Luft, die wir atmen, ständig mit der Welt um uns herum aus. Ob unser Grundgefühl von der Welt verspannt und nervös ist oder entspannt und genießend — das bestimmt den Atem.

Das kann man leicht bei sich selbst überprüfen: In einer hektischen oder unangenehmen Situation, in der man nicht viel Kontakt zu sich selbst, zu seiner eigenen Mitte hat, atmet man normalerweise unregelmäßig, flach und auch ziemlich schnell. Ist man dagegen entspannt und im Frieden mit sich selbst und der Welt, dann atmet man ruhig und tief.

Die Entdeckung der Yogis war, daß nicht nur ein friedvoller Zustand einen ruhigen Atem ergibt, sondern daß auch umgekehrt ein ruhiger, langer und tiefer Atem eine genießende und zentrierte Beziehung zur Welt schafft.

Man sagt im Kundalini-Yoga, daß durch einen langsamen Atem die höheren Drüsen, Zirbeldrüse und Hirnanhangdrüse, und dadurch auch die höheren *Chakren*, welche mit Weisheit und Intuition zu tun haben, besser funktionieren.

Die Verlangsamung des Atems erreicht man natürlich nicht nur durch eine einfache Willensentscheidung. Dazu muß man sich erst einmal seines Atems bewußt werden. Dies geschieht durch die zahllosen Atem- und Meditationsübungen des Yoga. Neben dem Atemrhythmus ist aber auch die Qualität der Luft wichtig, die man ein- und ausatmet. Luft enthält *Prana*, Lebensenergie. Das Bewegen durch Wind und Wasser lädt die Luft auf, ionisiert sie. Man atmet deshalb nicht nur Sauerstoff ein, sondern tauscht mit jedem Atemzug auch ein elektrisch geladenes Potential mit der Umwelt aus.

Traditionell wurde deshalb Yoga am liebsten in der Nähe eines Baches, eines Wasserfalles oder in den Bergen gemacht. In der staubigen Stadt ist die Luft relativ arm an *Prana*. Das ist noch ein Grund mehr, möglichst früh am Morgen zu üben, wenn die Stadt relativ still ist und die Luft frischer.

Wenig bekannt ist, daß man mit dem Ausatmen auch Abfallstoffe aus seinem Körper ausscheidet. Der Atemhauch, den man im Winter beim Ausatmen sehen kann, besteht zum Teil aus Wasserdampf, mit vielen darin aufgelösten, vom Körper ausgeschiedenen Stoffen. Deshalb ist auch beim langen tiefen Atmen ein vollständiges Ausatmen so wichtig. Feueratem intensiviert diesen Reinigungsprozeß besonders.

Um bewußter atmen zu können und die verschiedenen Atemtypen des Kundalini-Yoga besser zu verstehen, ist es gut, sich die physiologischen Prozesse beim Atmen einmal zu verdeutlichen:
Die *Atembewegung* läßt sich in *drei Teile* gliedern.

Die *erste Phase*, mit der man jedes Einatmen beginnt und jedes Ausatmen beenden sollte, besteht aus einem Zusammenspiel des Zwerchfells und der Bauchmuskeln. Bei der *Einatmung* entspannt sich die Bauchmuskulatur, und der Bauch wölbt sich dabei nach vorne.

Die Organe im Bauchraum (Leber, Magen, Darm) können so dem Zwerchfell Raum geben, das sich flach streckt und dadurch Luft ansaugt.

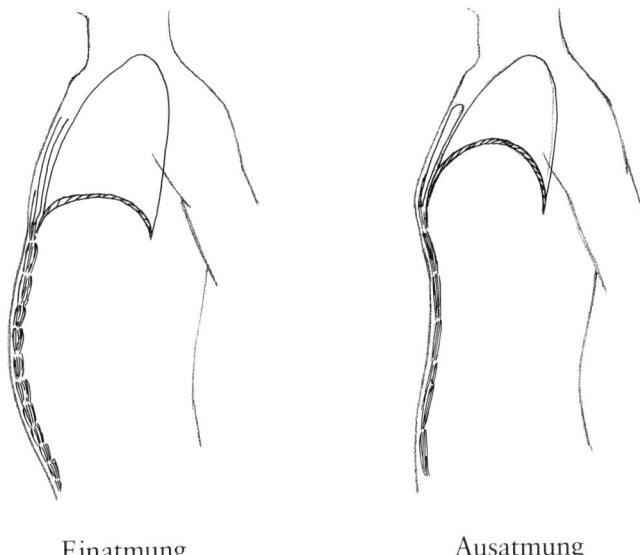

Einatmung   Ausatmung

Bei der *Ausatmung* entspannt sich dann das Zwerchfell, die Bauchmuskulatur zieht sich wieder zusammen, und der Druck der
Bauchorgane auf das Zwerchfell drückt die Luft nach außen. Mit dieser Bewegung des Zwerchfells wird übrigens auch Blut zum Herzen
gepumpt.

Beim *Feueratem* ist dies die einzige Atembewegung. Man kann sich
vorstellen, welch intensive innere Massage die Bauchorgane bei diesem Atemtyp erhalten, der einen Rhythmus von etwa zwei Atemzügen pro Sekunde hat. Feueratem bringt auch große Mengen Lebensenergie *(Prana)* in den Körper.

Es hat Situationen gegeben, in denen Menschen sich in einer Not-
lage lange Zeit nur durch Feueratem am Leben erhalten haben. Bei
Problemen wie Hyperventilation und Asthma ist es besonders wichtig, diese Bauchatmung gut zu entwickeln.

Übrigens, falls man Angst hat, die seinem Leben zugemessenen
Atemzüge mit Feueratem zu schnell zu verbrauchen – eine Phase
Feueratem zählt wie ein langer, tiefer Atemzug.

Für den *langen, tiefen Atem* kommen zu dieser Bauchatmung noch zwei weitere Atembewegungen. Die *nächste Phase* nach der Bauch- oder Zwerchfellatmung ist die Rippenatmung. Beim *Einatmen* werden die Rippen wie der Henkel eines auf seiner Seite liegenden Eimers durch die Zwischenrippenmuskeln hoch und zur Seite gezogen. Die dadurch entstehende Volumenvergrößerung saugt Luft in die Lungen.

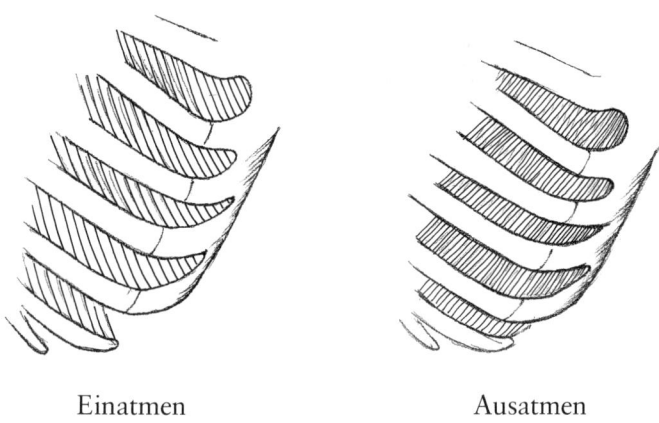

Einatmen   Ausatmen

Beim *Ausatmen* ziehen andere Zwischenrippenmuskeln an der Innenseite des Brustkorbs die Rippen in der umgekehrten Richtung nach unten und dadurch nach innen. Das Brustkorbvolumen wird kleiner, und die Luft wird hinausgedrückt.

Die *dritte und letzte Phase* der langen, tiefen Atmung übernehmen die Hilfsatemmuskeln: Beim *Einatmen* ziehen einige Muskeln vom Kopf, Nacken, Oberarm und Schulterblatt aus das Brustbein und die oberen Rippen hoch. Beim *Ausatmen* entspannen sich diese Muskeln.

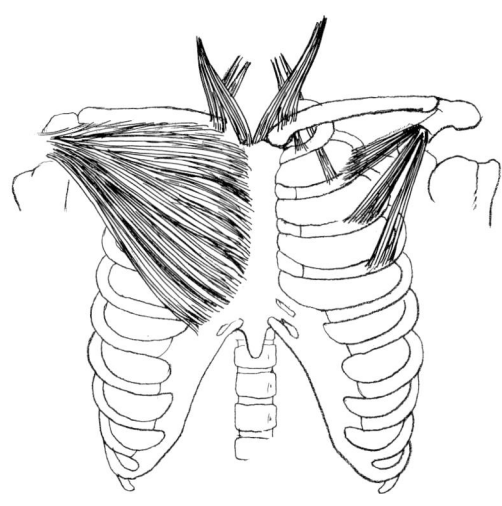

Oft legen Menschen, die schlecht oder unvollständig atmen, zuviel Nachdruck auf diese oberen Atemmuskeln, die eigentlich nur mit Hilfsatem versorgen sollten. Steht diese letzte Atemphase beim normalen Atmen zu sehr im Vordergrund, dann wird man sehr nervös, sehr *yin*. Bei manchen Therapietechniken, so beim *Rebirthing,* wird diese Atemform allerdings bewußt eingesetzt.

Übungsreihen, die man für die Lungen machen kann

Übungen, die den Atem bewußt machen

Mit den Händen den Atem fühlen.
Durch die Körperhaltung die Aufmerksamkeit auf die Lungen richten.

Atemübungen

Nach hinten biegende Übungen

Sie strecken die Zwischenrippenmuskeln, verbessern die Atemhaltung und vergrößern das Lungenvolumen.

Atemintensive Übungen

Übungen, die so dynamisch sind, daß von selbst ein intensiver Atem entsteht, zum Beispiel Auf-der-Stelle-Laufen.

Übungen für die Testmuskeln

- Der Deltamuskel *(M. deltoideus)* überdeckt das Schultergelenk, bewegt den Arm vom Körper weg und hebt ihn nach oben.
- Zwerchfell *(Diaphragma)*: Man kann annehmen, daß auch andere, nicht als Testmuskel brauchbare, aber beim Atemvorgang aktivierte Muskeln, wie zum Beispiel die Zwischenrippenmuskeln, eine direkte Verbindung mit dem Energiefluß im Lungenmeridian haben.
- Der Rabenschnabel-Oberarmmuskel *(M. coraco brachialis)* bewegt den Arm zum Körper hin und hebt ihn nach vorn.

Übungen für die Lungen

(Pro Übung 1 – 3 Minuten.
Bei Übungen mit ✳ die Dynamik langsam steigern. Die Gedankenkonzentration auf *Sat* und *Nam* nicht vergessen!)

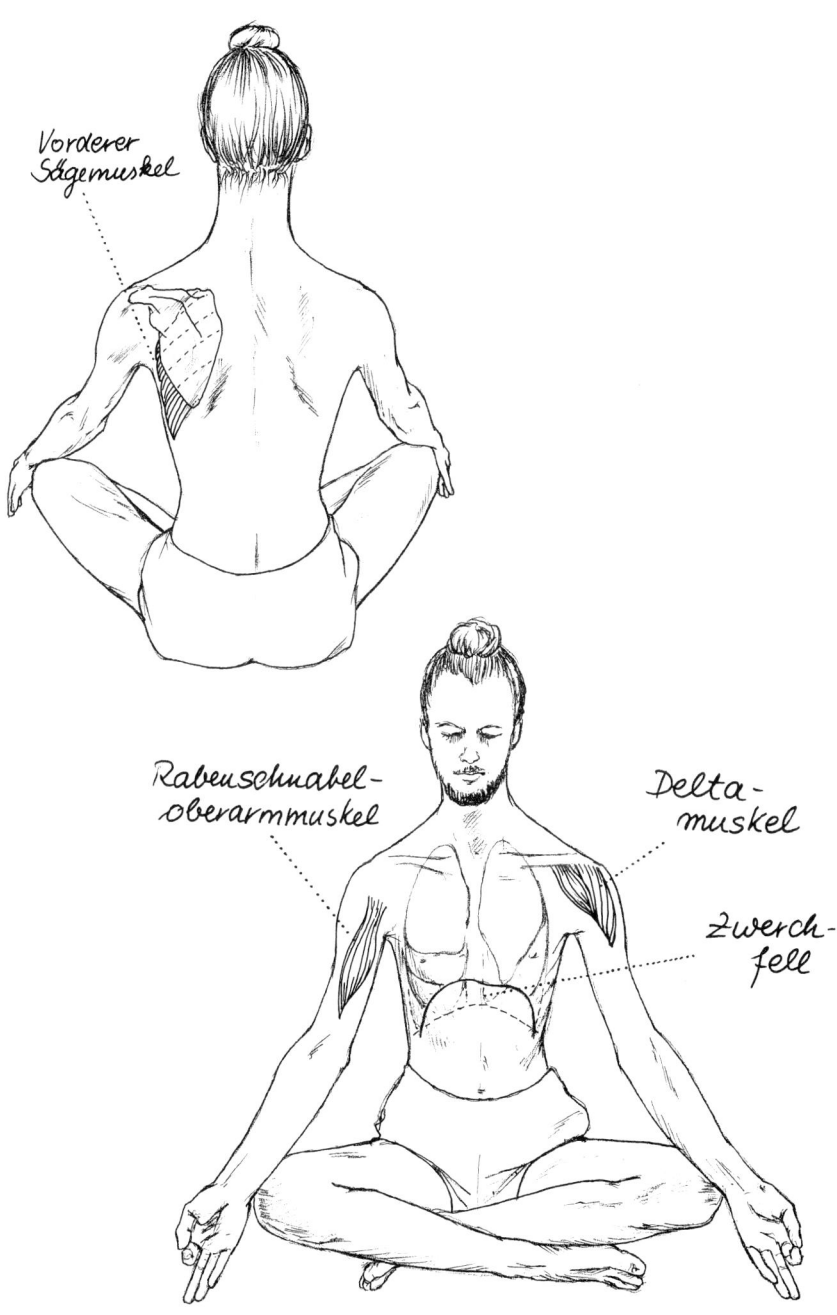

Vorderer
Sägemuskel

Rabenschnabel-
oberarmmuskel

Delta-
muskel

Zwerch-
fell

Links

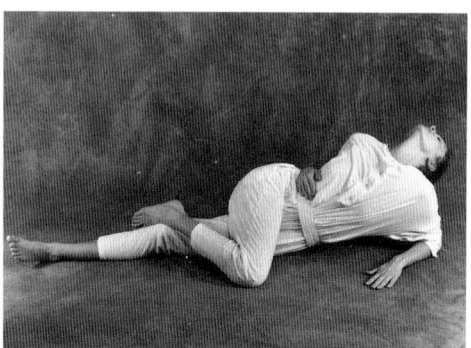

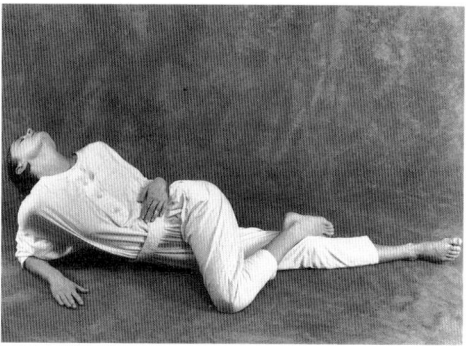

Rechts

1. Lege dich auf deine linke Seite,

stütze dich auf deinen linken Ellenbogen. Zieh dein rechtes Knie
hoch, und lege es über dein linkes
Bein auf den Boden. Lege deine
rechte Hand auf den seitlichen
Rippenbogen, und drehe deinen
Kopf rechts herum nach hinten.

Diese Übung übt isoliert Druck
auf jeweils eine Seite der Lunge
aus. Versuche dir bewußt zu
werden, wie deine Lungen arbeiten. Streckung des vorderen
Sägemuskels.
Feueratem
Mache dann das gleiche einige
Minuten auf der anderen Seite.

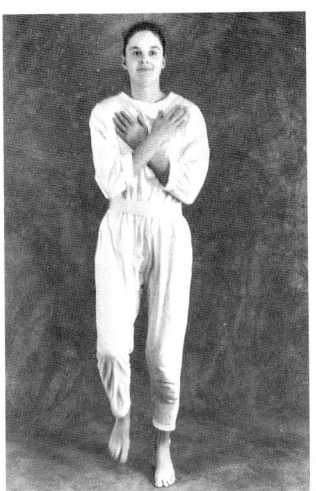 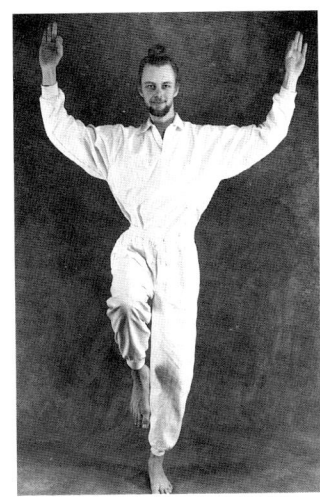

2. Im Stand ✳

Beginne auf der Stelle zu laufen. Hebe jedesmal die Füße gut hoch. Die Frauen halten dabei die Arme vor der Brust gekreuzt, die Männer haben sie im 90-Grad-Winkel, die Oberarme horizontal auf Schulterhöhe, die Unterarme vertikal, die Hände in *Gyan Mudra* (Daumen und Zeigefinger berühren sich).

Der Effekt dieser Übung ist offensichtlich. Nach einer Weile wird der Atem tief und intensiv. Der reinigende Effekt wird erhöht, wenn man anfängt zu schwitzen.

Die besondere Arm-Position bei den Frauen ist zum Schutz der Brüste gedacht.

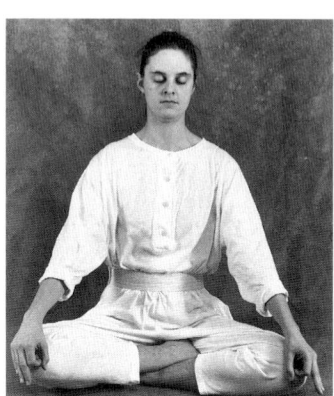

3. In der Einfachen Haltung

Atme ein in drei Teilen, atme aus in einem Teil. Alle Teile sind gleich lang.
Rhythmus: ein, ein, ein, aus; ein, ein, ein, aus; usw.

Diese Atemform ist ein traditioneller Anti-Depressions-Atem. Weil die Betonung so stark auf dem Einatmen liegt, kommt viel *Prana* in den Körper, um den Mangel an Lebenskraft während einer Depression zu beheben.

Kurze Entspannung
in der Rückenlage,
bis zu 2 Minuten.

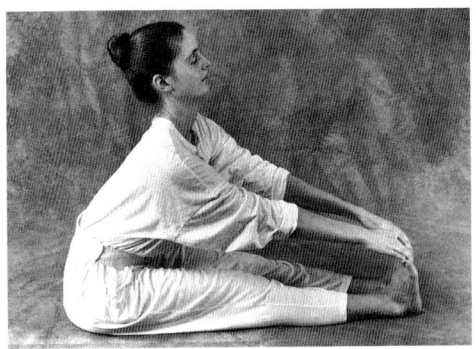

4. Zangenhaltung

Sitze mit ausgestreckten Beinen. Die Füße liegen nebeneinander. Umfasse deine Zehen oder deine Knöchel, drücke dabei die Knie durch. Halte den Kopf hoch und drücke die Brust nach vorn. *Atme lange und tief ein, atme aus, halte den Atem aus* und pumpe deinen Magen (Zwerchfell) ein und aus. Dann atme wieder ein und aus und wiederhole das Pumpen. Usw.

Bei dieser Zwerchfellübung läßt sich das Zwerchfell einfacher bewegen. Da man etwas nach vorne geneigt sitzt, bewegt sich die Bauchdecke mit Hilfe der Schwerkraft leichter nach außen.

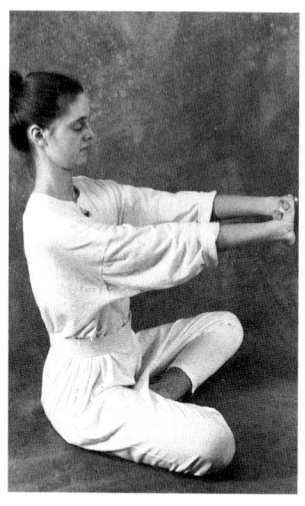 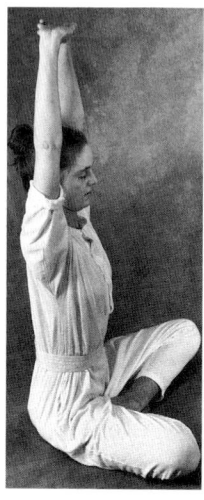 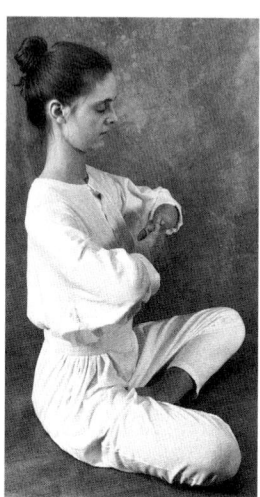

Atme ein   Atme aus   Atem anhalten

5. Einfache Haltung

Nimm die Hände ins umge-
kehrte Venusschloß (die Finger
gefaltet und die Handflächen
nach außen gedrückt), *atme ein*
und drücke die Hände nach vorn.
Atme aus und bringe sie wieder
vor deine Brust. Usw.
Bleibe in derselben Haltung
für 1 – 3 Minuten mit demselben
Handgriff.
Atme ein: Hände nach vorn.
Halte den Atem: Bringe die
Arme über deinen Kopf.
Halte weiter: Bringe die Arme
parallel zum Boden.
Atme aus: Bringe die Hände wieder vor deine Brust.

Diese Übung wirkt stark auf die
drei Testmuskeln:
Delta-Muskel
Rabenschnabel-Oberarmmuskel
Vorderer Sägemuskel

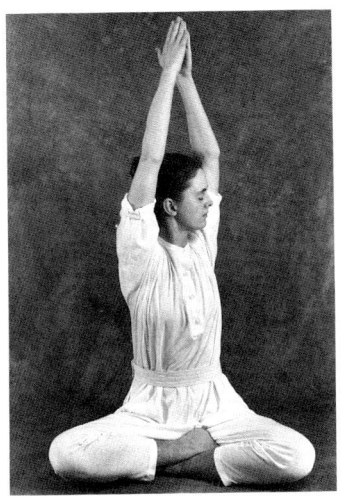 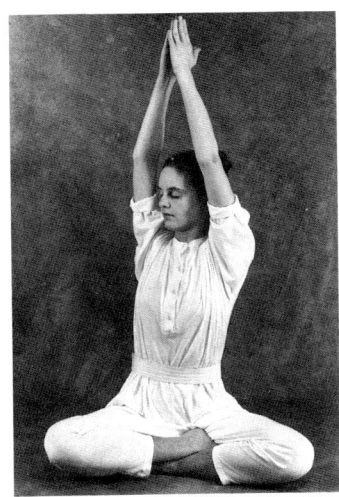

Einatmen   Ausatmen

6. Einfache Haltung ✳

Strecke die Hände über den
Kopf, die Ellenbogen durchgedrückt und die Handflächen
zusammen.
In dieser Haltung drehe den
Oberkörper beim *Einatmen* soweit wie möglich nach links und
beim *Ausatmen* soweit wie
möglich nach rechts.

Diese Übung benutzt den Delta-
Muskel und den Rabenschnabel-
Oberarmmuskel. Sie streckt
aber auch die Zwischenrippen-
muskulatur und den vorderen
Sägemuskel.

Kurze Entspannung
in der Rückenlage,
bis zu 2 Minuten.

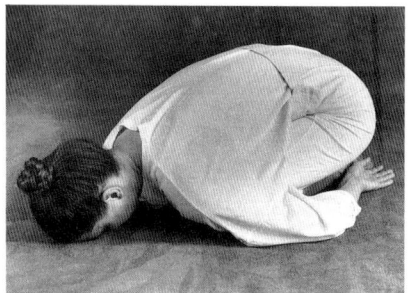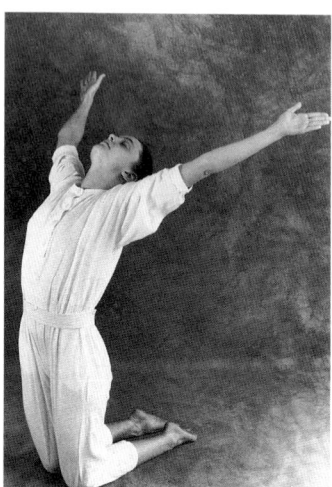

Ausatmen   Einatmen

7. Die Blume

Atme aus: Sitze auf den Fersen, die Stirn auf dem Boden und die Arme seitlich neben dem Körper nach hinten (Baby-Position). *Atme ein,* komme auf die Knie, biege die Wirbelsäule und den Kopf nach hinten und strecke die Arme mit durchgedrückten Ellenbogen hoch auf 60 Grad. Usw.

Hier wechselt die Übung zwischen dem minimalen und dem maximalen Atemvolumen. Alle Testmuskeln werden dabei benutzt. Durch das Nach-hinten-Strecken dehnt man die Zwischenrippenmuskeln.

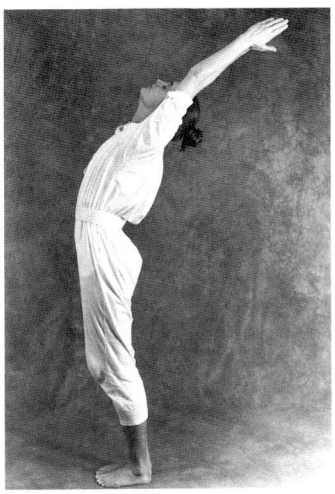

8. Im Stand

Die Füße beieinander, strecke die Arme zusammen über den Kopf. Lehne dich so weit du kannst nach hinten.
Feueratem.

Diese traditionell bei Asthma angewandte Übung wirkt auf alle Testmuskeln und auf die Zwischenrippenmuskulatur.

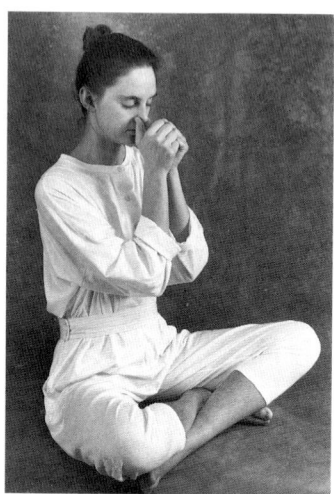

9. Pran Bhanda

In der Einfachen Haltung mache aus den Händen Fäuste, die Daumen hochgestreckt.
Bringe die Fäuste vor dem Kinn zusammen, die mittleren Fingerknöchel beider Fäuste berühren sich. Drücke nun mit den Daumen die Nasenflügel soweit zu, daß nur noch eine kleine Öffnung zum Atmen übrigbleibt. Dann *atme unter Druck lange und tief ein und aus.*

Das ›gebundene Prana‹. Durch den Widerstand werden alle Atemmuskeln geübt und durch den verstärkten Druck wird zusätzlich Prana und Gas ausgetauscht.

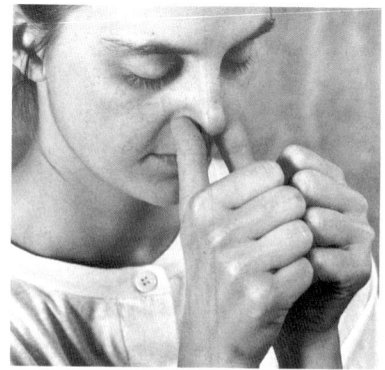

Entspanne dich lang und tief in der Rückenlage (Savasana),
10 − 15 Minuten

Mache die fünf Aufwachschritte

Meditation für tiefe Einsicht

Diese Meditation lädt einen stark mit *Prana* auf. Der intensive Atem stimuliert die Lungen. Die Haltung hilft, die Energie über beide Gehirnhälften zu verteilen. Durch die Zunahme der Lebenskraft in diesem Bereich ist es möglich, eine tiefe Einsicht in das Leben mit seinen Problemen und Herausforderungen zu erhalten.

Haltung

Einfache Haltung.

Handhaltung

Eine Hand ruht in der anderen. Die Daumen sind verkreuzt. Die Hände sind etwa zehn Zentimeter vor der Brustmitte.

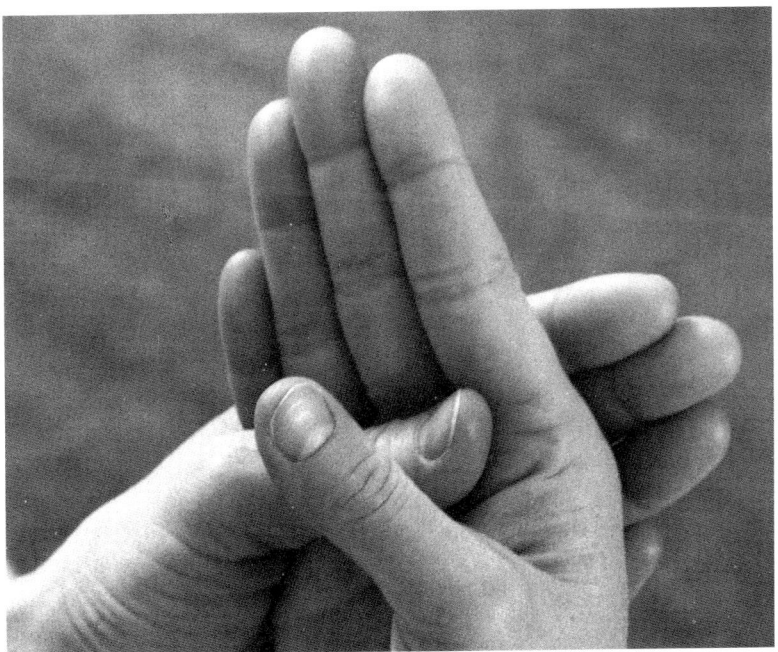

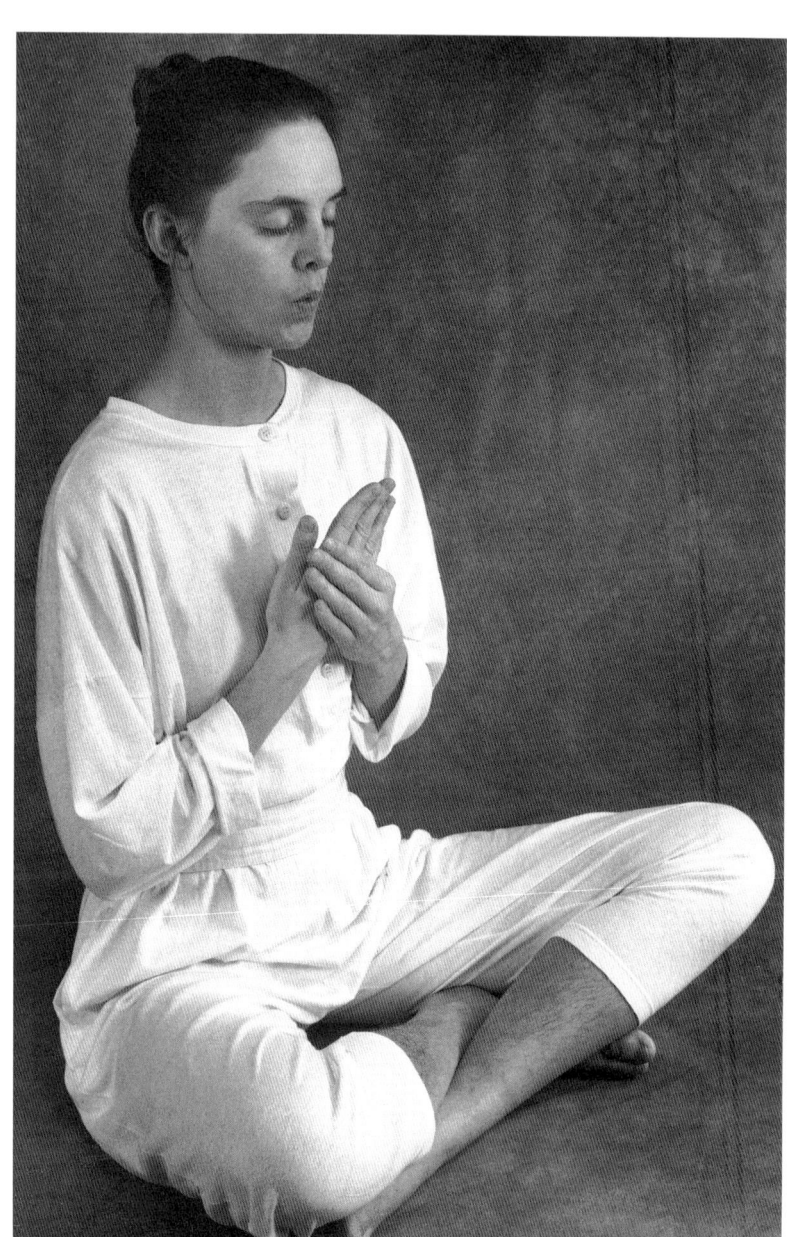

Augenkonzentration

Konzentriere dich erst auf dein ›drittes Auge‹ (den Punkt zwischen den Augenbrauen), später durch halb geöffnete Augen auf die Nasenspitze.

Atem

Atme ein durch die *Nase*
Atme aus durch die *Nase*

Atme ein durch den *Mund*
(spitze die Lippen, so als ob du pfeifen wolltest)
Atme aus durch den gespitzten *Mund*

Atme ein durch die *Nase*
Atme aus durch den gespitzten *Mund*

Atme ein durch den gespitzten *Mund*
Atme aus durch die *Nase*

Usw.

Mache alle Atmungsformen kräftig und vollständig. Beginne mit 3 Minuten Übungsdauer und steigere die nächsten Male langsam auf 11 bzw. 31 Minuten.

9   Das Herz und das Ich

Von der Brust bis zum kleinen Finger verläuft an der Arminnenseite beider Arme der *Herzmeridian*. Dieser Meridian versorgt den Herzmuskel und den Blutkreislauf mit feinstofflicher Energie. Zwei verschiedene Kreisläufe werden durch das Herz betrieben. Der eine über die rechte Herzkammer zu den Lungen, um Sauerstoff und Kohlendioxyd auszutauschen. Der andere über die linke Herzkammer, um den ganzen Körper zu erwärmen, zu reinigen und zu ernähren.

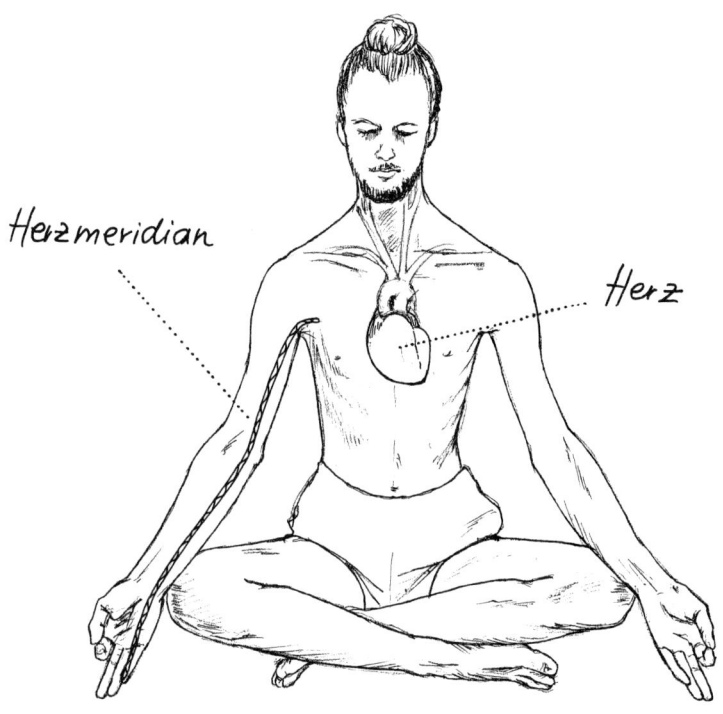

Herzmeridian

Herz

Damit befinden sich Herz und Kreislauf im Körper in einer sehr zentralen Stellung. Von daher ist es auch zu verstehen, daß das Herz im astrologischen Sinne unter den Einfluß der Sonne fällt, der erwärmende und nährende Mittelpunkt unseres Sonnensystems. Ähnlich wie die Wirbelsäule, welche ebenfalls symbolisch mit der Sonne verbunden ist, hat das Herz mit Unabhängigkeit, Eigenverantwortlichkeit, Bei-sich-selbst-Sein und mit dem Ego zu tun. Diese Eigenschaften sind Voraussetzungen für die Fähigkeit, andere zu erwärmen und zu ernähren. Werden diese Kraft, dieser Selbstrespekt, dieser Lebenswille und diese Liebesfähigkeit zerstört, dann entsteht ein ›gebrochenes Herz‹ – eine durchaus realistische Diagnose für den Hintergrund vieler Herzprobleme.

Das geschieht sicher nicht nur in der Liebe zu einem anderen Menschen. Es gibt zahllose andere Arten, wie man seine innere Unabhängigkeit verlieren und sein Herz brechen kann. Es ist deshalb nicht überraschend, daß Herzkrankheiten die Ursache der weitaus meisten Todesfälle bilden.

Aber nicht nur durch psychologische Probleme ist das Herz gefährdet. Wichtige Ursache sind auch die häufig verstopften Herzkranzgefäße. Meist ist ihre Verstopfung auf falsche Ernährung zurückzuführen. In Ländern beispielsweise, in denen es in den Augen der Wohlstandsgesellschaft eine viel ›ärmlichere‹ Ernährung als bei uns gibt, existieren diese Probleme weitaus seltener. Eine cholesterin- und fettarme Ernährung würde sie auch bei uns im Westen rasch verringern. Ein zu hoher Cholesterinspiegel im Blut, Ursache für viele der modernen Herzprobleme, kann durch eine yogische Ernährungsweise vermieden werden, da (lacto-)vegetarische bzw. pflanzliche Kost kein Cholesterin enthält. Gefäß-Probleme, welche durch zuviel Fett verursacht werden, schließt man allerdings damit noch nicht aus. Die beste, radikale, aber effektive Diät, um Herz- und Gefäß-Problemen vorzubeugen oder sie zu heilen, ist die auch in der 3HO noch zu seltene Pritikin-Diät, bei der man nicht nur keine gesättigten Fette, sondern überhaupt kein zusätzliches Fett zu sich nimmt (vgl. Kapitel 11).

Eine weitere Ursache für Herzprobleme ist mangelnde Bewegung. Genau wie jeder andere Muskel degeneriert ein nicht regelmäßig geforderes Herz. Wenn das Herz nicht jeden Tag wenigstens zehn

Minuten lang intensiv schlagen und pumpen muß, verliert es schon nach wenigen Tagen mehrere Prozent an Leistungskraft. Deshalb sind die schweren Kreislaufübungen, wie zum Beispiel Jogging, so wichtig.

Die schwierigste Aufgabe für das Herz überhaupt ist, das Blut aus den unteren Körperregionen wieder hochzupumpen, zurück zum Herzen. Durch die Schlagadern Blut in die Zehen zu pumpen, ist mit Hilfe der Schwerkraft relativ einfach. Aber in den Zehen gibt es kein zweites Herz, das das Blut wieder zurückbefördern könnte. Die Venen, welche das Blut wieder zurückbringen müssen, haben zwar Klappen, damit das nach oben gepumpte Blut nicht wieder nach unten ›fallen‹ kann. Aber für den Rücktransport in Richtung Herz ist der venöse Kreislauf neben dem Druck vom Herzen auch abhängig von der Bewegung der Bein- und Bauch-Muskulatur und des Zwerchfells. Deshalb fördern die Yoga-Übungen mit ihrem vielseitigen Muskelgebrauch und ihrem Nachdruck auf die Zwerchfellbewegung im allgemeinen stark den Blutkreislauf.

Besonders die Yoga-Übungen im Liegen (und vor allem mit den Beinen höher als der Kopf) helfen durch die Schwerkraft, das Blut zurück zum Herzen zu bringen. Bei Herzproblemen kann man übrigens diesen Effekt auch herbeiführen, wenn man nachts das Fußende des Bettes höher stellt, so daß die Beine etwas höher liegen als der Kopf. Man kann mit ein paar Zentimetern beginnen und es, wenn nötig, weiter bis auf 15 Zentimeter steigern.

Eine gute Körperhaltung ist im übrigen unerläßlich, damit das Herz richtig funktionieren kann. Es gibt da auch eine Beziehung zu dem anderen Sonnen-Organ, der Wirbelsäule. Wenn man sich schlecht oder krumm hält, kann das Herz nicht gut funktionieren – es hat einfach nicht genügend Raum, um das Blut zu pumpen. Das kann man leicht feststellen, wenn man einmal Treppen hochsteigt oder Sport treibt und dabei die Schultern nach vorn zieht und die Brust einfallen läßt. Sehr schnell wird man ein krampfartiges Gefühl in der Brustgegend spüren. Eine Haltungsverbesserung durch Yoga wirkt sich deshalb direkt positiv auf Herz und Kreislauf aus.

Übungsreihen, die man für Herz und Kreislauf machen kann

Kreislaufintensivierende Übungen (siehe Lungen)
Diese kommen nur in dynamischen Yogaformen vor.

Zwerchfellübungen
Je besser die tiefe Bauchatmung funktioniert, desto besser kann das Zwerchfell seine Aufgabe erfüllen, Blut für das Herz anzusaugen.

Umkehrhaltungen
Übungen, bei denen die Beine höher sind als der Kopf.

Übungen mit einem Massage-Effekt für eine größere Oberfläche
Hierdurch wird Blut an die Körperoberfläche geführt und verteilt.

Übungen für den Testmuskel *des Herzmeridians*
Unterschulterblattmuskel (M. *subscapularis*). Dieser Muskel dreht den Arm einwärts, spannt die Schultergelenkkapsel und hilft bei der Bewegung der Arme.

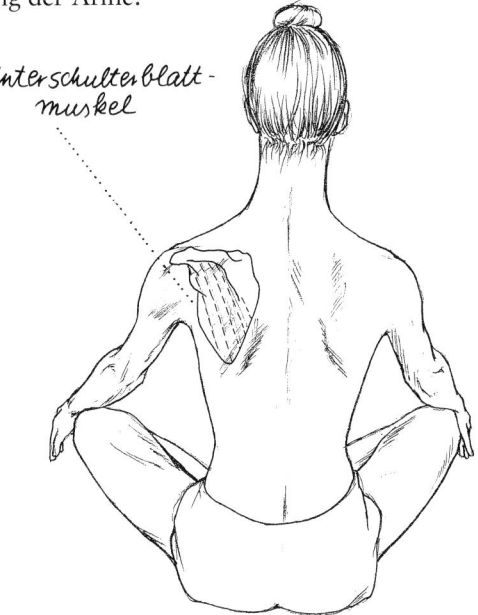

Unterschulterblatt-
muskel

Übungen mit
Bandhas oder Körperschleusen

Im Yoga werden auch einige der *inneren Muskeln* trainiert, was u. a. eine starke Auswirkung auf den Blutdruck hat. Es geht dabei um drei Muskelgruppen:

Mulabandha, die Wurzelschleuse

Beim Mulabandha zieht man die Muskeln um den Anus, die Muskeln um die Geschlechtsorgane und die Bauchmuskulatur unter dem Nabel zusammen.

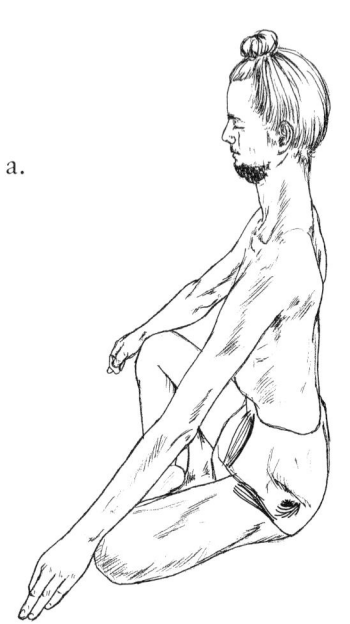

Uddhyana Bandha, die Zwerchfellschleuse

Beim Uddhyana Bandha zieht man das Zwerchfell und die obere Bauchmuskulatur zusammen und nach innen, unter die Rippen.

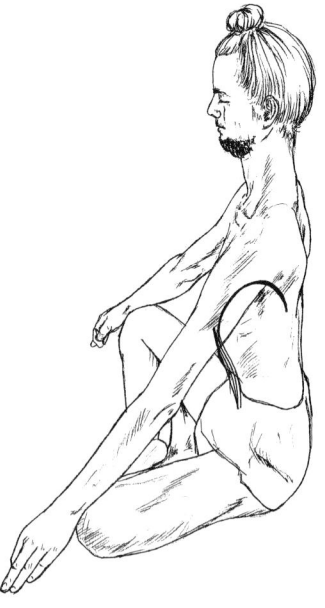

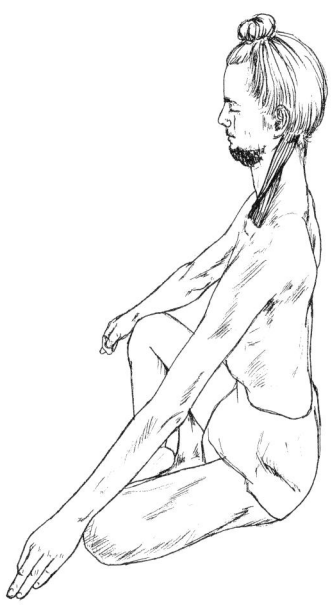

Jalandhara Bandha, die Kehlschleuse

Beim Jalandhara Bandha zieht
man
das Kinn ein und
spannt die vorderen Halsmuskeln an.

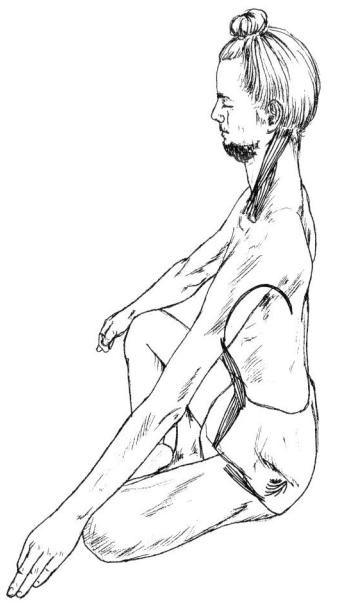

Die stärkste Auswirkung haben
diese drei Schleusen, wenn sie
alle zusammen betätigt werden.
Diese Kombination heißt *Mahabandha,* die große Schleuse.

Man zieht

- die Wurzelschleuse,
- die Zwerchfellschleuse und
- die Kehlschleuse

gleichzeitig an.

Am Anfang ist es gar nicht so leicht, diese inneren Muskeln zu gebrauchen. Viele haben sie wahrscheinlich noch nie bewußt angespannt. Es kann sogar schwierig sein, sie überhaupt zu entdecken. Aber nach einer Weile beharrlichen Übens kann man zum Beispiel Mulabandha genau so anspannen wie die eigene Faust. Durch eine Volumenverringerung der inneren Blutgefäße und durch bestimmte Reflexwirkungen beeinflussen diese Schleusen den Blutdruck. Noch wichtiger ist allerdings ihre starke Wirkung auf das Aufsteigen der Körperenergie zu den höheren *Chakren* bzw. Energiezentren:

Mulabandha,

die Wurzelschleuse, aktiviert die Energie am unteren Ende der Wirbelsäule, dem Sitz von Kundalini und Shakti, und bringt sie hoch in die Bauchhöhle.

Uddhyana Bandha,

die Zwerchfellschleuse, bringt diese Energie vom Bauch weiter in die Brusthöhle.

Jalandhara Bandha,

die Kehlschleuse, transportiert die Energie von der Brusthöhle bis zum Kopfbereich, wo sich das sechste und siebte Chakra befinden, die Zentren von Bewußtheit und Intuition.

Mahabandha,

die große Schleuse, bringt die Energie in einem Schub vom unteren Ende der Wirbelsäule bis zum Scheitelpunkt.

Es ist im allgemeinen gut, nach jeder Kundalini-Yoga-Übung die Schleusen wie folgt zu gebrauchen:

Atme einmal tief ein.

Halte den Atem ungefähr 30 Sekunden fest und zieh so kräftig wie möglich Mulabandha, die Wurzelschleuse.

Atme dann vollständig aus.

Halte den Atem ungefähr 30 Sekunden aus und ziehe Mahabandha (Wurzelschleuse, Zwerchfellschleuse und Kehlschleuse). Konzentriere dich auf den Scheitelpunkt und visualisiere einen Strom von Energie oder Licht, der in dir nach oben fließt.

Die Wirkung der Mahabandha wird noch verstärkt, wenn man die Zunge nach hinten auf den weichen Gaumen bringt und die Augen hochrollt.

Wenn die Yogaposition, in der man sich gerade befindet, kein Mahabandha zuläßt, zum Beispiel weil der Nacken nach hinten gebogen ist und deshalb keine Kehlschleuse angewendet werden kann, spanne man statt dessen noch einmal Mulabandha an.

Übungen für Herz und Kreislauf

(Pro Übung 1 – 3 Minuten. Bei Übungen mit ✳ die Dynamik langsam steigern. Die Gedankenkonzentration nicht vergessen: *Sat* beim Einatmen und *Nam* beim Ausatmen.)

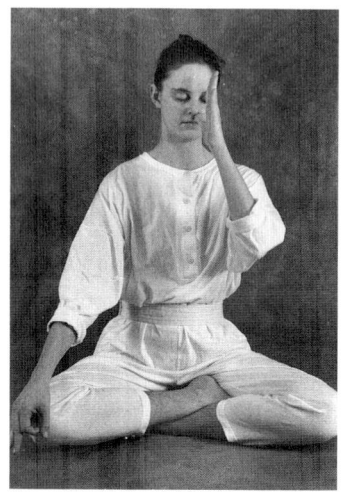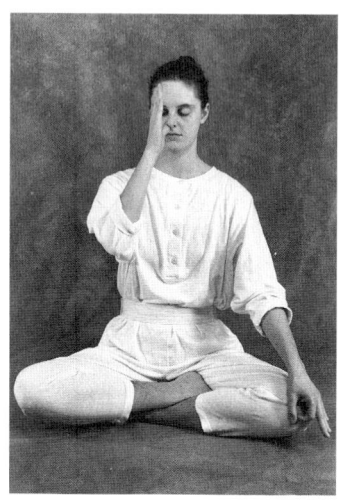

Links   Rechts

1. Einfache Haltung

Verschließe mit deinem linken
Daumen dein linkes Nasenloch,
indem du von unten dagegen
drückst. Die rechte Hand liegt in
Gyan Mudra auf dem Knie.
Atme lang und tief und drücke
dabei ohne Unterbrechung
deinen Magen ein und aus.

Nach 1 – 3 Minuten verschließe
das andere Nasenloch.
Usw.

Diese Übung wirkt senkend und
steigernd auf den Blutdruck.
Senkend, wenn das rechte
Nasenloch verschlossen wird,
und hebend, wenn das linke
verschlossen wird.

Die Blutdruckwirkung der
Zwerchfellbewegung wird kom-
biniert mit der energetischen
Wirkung der Nasenlochatmung
(S. 95).

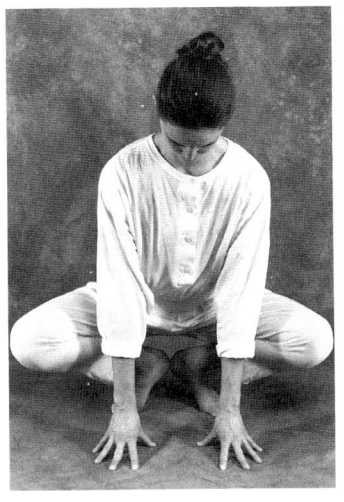 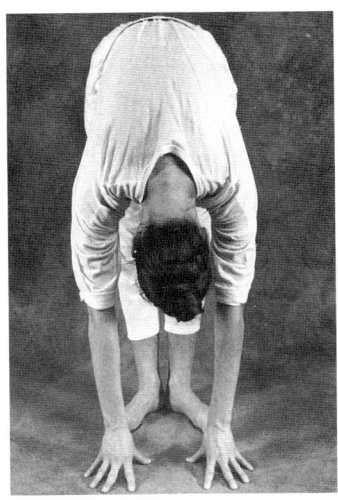

Atme aus   Atme ein

2. Frösche ✳

Hocke dich auf die Fußballen.
Die Fersen sind zusammen, die
Fingerspitzen werden zwischen
den auseinandergespreizten
Knien auf den Boden gestützt.
Atme ein und bringe dein Gesäß
hoch. Der Kopf ist zwischen den
Armen.
Atme aus und komme wieder in
die Ausgangsposition.

Eine herzaktivierende Übung.
Durch die intensive Arbeit der
Beinmuskeln wird der
Rücktransport des Blutes zum
Herzen gefördert.

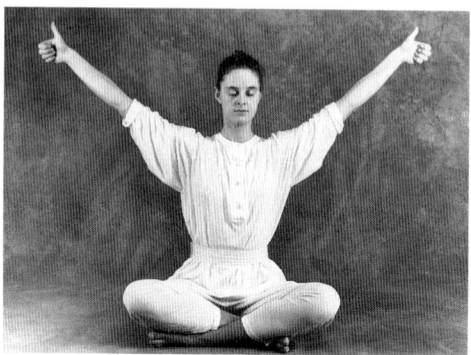

Feueratem

3. ›Ego Eradicator‹

In der Einfachen Haltung nimm die Arme 60 Grad hoch. Mache Fäuste, wobei die Daumen nach oben gestreckt sind. Ziehe die Arme nach hinten, so daß ein Zug an der Brustmitte entsteht. *Feueratem.*

In der Fingersprache des Yoga steht der Daumen für das Ego. Die Beteiligung des Testmuskels und der Zug an der Brustmitte stimulieren die Herzenergie.

Kurze Entspannung
in der Rückenlage,
bis zu 2 Minuten.

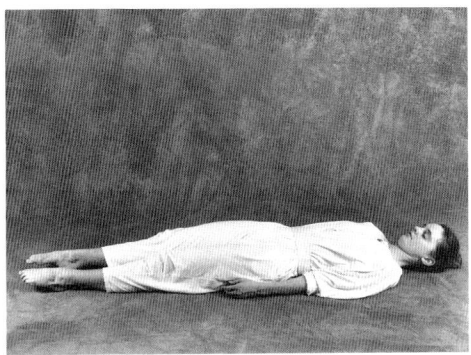

Feueratem

4. Rückenlage

Drücke deine Zehen nach vorn und spanne deine Waden an. *Feueratem.*

Diese Übung wirkt sozusagen homöopathisch. Durch die Provokation und das Durchhalten leichter Wadenkrämpfe, die ein Symptom für Kreislaufstörungen sind, wird die Durchblutung der Beine verbessert.

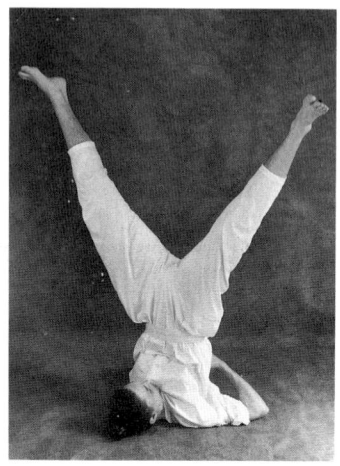

5. Schulterstand

Aus der Rückenlage ziehe deine Knie an, dann bringe deine Hüften hoch und unterstütze deinen Rücken mit den Händen. Strecke die Beine und spreize sie bis auf 60 Grad.
Langer, tiefer Atem.

In dieser Haltung sind die normalen Druckverhältnisse umgekehrt, was sehr heilsam für den Kreislauf ist.
Diese Übung wird traditionell bei Krampfadern empfohlen.

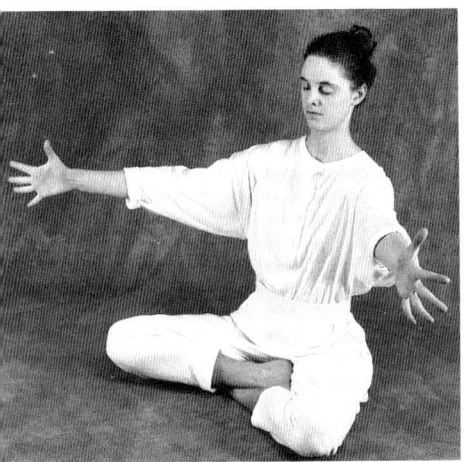 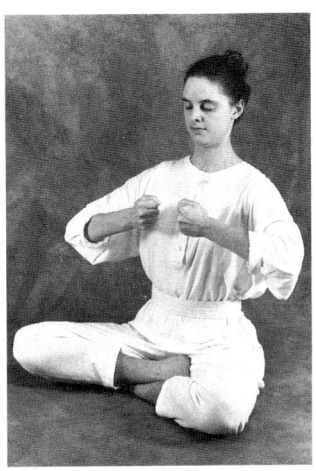

Feueratem Ausatmen

6. Einfache Haltung

Breite deine Arme im Winkel von 60 Grad nach vorn aus, so als ob du jemanden umarmen wolltest. Spreize die Finger unter Spannung. *Feueratem* (ungefähr 1 Minute).

Außer dem Einsatz des Herztestmuskels findet hier eine Aufladung des Herzchakras statt.

Halte deinen Atem an und mache aus deinen Händen Fäuste, ziehe sie langsam gegen einen imaginären Widerstand mit angespannten Muskeln zur Brust.

Bei der Brust angekommen, *atme aus.*

Wiederhole diesen Zyklus einige Male.

Kurze Entspannung in der Rückenlage, bis zu 2 Minuten.

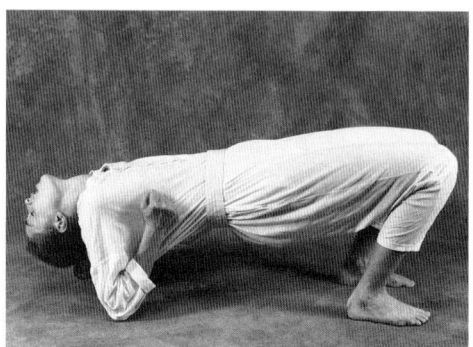

7. Halbe Brückenposition

Aus der Rückenlage setze die Füße unter den Knien auf. Stütze dich auf die Ellenbogen und strecke die Hüfte hoch. Mache Fäuste ohne Druck, lasse deinen Kopf nach hinten hängen. *Langer, tiefer Atem durch den Mund.*

Der Blutdruckeffekt dieser Übung entsteht durch die Umkehrhaltung. Außerdem erzielt sie eine Spannung in der Brustmitte.

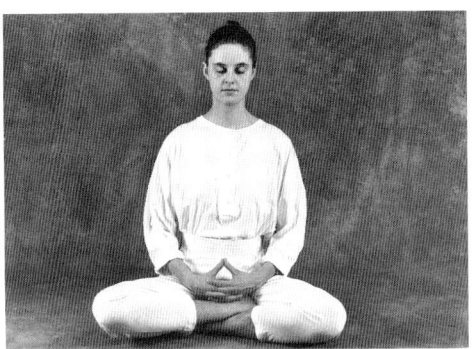

8. Einfache Haltung

Die Hände im Venusschloß im Schoß mit den Daumenspitzen zusammen.
Atme ein und ziehe Mulabandha (die Unterleibsmuskeln der Wurzelschleuse).
Atme aus und entspanne Mulabandha.
Usw.

Diese und die beiden nächsten Übungen gebrauchen die Schleusen, um über den Blutdruck den Kreislauf zu verbessern. Sie erwecken auch die Shakti-Energie, um sie zum Herzen zu führen.

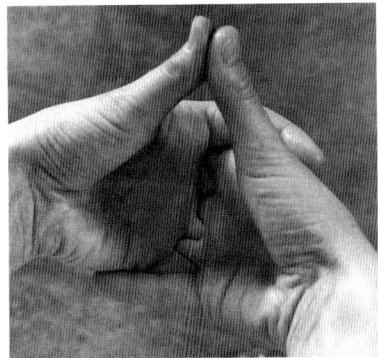

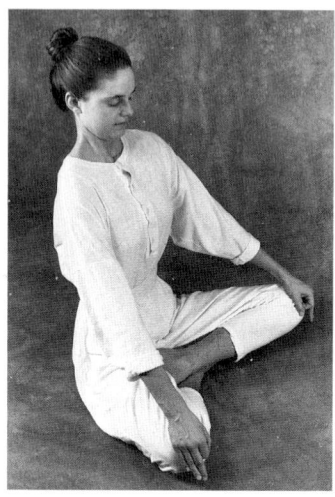

9. Einfache Haltung

Die Hände sind in Gyan Mudra (Daumen und Zeigefinger zusammen) auf den Knien.
Atme ein.
Atme aus und halte deine Rippen in der angehobenen Position. Drücke deinen Magen ein und aus, solange du den Atem anhalten kannst.
Dann *atme wieder ein und aus* und drücke deinen Magen ein und aus. Usw.

Zwerchfellschleuse: Die Funktion des Zwerchfells, Blut für das Herz anzusaugen, wird unterstützt. Auch wird jetzt die Energie in die Brusthöhle gebracht.

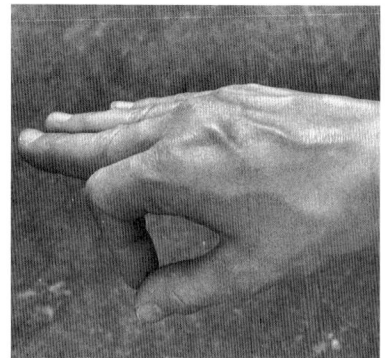

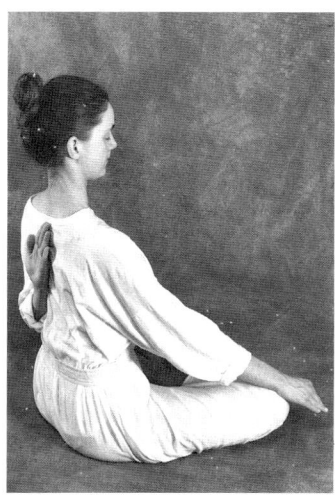

10. Einfache Haltung

Lege deine rechte Hand auf das Knie in Gyan Mudra.
Lege deine linke Hand mit der Handfläche nach außen auf deinen Rücken zwischen die Schulterblätter.
Atme ein.
Atme aus.
Halte deinen Atem aus, solange du kannst, und ziehe Mahabandha an (Beckenboden, Bauchmuskeln, Zwerchfell und Kehlmuskeln).
Atme dann wieder ein und beginne von vorn.

Lange tiefe Entspannung in der Rückenlage (10 – 15 Minuten)

Jetzt werden die Wirkungen der beiden letzten Übungen kombiniert mit einer Handhaltung, welche die aufgeweckte Energie zum Herzzentrum führt. Auch wird der Testmuskel stark gedehnt.

Mache die fünf Aufweckschritte

Einmal fragte ein Schüler seinen Meister:
»Meister, wie lang ist der Weg, den ich gehen muß, um Befreiung zu erlangen?« Der Meister war ein Mann weniger Worte. Diesmal hob er nur seine Hand. Daumen und kleiner Finger waren gespreizt.
»So lang«, sagte er.

So lang – von der Daumen- bis zur kleinen Fingerspitze – ist nämlich der Abstand zwischen dem Nabelpunkt und dem Herzzentrum. Der Nabelpunkt ist das oberste der drei unteren Energiezentren, des sogenannten ›unteren Dreiecks‹. Diese drei unteren Zentren haben zu tun mit einem Gefühl von *Sicherheit*, mit *Genuß* und *Macht*. Sehr wichtige Komponenten des Lebens, aber an sich nicht typisch menschliche. Tiere haben ähnliche Gefühle und wahrscheinlich nicht weniger reif oder intensiv als wir. Trotzdem lassen auch viele Menschen ihr Leben fast ausschließlich durch diese Bedürfnisse dominieren.

Das Herzzentrum ist das erste der höheren Zentren, des ›oberen Dreiecks‹. Die oberen drei Zentren haben mit *Liebe, Kommunikation* und *Intuition* zu tun. Und beim Übergang zu diesen höheren

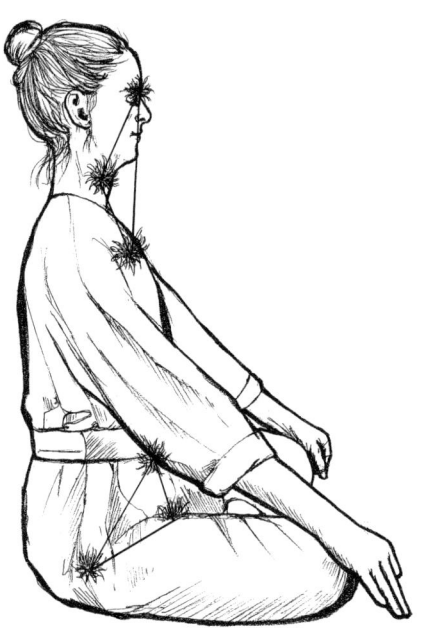

Zentren hat das Herzzentrum, das für Liebe in allen ihren Formen steht, offensichtlich auch im Yoga eine Schlüsselfunktion. So ist also die Antwort des Meisters zu verstehen. Sobald man den kleinen Abstand zurücklegen kann, der das Machtzentrum des Nabelpunktes vom Liebeszentrum des Herzens trennt, hat man das Ziel des spirituellen Weges erreicht. Alles andere ist nur Beiwerk.

Es gibt eine sehr schöne Meditation, die hilft, das Herzzentrum zu stärken und zu öffnen.

Die Herzlotus-Meditation

Haltung

Einfache Haltung.

Handhaltung

Die Hände 10 – 15 Zentimeter vor deiner Brust im Lotus Mudra.

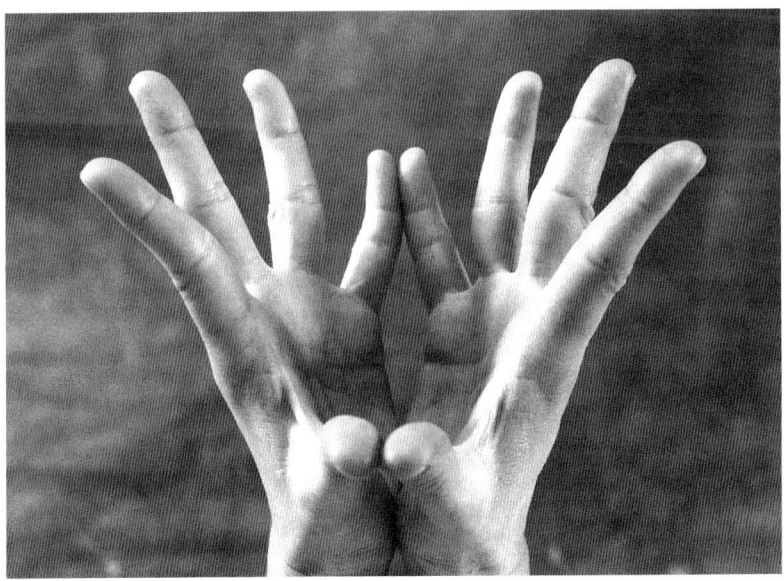

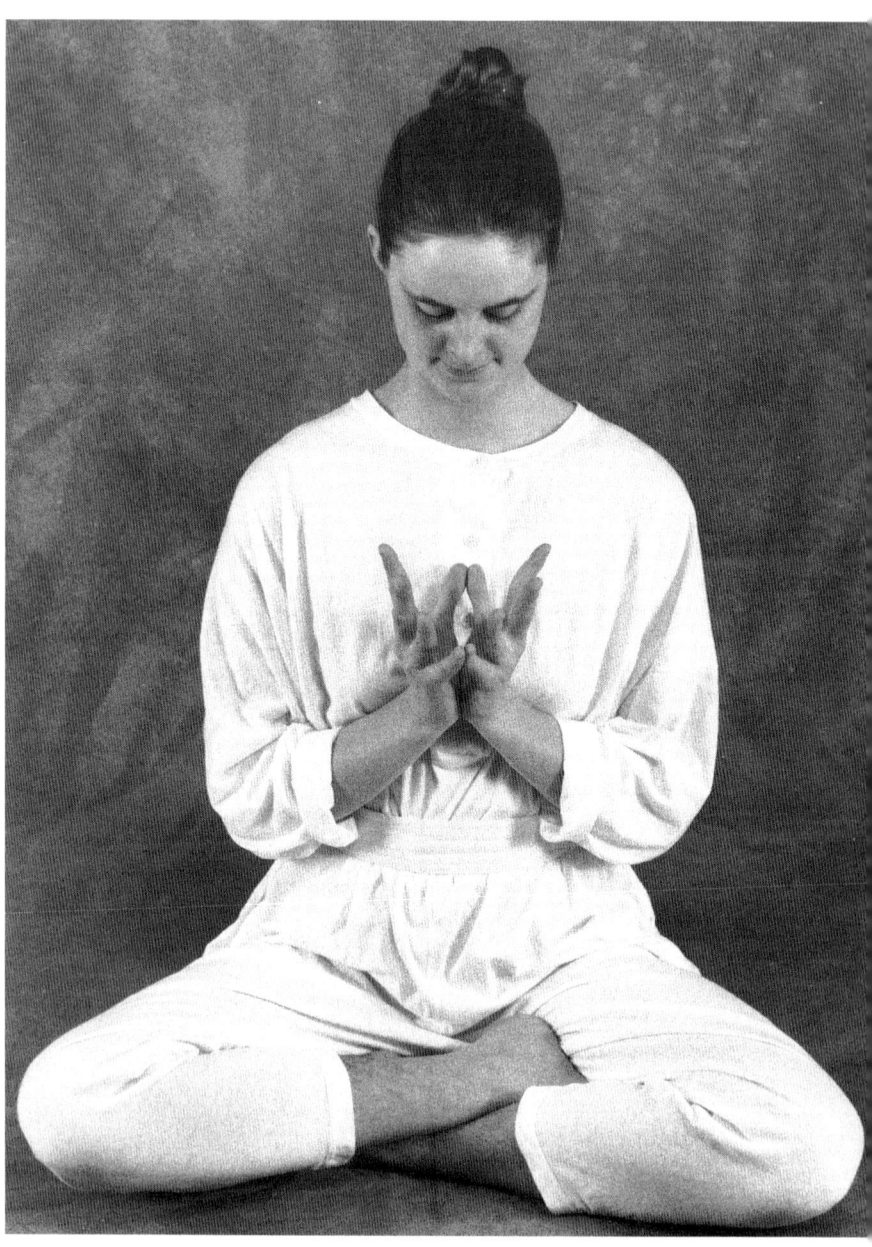

Lotus Mudra

Nur die Außenseiten der Daumen, die Spitzen der kleinen Finger und die Ballen der Hände berühren einander. Die Finger sind ausgebreitet wie eine Lotusblüte.

Atem

Langer, tiefer Atem.

Augenkonzentration

Durch die halb geschlossenen Augen schaue konzentriert nach unten auf die Daumenspitzen.

Fühle deinen Atemhauch auf den Daumenspitzen.

Mit Partner

Diese Meditation kann man auch sehr gut mit seinem Partner zusammen durchführen. Sie hilft, wenn man Spannungen und Entfremdung beseitigen und das Herz füreinander öffnen will.

Man sitzt dann in der Einfachen Haltung einander gegenüber – die Knie sind einige Zentimeter voneinander entfernt. Beide haben die Hände im Lotus Mudra, und die kleinen Finger des Mannes sind unter die kleinen Finger der Frau geschoben. Während der ganzen Übung schaut man einander in die Augen.

Nach einer Weile (1,5 bis 15 Minuten) schließen beide die Augen und verkreuzen die Hände über der eigenen Brust über dem Herzzentrum. Gleichzeitig visualisiert man seinen Partner in dessen höchstem erreichbaren Potential, umgeben von goldenem Licht (ebenfalls 1,5 – 15 Minuten).

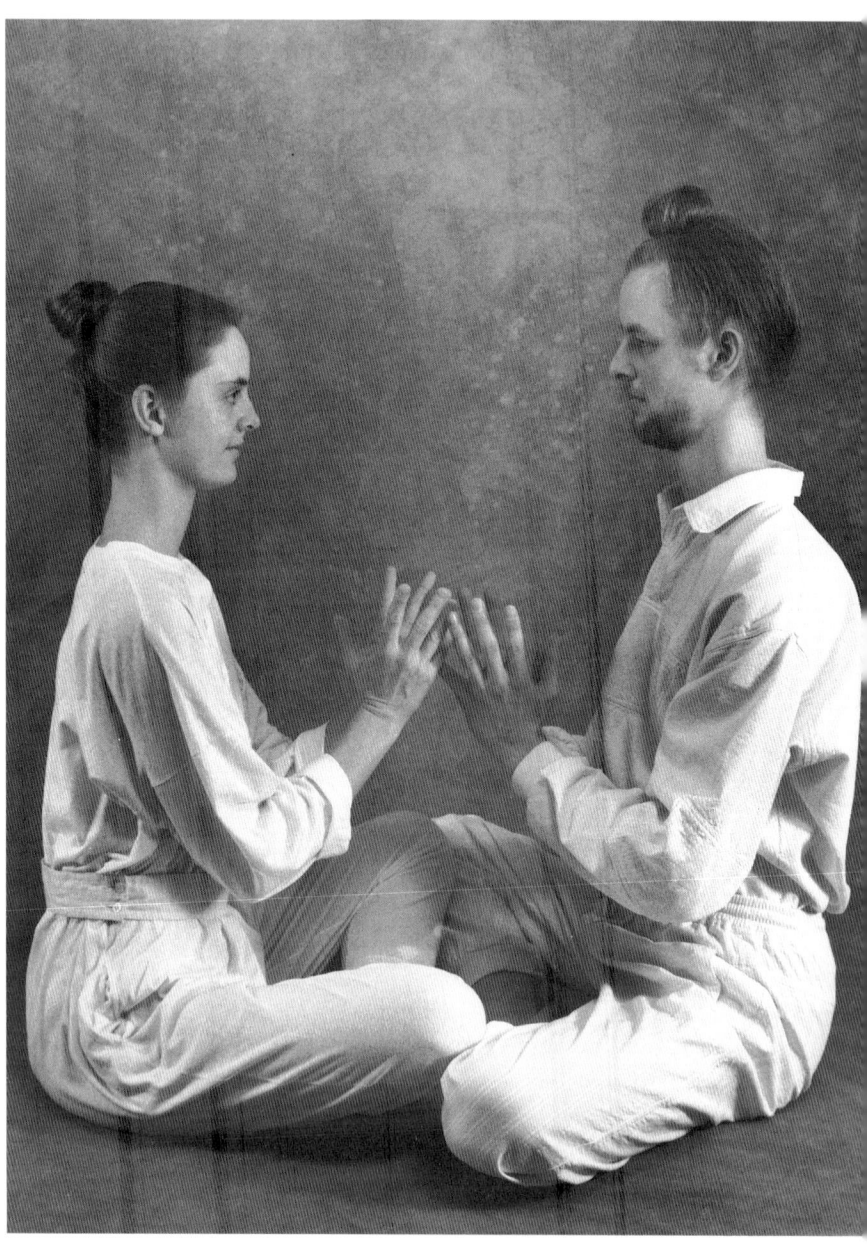

10   Sexualität und Vitalität

Der Energiekreislauf-Sexus-Meridian verläuft von den Brustwarzen
bis zum Mittelfinger. Er ist energetisch mit den Geschlechtsorganen
verbunden und hat auch Einfluß auf den allgemeinen Zustand der
Lebensenergie. Diesen Zusammenhang aus der chinesischen Medizin
zwischen der allgemeinen Vitalität und den Geschlechtsorganen gibt
es auch im Yoga. *Shakti,* die Schöpfungsenergie, hat sogar ihren Sitz
im Bereich der Geschlechtsorgane.

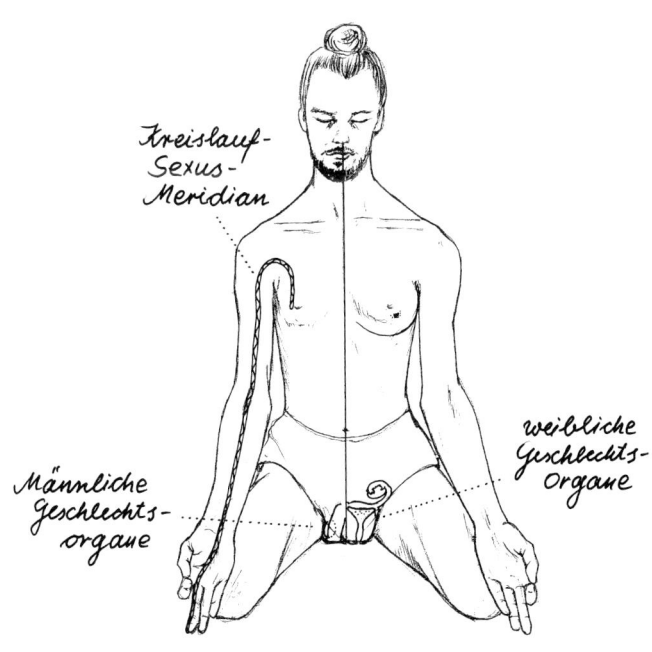

Nach alter vedischer Vorstellung verwandeln sich der männliche
Samen, *Bindu* genannt, und die weibliche Flüssigkeit, die man ebenfalls als eine Art Samen betrachtet und *Raja* nennt, – falls sie nicht
für die Ausübung der Sexualität gebraucht werden – in ein kostba-
res ›goldenes Öl‹, *Ojas* genannt. Dieses *Ojas* wird nach der Vorstellung der yogischen Schriften, den Veden, für die Regeneration und
Erneuerung aller Organe des Körpers benötigt. Man sieht in ihm
sogar den Grundstoff, aus dem die Kundalini-Energie gewonnen
wird. Deshalb werden die Sexualflüssigkeiten als äußerst kostbar betrachtet, und entsprechend sparsam geht man natürlich damit um.
Im Yoga heißt es: *Tausend Tropfen Milch braucht man für einen
Tropfen Blut, und tausend Tropfen Blut produzieren einen Tropfen
Samen.* Auf diesem Hintergrund wird die von Patanjali angeführte
Verhaltensregel des *Brahmacharya,* der totalen Enthaltsamkeit, ver-
ständlich.

Beim Kundalini-Yoga geht man aber einen etwas anderen Weg.
Die Beziehung der sexuellen Energie zur Lebensenergie führt hier zu
einem sparsamen und bewußten Umgang mit der Sexualität, wobei
jede sexuelle Begegnung dem hohen Ziel des vollkommenen Einswerdens dient. Dieser Prozeß einer zunehmenden Einheit mit einem
anderen Menschen erfordert eine Beziehung, in der man sich für das
Leben festlegt. Nur so kann man sein eigenes Ego genug transzendie-
ren, um seine Grenzen zu übersteigen. Die Sexualität innerhalb dieser Beziehungen folgt dem monatlichen weiblichen Zyklus und wird
auch durch die Bereitschaft der Frau bestimmt. Durchschnittlich findet eine solche Begegnung einmal im Monat statt. Die besondere
Kunst liegt darin, dieses Zusammenkommen bewußt und liebevoll
vorzubereiten – die Vorbereitung beginnt 24 Stunden vorher – und
als eine besondere Kommunion zu erleben. Jedes Paar entwickelt
seine eigenen Methoden, um diese bewußte Erfahrung der Einheit
immer intensiver werden zu lassen.

Die übrige sexuelle Energie wird für eine *innerliche Sexualität* gebraucht, für den ewigen Tanz von *Shakti* und *Shiva,* von Schöpfungskraft und Bewußtsein, dem männlichen und weiblichen Pol im eigenen Körper. Die Transformation der sexuellen Energie durch Yoga
macht es zudem relativ leicht, enthaltsam zu leben, solange man
noch keinen festen Partner gefunden hat.

Potenz und sexuelle Vitalität sind in der yogischen Lebensweise bis ins hohe Alter kein Problem. Durch die innere Reinigung und Durchblutung der Sexualorgane mit Hilfe der Übungen stellt sich auch bei den Frauen meist ein regelmäßiger Zyklus ein, der dem natürlichen Mondzyklus folgt. Allerdings sollten Frauen während ihrer Menstruation nur leichte Yoga-Übungen machen. So sollten sie Übungen meiden, bei denen der Unterleib angespannt wird, sowie Übungen mit Feueratem. Auch auf das kalte Duschen sollten sie in dieser Zeit verzichten.

Übungsreihen, die man für die Sexualorgane und den Energiekreislauf machen kann

Durchblutungsübungen

für Unterleib und Geschlechtsdrüsen

Übungen mit Bandhas (innere Muskelschleusen)

Die Bandhas (Mulabandha, Uddhyana Bandha, Jalandhara Bandha und Mahabandha), denen wir schon beim Blutkreislauf begegnet sind, spielen im Energiekreislauf eine vielleicht noch wichtigere Rolle.

Übungen für die Testmuskeln

Anzieher des Oberschenkels (*M. adductores*) – führen die abgespreizten Beine heran und helfen, das Hüftgelenk zu beugen.
Birnenförmiger Muskel (*M. piriformis*) – hilft den Oberschenkel seitwärts zu bewegen und auswärts zu drehen.
Großer Gesäßmuskel (*M. gluteus maximus*) – streckt das Hüftgelenk, dreht den Oberschenkel nach außen, hilft bei dessen Seitwärtsbewegung.

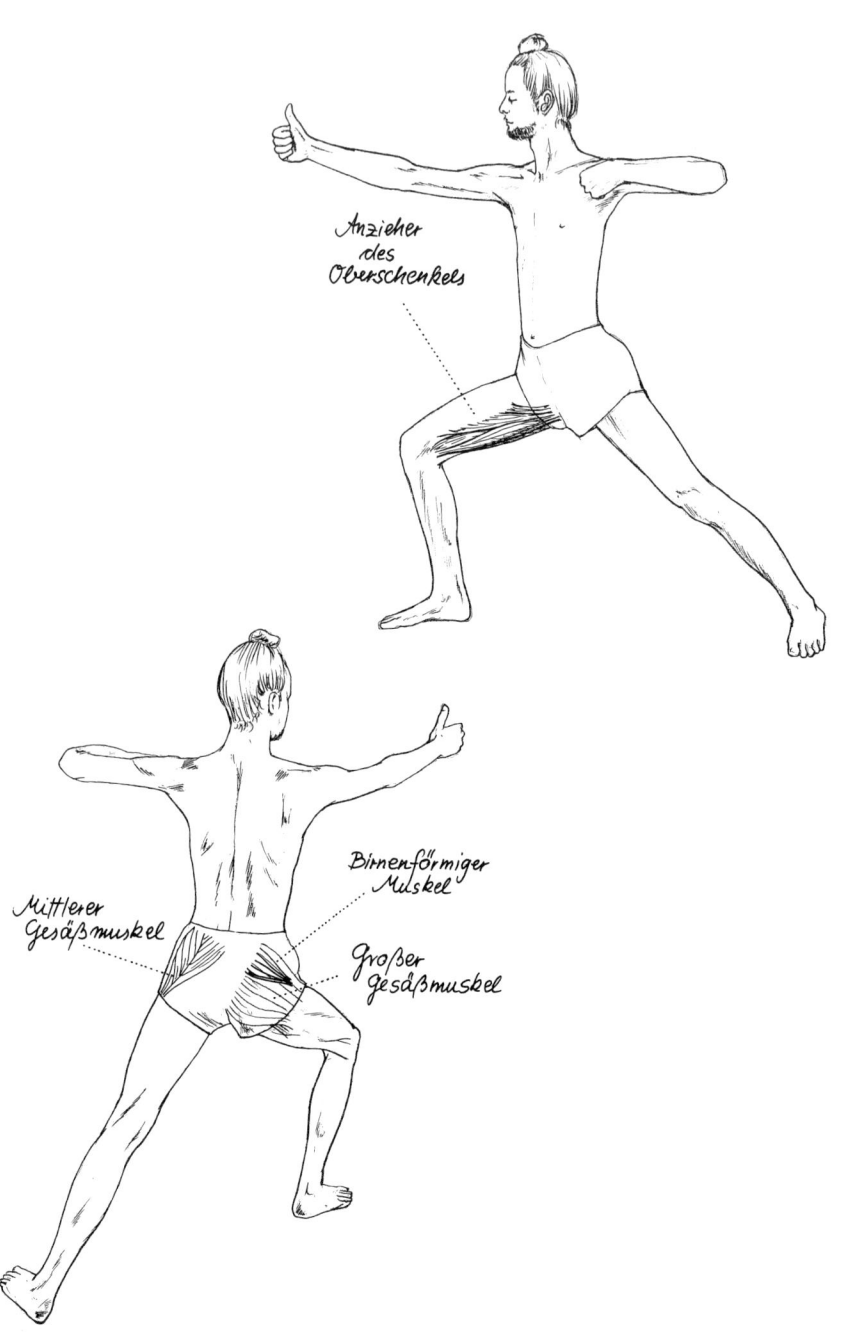

Anzieher
des
Oberschenkels

Birnenförmiger
Muskel

Mittlerer
Gesäßmuskel

Großer
Gesäßmuskel

Interessant ist, daß die Testmuskeln für den Sexus / Energiekreislauf-Meridian dieselben sind, die der Mensch beim Sexualakt gebraucht. Auch bei anderen Meridianen kann man feststellen, daß ihre Testmuskeln analogen Mustern folgen. Es scheint, daß die Meridiane nicht nur mit Organfunktionen und psychologischen Prozessen zusammenhängen, sondern auch mit den Bewegungsabläufen, die mit diesen Funktionen und Prozessen zu tun haben.

Übungen für die sexuelle Energie

(Pro Übung 1 – 3 Minuten. Bei Übungen mit ✶ die Dynamik langsam bis zum Maximum steigern. Die Gedankenkonzentration nicht vergessen: *Sat* beim Einatmen und *Nam* beim Ausatmen.)

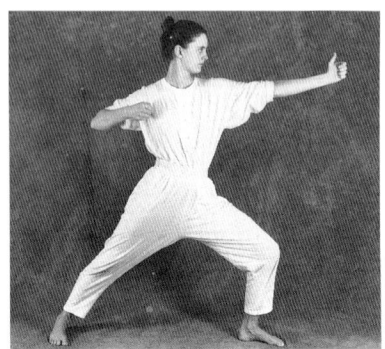 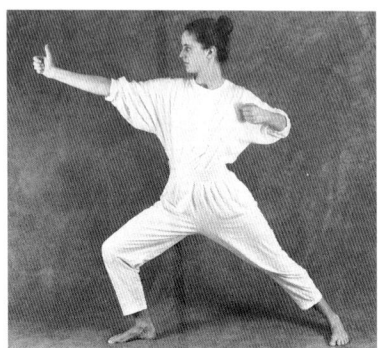

Links   Rechts

1. Bogenschützen-Haltung

Im Stehen, setze die Füße einen
Schritt weit hintereinander, den
hinteren im 90-Grad-Winkel
zum vorderen.
Beuge das vordere Knie weit vor.
Hebe den vorderen Arm, als
wenn du einen Bogen hieltest.
Mache deine Hand zu einer
Faust, und lasse den Daumen
hochstehen.
Spanne mit der anderen Hand
die Sehne dieses imaginären
Bogens.
Langer, tiefer Atem.
Schaue konzentriert auf den
Nagel des hochstehenden
Daumens.

Traditionelle Übung für den
Energiekreislauf. Unter anderem
wird beim nach hinten gestreckten Bein der Birnenförmige
Muskel (Testmuskel)
angespannt.

Nach 1 – 3 Minuten wechsle die
Seiten.

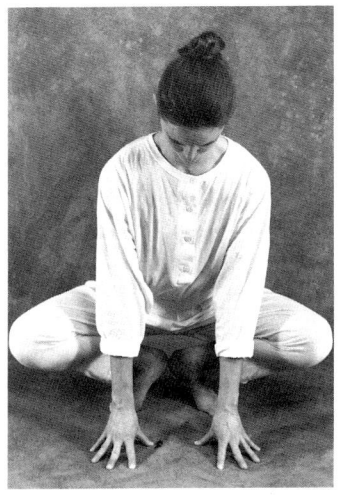 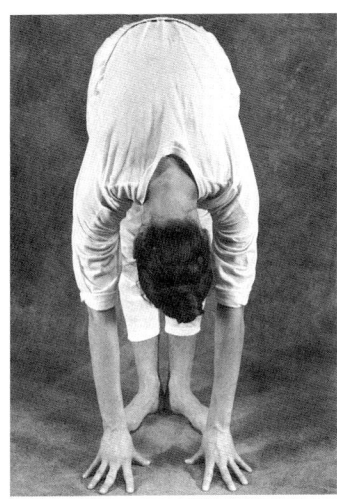

Einatmen Ausatmen

2. Frösche ✳

Hocke dich auf die Fußballen.
Die Fersen sind zusammen, die
Fingerspitzen zwischen den
Knien auf den Boden gestützt.
Atme ein und bringe das Gesäß
hoch. Laß den Kopf dabei nach
unten hängen.
Atme aus und komme wieder in
die Ausgangshaltung.

Der erste Testmuskel des Sexme-
ridians, der Anzieher des Oberschenkels, wird gestreckt.

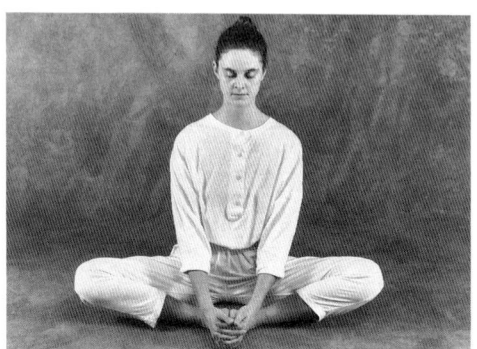

3. Schmetterlinge ✳

Sitze in der Einfachen Haltung, aber die Fußsohlen im Schritt aneinandergelegt. Umfasse die Füße mit den Händen. Lasse die Knie wippen. *Feueratem.*

Man sagt von dieser Übung, daß sie den ›Sexnerv‹ streckt. Damit ist vermutlich eine Streckung des Testmuskels gemeint: Anzieher des Oberschenkels.

Kurze Entspannung in der Einfachen Haltung (bis zu 2 Minuten). Konzentriere dich auf deinen entspannten Atem und das Mantra

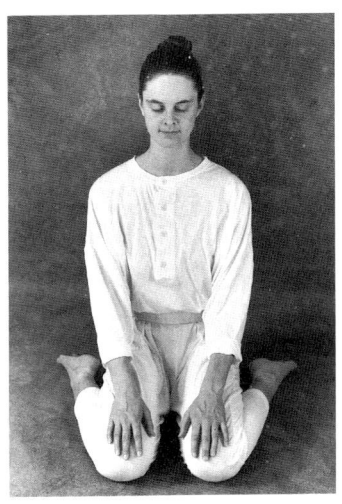

4. Zölibatssitz ✳

Setze dich zwischen deine Knie (bei Knieproblemen lege dir ein Kissen unter das Gesäß).
Komme hoch (ungefähr 10 Zentimeter) mit dem Einatmen, laß dich wieder herunter mit dem *Ausatmen*.
Atme schnell (fast Feueratem).

Übung für die Anzieher des Oberschenkels.
Durch die rhythmische Berührung mit dem Boden werden Unterleib und Geschlechtsorgane durchblutet.

Einatmen

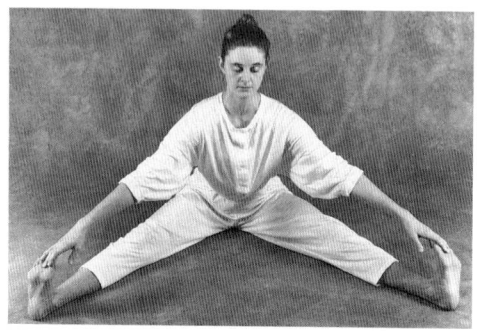

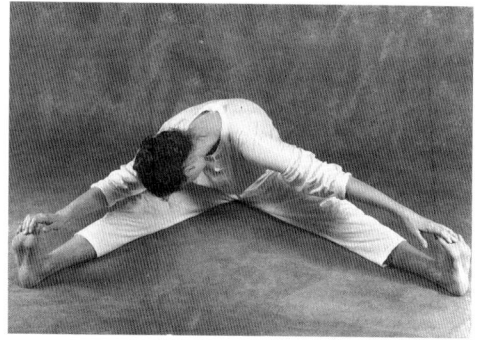

Ausatmen

5. Im Grätschsitz ✳

Strecke die Beine gespreizt aus,
greife die Zehen oder die Fußgelenke, die Knie durchgedrückt.
Atme ein, ziehe an deinen
Zehen, strecke den Oberkörper
hoch, die Brust nach vorne.

Die Anzieher des Oberschenkels
werden stark gestreckt.

Atme aus, beuge dich zum linken Knie.
Atme ein, komm hoch;
atme aus, beuge dich zur Mitte;
atme ein, komm hoch;
atme aus, beuge dich zum rechten Knie;
atme ein, komm hoch;
atme aus, beuge dich zur Mitte.

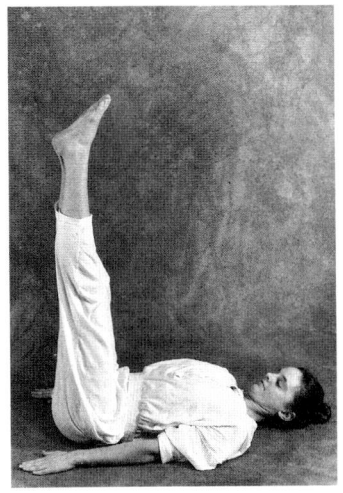
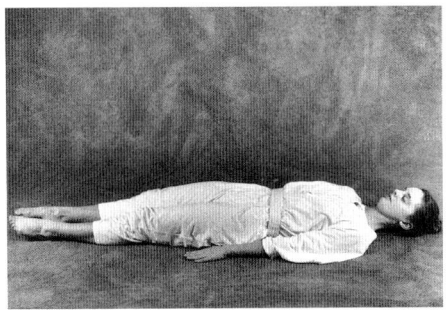

Einatmen Ausatmen

6. In Rückenlage

Hebe deine Beine mit dem *Ein-atmen* 90 Grad hoch, spanne dabei Mulbandha (Beckenboden, Geschlechtsorgan und untere Bauchmuskulatur) an.
Mit dem *Ausatmen* senke die Beine ab und laß Mulbandha los.
Usw.

Trainiert die Anzieher des Ober-schenkels und fördert die Durch-blutung des Unterleibs.
Durch Mulbandha entsteht eine zusätzliche Energiebewegung.

Entspanne dich etwa 2 Minuten in der Rückenlage

Einatmen

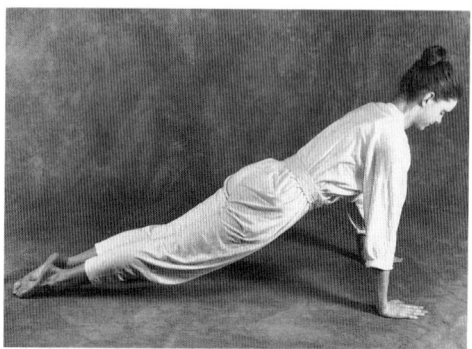

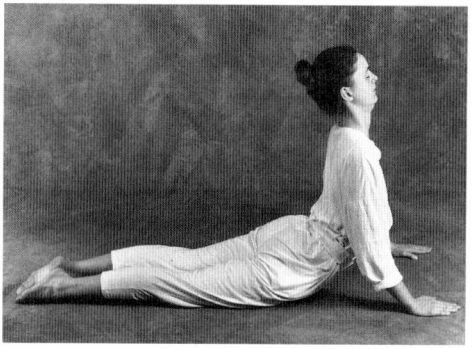

Ausatmen

7. Kobra-Position

Aus der Bauchlage lege deine Hände unter die Schultern. Drücke deinen Oberkörper hoch. Die Hüften bleiben dabei am Boden, die Fersen zusammen. *Atme ein* und komme in die vordere Bankposition (wie im Liegestütz). *Atme aus* und komme herunter in die Kobra.

Diese Übung heißt ›Liebe machen mit Mutter Erde‹. Sie stärkt den Großen Gesäßmuskel und die Anzeiher des Oberschenkels. Durch die rhythmische Berührung des Bodens werden Unterleib und Geschlechtsorgane durchblutet.

Einatmen

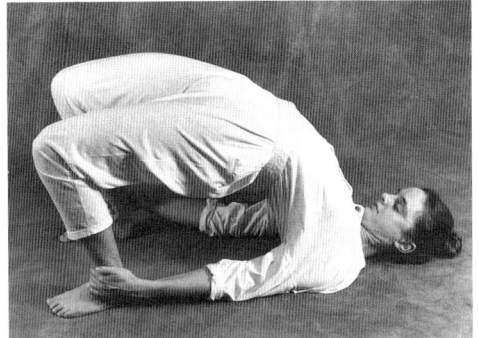

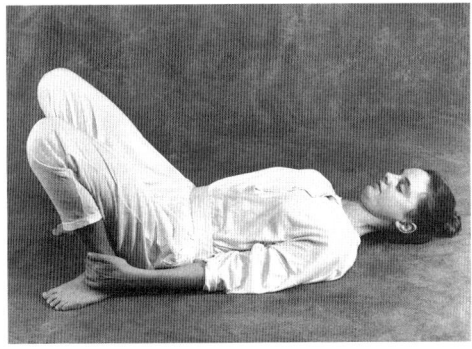

Ausatmen

8. In der Rückenlage ✳

Greife deine Knöchel, setz die
Füße auf.
Atme ein und hebe deine Hüften
so hoch du kannst.
Atme aus und entspanne nach
unten. Usw.

Eine Übung, die besonders den
Frauen empfohlen wird (für die
Eierstöcke). Beansprucht den
Großen Gesäßmuskel.

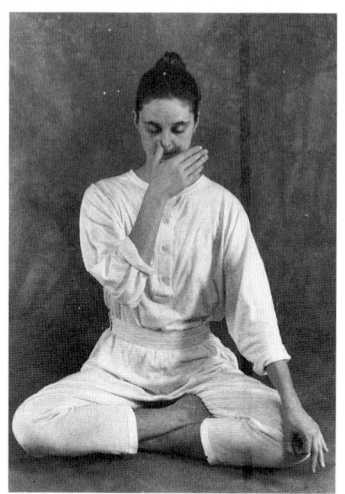 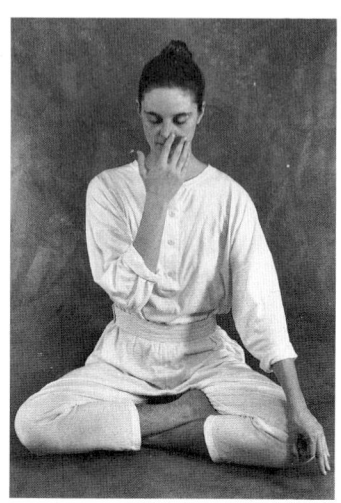

9. Nadi Sodhan

In der Einfachen Haltung lege deine linke Hand auf dein linkes Knie in Gyan Mudra (Daumen und Zeigefinger zusammen). Mache ein ›U‹ aus Daumen und Zeigefinger der rechten Hand und verschließe damit jeweils die Nasenlöcher. Drücke dazu von der Seite gegen den Nasenflügel.
Atme ein links.
Atme aus rechts.
Atme ein rechts.
Atme aus links.
Atme ein links.
Atme aus rechts usw.
(Immer nach dem Einatmen wechseln.)

Da bei diesen Übungen abwechselnd die linke und die rechte Seite des Energiesytems stimuliert werden, entsteht eine Art reibender, reinigender Energiebewegung.

Lange tiefe Entspannung in der Rückenlage, 10 – 15 Minuten

Mache die fünf Aufwachschritte

Sat Kriya

Im Kundalini-Yoga gibt es eine ebenso klassische wie effektive Methode, die dabei hilft, sexuelle Energie in kreative, geistige Energie zu verwandeln. Diese Meditation heißt Sat Kriya, übersetzt: ›Übung der Wahrheit‹. Sie wirkt mit Hilfe der Bandhas: *Mulbandha* und *Uddhyana Bandha*. Meistens macht man sie im Fersensitz, der Zölibatssitz verstärkt jedoch den Effekt.

Haltung

Zölibatssitz. Setze dich zwischen deine Fersen. Falte die Hände, strecke die Zeigefinger nach oben, bringe die Hände mit gestreckten Armen über den Kopf.

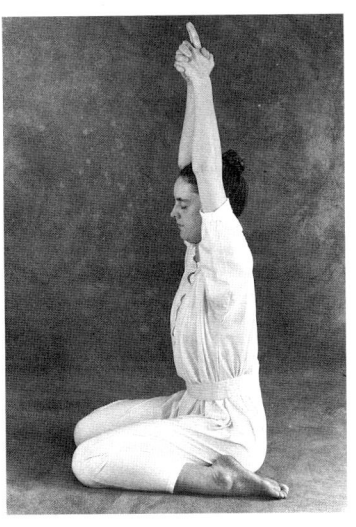

Konzentration

Sage *Sat* und ziehe kräftig Mulbandha (Becken, Geschlechtsorgan, untere Bauchmuskeln) und Uddhyana Bandha (den Magen) ein. Sage *Nam* und entspanne die Bandhas. Usw.

Atem

Ausatmen bei *Sat* und *Nam,* zwischendurch einatmen. Der Atem wird sich normalerweise von selbst regulieren.

Rhythmus

Ein Zyklus *Sat* und *Nam* dauert etwa eine Sekunde.

Nach der Meditation

Atme tief ein – halte den Atem 30 Sekunden lang an – spanne *Mulbandha* an. Atme vollständig aus – halte den Atem 30 Sekunden lang aus – Spanne *Mahabandha* an. Dann entspanne den Atem.

11 Die Verdauung des Lebens

Magen, Dünndarm und Dickdarm bilden zusammen eine Einheit, den Verdauungstrakt. Sie haben aber jeweils einen eigenen Meridian und sind deshalb energetisch und psychosomatisch verschieden. Der Magenmeridian verläuft vom Auge ganz über die Vorderseite des Körpers bis zum zweiten Zeh.

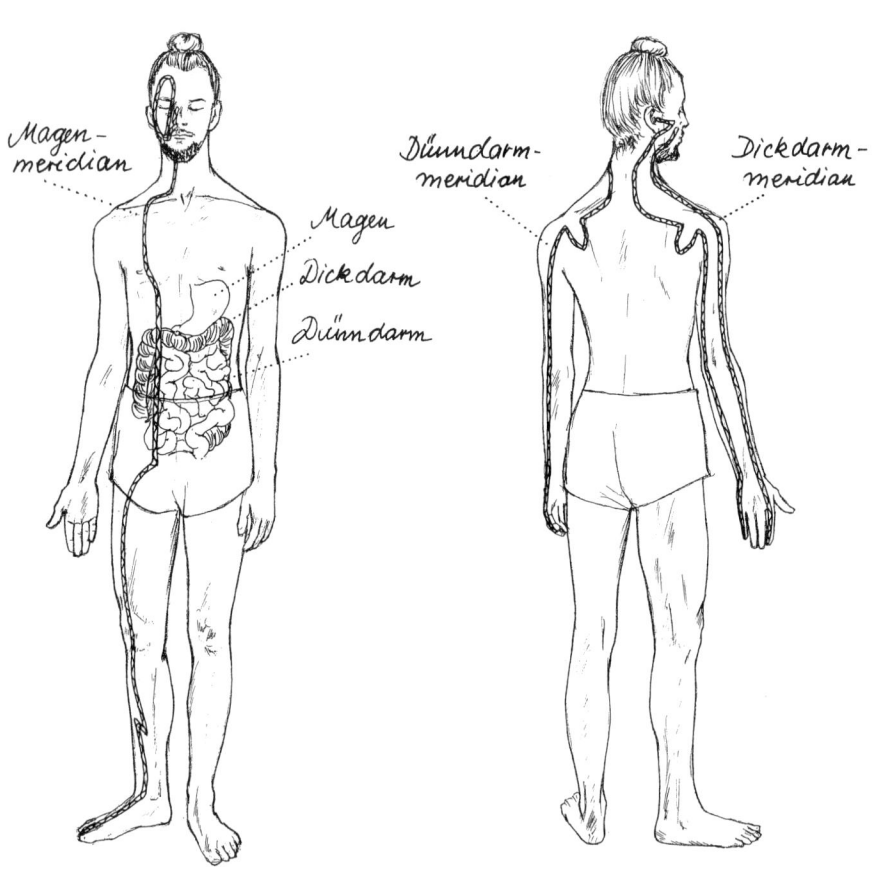

Der Magenmeridian verläuft vom linken Auge ganz über die Vorderseite des Körpers bis zum zweiten Zeh. Verschiedene Muskeln im Hals- und Brustbereich, die als Testmuskeln mit diesem Meridian verbunden sind, zeigen, daß dieser sehr empfindlich ist für emotionale Belastungen. Diese Muskeln werden sofort schwach, wenn man an irgendein gravierendes emotionales Problem auch nur denkt. Das stimmt genau überein mit den astrologisch-psychosomatischen Entsprechungen für den Magen, denn symbolisch fällt dieses Organ unter den Mond, das universelle Symbol für die Gefühle.

Der Magen, der das Essen empfängt und mit Enzymen und Magensäure zur Verdauung vorbereitet, steht offensichtlich in Analogie zum Akzeptieren emotionaler Impulse, die aus der Umwelt kommen. Bei zu großer emotionaler Belastung, Aggression, Sorgen oder ›Zuviel-Schlucken‹ verspannt sich der Magen, sondert zuviel Säure ab und bildet schießlich Magengeschwüre. Ein lebendiger Magen, das hat man bei Erste-Hilfe-Fällen beobachtet, ist ständig in Bewegung und verändert seine Form. Bei emotionalen Reizen errötet oder erblaßt er.

Beim nächsten Verdauungsorgan, dem Dünndarm, handelt es sich um einen anderen Prozeß. Hier geht es nicht ums Akzeptieren, sondern ums Analysieren, Aussortieren und Verändern. Vielleicht verläuft deshalb auch der Dünndarm-Meridian, der beim Ohr anfängt, zum kleinen Finger, im Yoga Merkurfinger genannt, symbolisch für Kommunikation und Verstand. Tatsächlich steht der Dünndarm astrologisch gesehen unter dem Einfluß des Planeten Merkur und des dazugehörigen Tierkreiszeichens Jungfrau, das auch mit Analysieren und Ordnen zu tun hat.

Hat man also das Gefühl, das Leben nicht mehr zu verstehen, kann sich das chronisch im Körper als ein Dünndarm-Problem festsetzen. Eine als chaotisch empfundene Umwelt ergibt dann chaotische Dünndarm-Prozesse: Darmgase, Durchfall, Entzündungen oder Divertikel (Ausstülpungen der Darmwand).

Der Dickdarm gehört wiederum in einen anderen Zusammenhang. Seine Funktion ist die Fermentation der ausgewerteten Nahrung – über die Darmflora, die Darmbakterien. Dann werden der Nahrung die so gewonnenen Nährstoffe mit dem Wasser entzogen, und schließlich wird der übrig gebliebene Rest ausgeschieden. Der zum Dickdarm gehörende Meridian beginnt bei einem anderen Sinnesorgan, nämlich bei der Nase. Von dort verläuft er zum Zeigefinger. Und so wie unser Riechorgan zu den entwicklungsgeschichtlich ältesten Sinnesorganen zählt, so gehört der Dickdarm astrologisch zum Planeten Pluto, der in der Astrologie unsere tiefsten Triebe, Urängste und Leidenschaften symbolisiert. Das Hauptproblem des Pluto-Musters – Nicht-loslassen-Können – manifestiert sich im Dickdarm auf der körperlichen Ebene oft als Verstopfung. Viele Dickdarmkrankheiten hängen psychosomatisch mit *plutonischen* Themen zusammen: Schuldgefühle, Machtkämpfe und obsessive Leidenschaften.

Neben dem psychosomatischen Bereich ist in bezug auf die Verdauungsorgane der wichtigste Bereich natürlich die *Ernährung.* »Du bist, was du ißt.« Und zwar buchstäblich. Es gibt bestimmte Körperzellen, wie zum Beispiel die Zellen an der Handinnenseite, die sich alle 24 Stunden erneuern. Die meisten anderen Zellen erneuern sich zwar viel langsamer, aber innerhalb von sieben Jahren ist die ganze Körpersubstanz Zelle für Zelle, Molekül für Molekül erneuert. Die Qualität dieser neuen Zellen ist natürlich abhängig von der Qualität der Baustoffe, die man seinem Körper über die Ernährung zur Verfügung stellt. Deshalb hat das Kultivieren eines yogischen Körpers, der die höchsten Energien fließen lassen kann, sehr viel mit dem zu tun, was man in seinen Mund stopft.

Daher wollen wir an dieser Stelle die verschiedenen Theorien betrachten, die innerhalb der 3HO zum Thema Ernährung zirkulieren. Doch zunächst eine kleine Warnung: Das Gebiet der Ernährung ist ein Schlachtfeld widerstreitender Ideen, Schauplatz eines Dogmenkrieges, auf dem man leicht verspannt, chaotisch und schuldbewußt wird. Und gerade das ist, wie wir gesehen haben, nicht eben das Beste für Magen, Dünndarm und Dickdarm.

Andererseits ist das, was wir essen, nicht unbedingt ein Ausdruck unseres freien Willens. Meistens ist es stark bestimmt durch die im allgemeinen wenig gesundheitsbewußte Kultur, in der wir erzogen und aufgewachsen sind. Daher ist es schon richtig, sich davon möglichst unabhängig zu machen. Das sollte man allerdings nicht im Hau-Ruck-Verfahren versuchen, sondern allmählich, Schritt für Schritt, bis man seine optimale Ernährungsweise gefunden hat.

Essen bedeutet natürlich nicht nur, die richtigen Grundstoffe für den Körperaufbau zu sich zu nehmen. Essen hat auch eine sehr wichtige psychologische Dimension. Eine kleine Geschichte von Ann Wigmore soll dies illustrieren:

In New York gab es einmal eine Tierhandlung, in der auch Mäuse verkauft wurden. Diese Mäuse hatten sich auf dem Dachboden im Sägemehl eine richtige kleine Gesellschaft aufgebaut, mit Wegen, Höhlen, Spielplätzen, Tunnels – und einer Sozialstruktur mit Generationsschichten. Sie ernährten sich ausschießlich vom Getreide, das der Ladenbesitzer ihnen nach oben brachte. Eines Tages nun bekam dieser Mann von dem Besitzer eines angrenzenden Restaurants das Angebot, kostenlos Essensreste für seine Tiere zu erhalten. Von nun an aßen die Mäuse nur noch ›normale Kost‹: statt Getreide nun Spaghetti mit Sauce oder Hamburger oder was sonst auf den Tischen gestanden hatte.

Das verursachte eine unerwartete, starke Veränderung. Innerhalb weniger Wochen war die ganze Mäusegesellschaft fürchterlich degeneriert: Es stank schrecklich, die Tunnels und Höhlen waren eingestürzt, selbst Kannibalismus gab es unter den Mäusen.

Nachdem der erschrockene Ladenbesitzer schließlich zurück auf Getreide umgestellt hatte, war wenige Wochen später die alte Harmonie wiederhergestellt.

Aus der Kenntnis dieser Zusammenhänge heraus haben die alten Yogis dem Kochen und Essen eine fast alchemistische Aufmerksamkeit gewidmet. Bestimmten Gerichten werden Gold- und Silberblätter beigefügt. Andere Gerichte (Karotten in Honigwasser) trocknen erst 40 Tage in der Sonne, bevor sie gegessen werden. Exotische Steinmineralien finden ebenso Verwendung wie Baumsäfte. Und überall in der yogischen Küche findet man die drei ›königlichen‹ Wurzeln: Knoblauch, Ingwer und Zwiebeln.

Im Yoga sind auch viele Reinigungsmethoden für den Magen-Darm-Trakt entwickelt worden – mit Wasser, mit Luft oder mit

Lehm. Ein Beispiel einer Übung, um den Magen zu reinigen, ist die sogenannte *Elefanten-Bewegung*: Trinke drei bis fünf Gläser Wasser auf nüchternen Magen, beuge dich nach vorn über die Toilette, reize deine Zungenwurzel und spucke das Wasser wieder aus. Oder *Sankh Parchalan,* bei der man große Mengen leicht gesalzenen Wassers trinkt und Übungen macht, die den gesamten Magen-Darm-Trakt durchspülen.

Wichtiger jedoch sind die allgemeinen Hinweise über gesunde Eßgewohnheiten. Die bekannteste ist wohl das leicht Gesagte, aber schwer zu Befolgende: *Gut kauen!* Auch ist es besonders wichtig für die gute Aufnahme von Nahrungsstoffen, *während der Mahlzeiten entspannt zu sein.* Eine andere wichtige Regel ist, *vier Stunden vor dem Zubettgehen nicht mehr zu essen.* Letzteres ist nötig, um die zwei verschiedenen Zyklen des Körpers zu berücksichtigen, den *Tageszyklus* und den *Nachtzyklus.* Tagsüber ist das Blut leicht sauer, damit man leichter verdauen und die Zellen ernähren kann. Nachts dagegen ist es leicht alkalisch, um die Abfallstoffe aus den Zellen zu transportieren und den Körper zu reinigen. Wenn man nun zu spät noch ißt, stört man damit diesen Reinigungsprozeß. Auch Übergewicht hat viel zu tun mit diesem späten Essen, weil das Essen um diese Zeit nicht mehr so leicht verdaut und deshalb eher abgelagert wird. Bei nächtlichen Hungergefühlen kann man übergangsweise etwas warme Milch oder einen gedämpften Apfel zu sich nehmen.

Übrigens haben manche Yoga-Praktizierende sich zu richtigen Kombinationsspezialisten entwickelt. Man kann nämlich nicht alle Nahrungsmittel gleichermaßen gut miteinander kombinieren. Das hat damit zu tun, daß im Magen entweder ein alkalisches oder ein saures Verdauungsmilieu vorherrscht, beides gleichzeitig ist nicht möglich. Und manche Nahrungsmittel brauchen alkalische Verdauungssäfte, andere brauchen saure. Diese zwei Gruppen von Nahrungsmitteln sollten sich so wenig wie möglich gleichzeitig im Magen befinden. Das beste Beispiel dafür sind Gemüse und Früchte. Die sollte man eigentlich nie während einer Mahlzeit zusammen essen. Nach Früchten sollte man mindestens eine halbe Stunde Pause einlegen, bevor man Gemüse ißt, und nach Gemüse, das langsamer verdaut wird, sogar drei Stunden, ehe man Obst ißt. Es gibt sogar

Früchte, die sich nicht gut mit anderen Früchten kombinieren lassen – zum Beispiel die Melone. Ein anderer Punkt ist der, daß man eine Mahlzeit immer mit Rohkost beginnen sollte. Ißt man gekochte Nahrungsmittel zuerst, dann reagiert der Körper mit einer stärkeren Zunahme weißer Blutkörperchen, so als ob eine Infektion stattgefunden hätte. Ißt man zunächst etwas Rohes, findet diese Reaktion nicht statt.

Die *Yin-Yang*-Einteilung der Nahrungsmittel, auf der die makrobiotische Lebensweise basiert, findet man auch im Yoga – allerdings in stark abgewandelter Form und ohne die Ablehnung von Milch und Milchprodukten der Makrobiotik. So soll man nach yogischen Prinzipien beim Essen auf die drei *Gunas* achten, die drei ›Qualitäten‹: *Sattva, Raja* und *Tamas*. Braucht man mehr Energie, braucht man mehr Kraft, mehr ›Erdgerichtetheit‹, dann sollte man viele Nahrungsmittel essen, die in oder dicht an der Erde wachsen: Knollen, Getreide, Hülsefrüchte. Diese tragen die *Rajas*-Qualität in sich: Aktivität, Dynamik, Kraft. Braucht man Entspannung, Auflockerung und geistigere, ›himmelgerichtete‹ Einflüsse, dann sollte man höher wachsende Nahrungsmittel zu sich nehmen: Früchte, Nüsse und Blattgemüse. Diese beinhalten das *sattvische* Prinzip: Entspannung, Harmonie, Stille. Hierzu werden auch Milch und Milchprodukte gezählt.

Schnell faulende Nahrungsmittel wie Fleisch, Fisch und Eier sollte man überhaupt meiden. Sie tragen in sich die *Tamas*-Qualität: Trägheit, Müdigkeit, Geistlosigkeit.

Das bringt uns zu den Argumenten, die für die im Kundalini-Yoga empfohlene *vegetarische Ernährung* sprechen:

1. Fleisch, Fisch und Eier sind leicht faulende Nahrungsmittel. Man stelle sich einmal vor, man ließe ein Stück Fleisch bei ungefähr 37 Grad ein paar Tage liegen. So kann man ahnen, was im Körper passiert, wenn man Fleisch ißt. Die Fäulnisprodukte werden vom Körper aufgenommen und sind verantwortlich für die ins Graue tendierende Gesichtsfarbe und den unangenehmen Körpergeruch vieler Nichtvegetarier – ganz abgesehen davon, daß solche Fäulnisstoffe viele Krankheiten hervorrufen.

2. Fleisch ist heutzutage hochgradig mit Hormonen und Penicillin belastet, Fisch mit Umweltgiften.

3. Der Schlachtprozeß erzeugt in den Tieren eine sehr lange Todesangstperiode. Das Adrenalin, das hierbei freigesetzt wird, bleibt im Fleisch und ist menschenähnlich genug, um vom menschlichen Körper aufgenommen zu werden. So ißt man mit jedem Stück Fleisch einen Streß- und Aggressionsfaktor mehr mit.

4. Fleisch enthält viel Harnsäure, ein Abfallprodukt des Muskelstoffwechsels. Unsere Nieren jedoch haben nur eine begrenzte Kapazität, Säure abzuführen. So kann leicht durch die zusätzliche Harnsäure aus Fleischverzehr eine chronische Harnsäurevergiftung entstehen, die verantwortlich ist für viele Krankheiten, beispielsweise rheumatischer Natur.

5. Tiere sind unsere Freunde. Wer je einer Kuh tief in die Augen geschaut hat – könnte es bestimmt nicht übers Herz bringen, sie zu schlachten. Und wenn man sich einmal die Umstände ansieht, unter welchen Tiere in der Massentierproduktion gehalten werden...

6. Fleisch ist ein wirtschaftlich uneffizientes Nahrungsmittel. Einmal abgesehen von der Zerstörung der Regenwälder für die Rinderzucht kann man auf derselben Fläche zwölfmal so viele Kalorien mit Nahrungspflanzen erzeugen, als wenn man zunächst Tiere darauf weiden läßt und sie dann schlachtet. Also: Ohne Fleisch keine Welthungerprobleme mehr.

7. Man braucht keine Angst vor Eiweißmangel zu haben. Abgesehen von Milch- und Sojaprodukten, die an sich schon ein komplettes Eiweiß liefern, gibt es auch ausgezeichnete Nahrungsmittelkombinationen, die hochwertigeres Eiweiß als Fleisch, Fisch oder Eier liefern – zum Beispiel Hülsenfrüchte kombiniert mit Getreide, oder Nüsse und Getreide.

Die Entscheidung, konsequent vegetarisch zu essen, ist ein großer Schritt. Es kann dabei sehr hilfreich sein, einmal einen vegetarischen Kochkurs zu besuchen, damit das Essen mit Lust und Freude verbunden bleibt.

Wie gut vegetarisches Essen schmecken·kann, beweisen viele mexikanische, indische und andere Gerichte.

Der nächste große Schritt wäre eine Umstellung auf eine Ernährungsform, die in ihrer Konsequenz eine optimale Gesundheit beinahe garantiert. Es geht um die *Pritikin-Diät,* die in der 3HO empfohlen wird. Nathan Pritikin ist ein Amerikaner, der vor etwa 20 Jahren an einer schweren Herzkrankheit erkrankte. Seine Ärzte erzählten ihm, daß er nur noch etwa ein Jahr zu leben hätte. Pritikin fügte sich aber nicht so leicht in sein Schicksal, sondern versuchte in diesem Jahr alles, was er über Herzkrankheiten finden konnte, zu lesen und zu lernen. Schon bald fiel ihm eine Sache auf: Bei vielen Naturvölkern sind Herzerkrankungen nahezu unbekannt, ebenso Krebs, Zuckerkrankheit und andere Zivilisationskrankheiten. Das hätte natürlich auch darin seine Ursache haben können, daß Naturvölker viel weniger unter Streß zu leiden haben als wir. Aber dann entdeckte Pritikin, daß auch im Westen in Kriegszeiten, wenn Streß und Angst ihren Höhepunkt erreichten, statistisch betrachtet die Zahl der Zivilisationskrankheiten zurückgegangen war.

Daraus schloß er, daß Herzerkrankungen, Diabetes, Krebs, Rheuma und andere Zivilisationskrankheiten primär eine Sache der Ernährung seien. Er setzte sich selbst auf eine Art ›Kriegs-Diät‹: kein Cholesterin, kein Fett, keinen Zucker, kein Salz und kein Nikotin, Alkohol oder Koffein.

Tatsächlich wurde er sehr schnell gesund. Später tat er sich mit anderen Forschern zusammen, um Bücher über seine Diät zu schreiben. Seine eigenen Ergebnisse untermauerte er dabei mit vielem anderen Forschungsmaterial. In den USA ist die Pritikin-Diät derzeit sehr beliebt. Es gibt dort auch einige Rezeptbücher, wie man trotz dieser Einschränkungen lecker kochen kann.

Die Hintergründe der Einschränkungen Pritikins sind die folgenden:

Keine cholesterinreiche Ernährung

Cholesterin ist ein fettiger, perlartiger Kohlenwasserstoff, der nur in kleinen Mengen im Körper gebraucht wird. Er hat die Fähigkeit, Fettsäuren zu binden, und bindet sie leider auch an die Wände der Blutgefäße. Deshalb ist ein zu hoher Cholesterinspiegel im Blut Ursache für arteriosklerotische Erkrankungen (Arterienverkalkung), die wiederum Bluthochdruck, Herzinfarkte und Schlaganfälle begünstigen. Obwohl Cholesterin auch im Körper selbst produziert wird, hilft eine vegetarische Ernährung sehr, den Cholesteringehalt im Blut zu senken. In pflanzlichen Nahrungsmitteln ist nämlich kein Cholesterin enthalten. In der ursprünglichen Pritikin-Diät, die nichtvegetarisch ist, war es allerdings nicht so einfach, die Cholesterineinnahme zu beschränken. Deshalb legte Pritikin lange Listen mit Colesterinwerten der nichtpflanzlichen Nahrungsmittel an.

Kein Nikotin / Alkohol / Koffein / Tein

Auch dies ist leicht einzusehen, wenn auch für viele Menschen schwer zu befolgen. All diese Stimulantia nähren den Körper nicht, sondern peitschen ihn auf. Die belebende Wirkung, welche man bei ihrem Genuß verspürt, ist nur die Anstrengung des Körpers, der versucht, ein Gift wieder loszuwerden. Die Folgen bei regelmäßiger Verwendung sind dauernder Streß für den Körper und früherer Verschleiß.

Kein Salz

Jedes Nahrungsmittel enthält natürliche Salze. Extra Salz ist eigentlich überflüssig. Es beeinflußt den Blutdruck und strapaziert die Nieren. Deshalb sollte man der Nahrung nicht extra Salz zufügen.

Keine Süßmittel

Die meisten Nahrungsmittel enthalten auch natürlich Zucker – alle Früchte, Getreide und Gemüse zum Beispiel. Diese komplexen Zuckersorten in ihrem natürlichen Zustand kann der Körper leicht verarbeiten. Raffinierter Zucker aber ist fast ein rein chemisches Produkt, so stark, daß es dem Körper sogar gewisse Mineralien entzieht.

Auch Honig, der schon viel gesünder ist als raffinierter Zucker, ist immer noch eine zu konzentrierte Form von Zucker. Deshalb sollte man versuchen, möglichst ganz auf zusätzliche Süßmittel zu verzichten. Übrigens, wenn man dies eine Zeitlang getan hat, baut sich sogar allmählich der weitverbreitete ständige Süß-Hunger völlig ab.

Keine Fette

Außer den natürlichen Fetten, in Getreide zum Beispiel, die ausreichen, um die fettlöslichen Vitamine A und E zu transportieren, benötigen wir kein Fett. Selbst ungesättigte Fettsäuren senken den Fettgehalt im Blut nur unwesentlich im Vergleich zu jeglichem Verzicht auf Fett.

Für viele Menschen, die zum Beispiel auf Leinöl schwören, ist diese Empfehlung nur schwer zu verstehen. Das Einleuchtendste ist hierbei der Vergleich mit wildlebenden Tieren, wie zum Beispiel Affen, denen wir einmal während unserer Evolution zum Menschen in unserer Lebensweise sehr ähnlich waren.

Aufgrund dieser natürlichen Lebensweise, die kaum konzentrierte Fette enthält, hat unser Körper die Form und Funktion erhalten, die er heute hat.

Die Pritikin-Diät ist, auch wenn man sie mit einer biologisch vegetarischen Vollwertkost kombiniert, relativ leicht durchzuhalten – vorausgesetzt, man entwickelt beim Kochen einige Kreativität. Sie ist die beste Dauer-Diät, die man sich vorstellen kann – wobei man, wenn man keine ernsthafte Erkrankung hat, dabei ruhig ab und zu ›sündigen‹ darf. Sie bewahrt einen vor Zivilisationskrankheiten und vermindert den körperlichen Verschleiß so sehr, daß Nathan Pritikin behauptet, das Leben werde damit um 30 Jahre verlängert. Außerdem bewirkt sie eine allmähliche Geschmacksverfeinerung, die eine solche Ernährung genauso zum Genuß werden läßt wie die übliche süße, salzige und fette Kost.

Ein weiterer Schritt in der Ernährungskunst (die Reihenfolge dieser verschiedenen Schritte ist übrigens beliebig) ist der, ab und zu eine Reinigungsdiät zu machen. Wasserfasten ist effektiv und intensiv, kann aber den Körper ziemlich aus dem Gleichgewicht bringen. Deshalb empfiehlt Yogi Bhajan sogenannte *Mono-Diäten*. In einer Mono-Diät ißt man eine bestimmte Zeit lang – eine Woche oder sogar einen Monat – nur ein Nahrungsmittel, um den Körper zu reinigen.

Im folgenden dafür einige Beispiele und die jeweilige Saison, in der man sie am leichtesten durchführen kann:

Frühling: Gründiät

Fünf bis vierzig Tage ißt man in dieser Diät nur grüne Gemüse. Alle grünfarbigen Gemüse wie Spinat, Salat, Brokkoli, Sprossen, grüner Spargel, Selleriestangen, Feldsalat, Löwenzahn, Mangold usw. Man kann die Gemüse gedämpft, mit wenig Wasser gekocht oder roh als Salat essen. Wegen der Verwandtschaft des Chlorophyll, des grünen Farbstoffes der Pflanzen, zu Hämoglobin, dem roten Farbstoff im Blut, wirkt diese Diät besonders anregend für Blutaufbau und Reinigung. Das braucht man nach einem langen Winter.

Sommer: Melonendiät

3 Tage nur Honigmelonen (abführend, gut für den Magen)
3 Tage nur Wassermelonen (reinigt Leber und Nieren)
3 Tage nur Papayas (für Verdauung und Darmreinigung)
3 Tage nur Honigwasser und Zitrone (für Mineralien, entzieht Schleim)
3 Tage nur Wasser (allgemeine Reinigung)
Dann wieder rückwärts:
3 Tage nur Honigwasser und Zitrone
3 Tage nur Papayas
3 Tage nur Wassermelonen
3 Tage nur Honigmelonen

Dies ist eine intensive Reinigungsdiät, und man muß anschließend behutsam vorgehen. Zuerst sollte man nur Früchte essen, dann Yoghurt dazu, dann Gemüse. Erst nach einigen Tagen Nüsse, Hülsenfrüchte und Getreide in den Speiseplan aufnehmen.

Herbst: Zucchinidiät

5 Tage lang nur rohe Zucchinis essen (die kleinen sind die besten).

Um die Ernährungsweise für Praktizierende des Kundalini-Yoga noch einmal zusammenzufassen: Wir essen *lakto-vegetarisch, biologische Vollwertprodukte* ohne chemische Zusätze mit einer Tendenz zur *Pritikin-Diät* (auf jeden Fall ohne Alkohol, Koffein und minimal zusätzlichem Fett, Süßmittel und Salz). Ab und zu, mindestens einmal pro Jahr, machen wir eine *Reinigungsdiät*.

Übungsreihen, die man für die Verdauungsorgane machen kann

Haltungsübungen

Haltungen, um Darmgas, das giftig ist und Druckschmerzen verursachen kann, loszuwerden (s. Übung 2 der nachfolgenden Übungsreihe).
Haltungen, bei denen der Dickdarm in die beste Position für die Ausscheidung gebracht wird (s. Übung 8).

Übungen, die Druck auf die Bauchhöhle ausüben

in der Bauchlage,
durch innere Massage mit Uddhyana Bandha (Zwerchfell und Bauchmuskulatur),
mit Hilfe der Hände.

Übungen mit einer Reflexwirkung durch Rektumkontraktion

(s. Übung 2)

Reinigungsübungen mit Wasser, Luft oder Lehm

Übungen für die Testmuskeln

Weil es bei den Verdauungsorganen um drei verschiedene Meridiane geht, gibt es natürlich entsprechend viele Testmuskeln. Interessant ist, daß die Magen-Testmuskeln genau die Muskeln sind, die an der Bewegung beteiligt sind, die man macht, um Essen in den Mund zu führen. Die Dickdarm-Testmuskeln wiederum sind alle beteiligt an der traditionellen Ausscheidungshaltung, der *Krähenposition* (Hocke auf flachen Füßen).

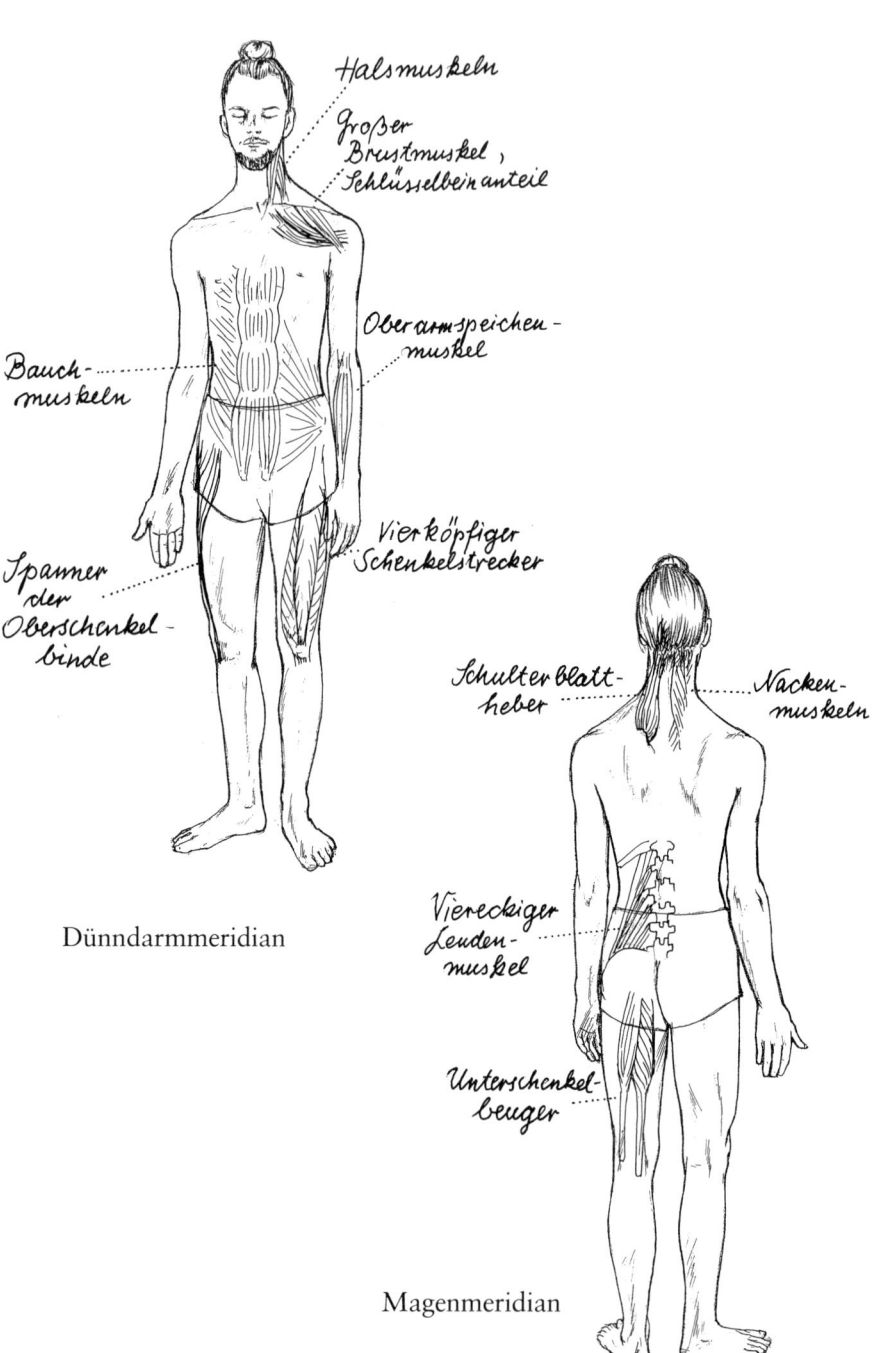

Halsmuskeln

Großer
Brustmuskel,
Schlüsselbeinanteil

Oberarmspeichen-
muskel

Bauch-
muskeln

Spanner
der
Oberschenkel-
binde

Vierköpfiger
Schenkelstrecker

Schulterblatt-
heber

Nacken-
muskeln

Viereckiger
Lenden-
muskel

Unterschenkel-
beuger

Dünndarmmeridian

Magenmeridian

Testmuskeln für den

Magenmeridian

- Großer Brustmuskel, Schlüsselbeinanteil (*M. pectoralis major clavicularis*): bewegt den Arm nach vorn und zum Körper hin und hilft bei der Einwärtsdrehung.
- Schulterblattheber (*M. levator scapulae*): hebt und dreht das Schulterblatt.
- Hals- und Nackenmuskeln: halten und biegen den Kopf.
- Oberarmspeichenmuskel (*M. brachioradialis*): biegt den Ellenbogen und dreht den Unterarm.

Dünndarmmeridian

- Vierköpfiger Schenkelstrecker (*M. quadrizeps femoris*): streckt das Knie beim Aufstehen, Gehen und Steigen (größter, kräftigster Muskel des Körpers, ist schwach bei Darmkrämpfen und Verdauungsstörungen).
- Bauchmuskeln (*M. abdominis*): stützen die Eingeweide, helfen bei der Ausatmung und beugen die Wirbelsäule nach vorn.

Dickdarmmeridian

- Spanner der Oberschenkelbinde (*M. tensor fasciae latae*): hilft den Oberschenkel im Hüftgelenk zu bewegen, abzuspreizen und nach innen zu drehen sowie das Knie zu strecken.
- Unterschenkelbeuger: beugen das Knie und drehen das Bein bei gebeugtem Knie.
- Viereckiger Lendenmuskel (*M. quadratus lumborum*): hält den Rumpf aufrecht, biegt die Wirbelsäule seitwärts und hilft dem Zwerchfell bei der Atmung.

Übungen für Magen, Dünndarm und Dickdarm

(Pro Übung 1 – 3 Minuten. Bei Übungen mit ✳ die Dynamik langsam steigern. Außerdem – die Gedankenkonzentration nicht vergessen, *Sat* beim Einatmen, *Nam* beim Ausatmen.)

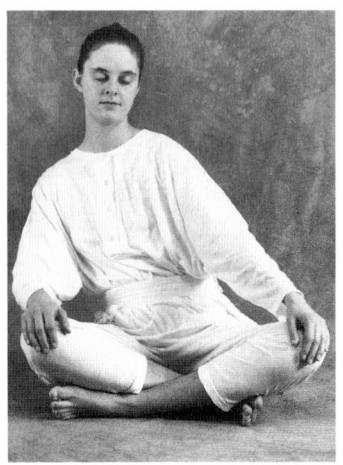 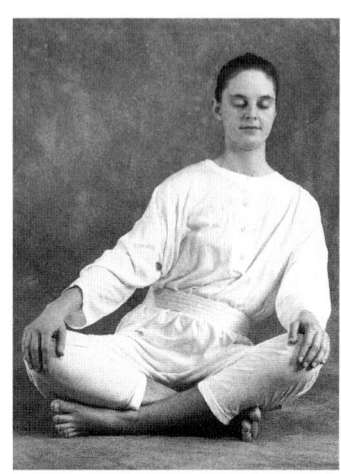

1. Vatskar Dhouti

Einfache Haltung, die Hände sind auf den Knien.
Atme tief ein, atme aus, atme ein und trinke in kleinen Schlucken Luft in deinen Magen.
Mit *eingehaltenem Atem* kreise deinen Magen erst in die eine, dann in die andere Richtung.
Dann *atme aus, wieder ein, aus, ein,* und wiederhole diesen Zyklus noch zweimal.

Diese Übung sollte man immer mit leerem Magen und nicht mehr als zweimal pro Tag machen. Reinigung durch die Luft.

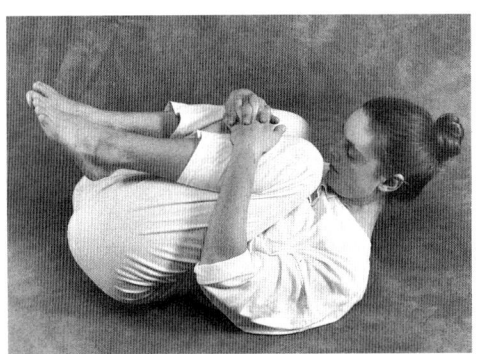

2. In der Rückenlage

Bringe die Knie zur Brust, die Arme um die Knie geschlungen. Die Nase ist zwischen den Knien.
Feueratem.
Zum Abschluß der Übung: Noch in der Haltung atme ein, atme aus und pumpe deine Rektum-Muskeln ein und aus (Ashvini-Mudra oder Stuten-Mudra). Wiederhole diesen Teil dreimal.

Wirkt auf die Dünndarm-Testmuskeln: die Bauchmuskeln. Die Dickdarm-Testmuskeln werden z. T. gestreckt, z. T. gespannt. Durch die Kombination von Druck und Haltung wird Gas aus dem Darm getrieben. Das Stuten-Mudra ist eine Dickdarm-Reflex-Übung.

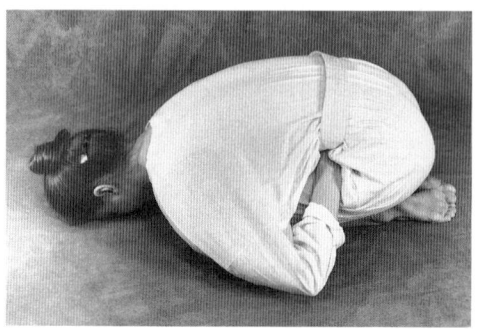

3. Fersensitz

Drücke beide Hände (alle Finger zusammen) in deinen Nabel-punkt. Beuge deinen Oberkörper nach vorn in die Babyposition. *Atme ein durch die Nase, atme mit einem Zischlaut durch den Mund aus.* Bei jeder zischenden Ausatmung spanne Mulabandha (die Beckenboden-, Geschlechts-organ- und unteren Bauch-Muskeln) an.

Der Druck auf den Nabelpunkt stimuliert den Dünndarm. Das Anziehen von Mulabandha ergibt eine innere Massage und wirkt auf die Testmuskeln (Bauchmuskeln).

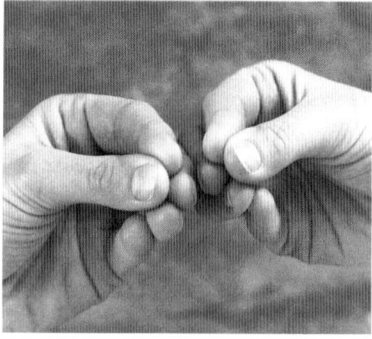

Kurze Entspannung in der Rückenlage (etwa 2 Minuten)
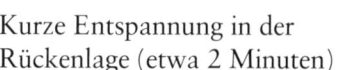

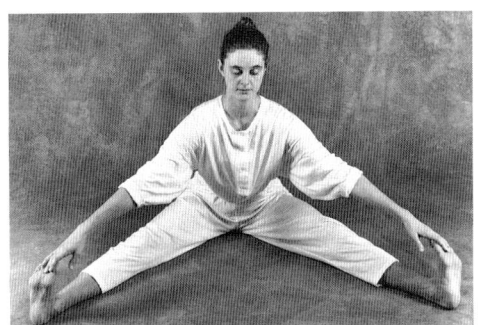

Einatmen   Ausatmen

4. Im Sitzen ✳

Mit gegrätschten Beinen.
Fasse deine Zehen (oder Fuß-
gelenke), die Knie müssen durch-
gedrückt sein.
Atme ein, richte dich hoch auf.
Atme aus, beuge dich zum rech-
ten Knie.
Atme ein, richte dich hoch auf.
Atme aus, beuge dich zum linken
Knie.
Atme ein, richte dich hoch auf.
Atme aus, beuge dich zur Mitte.
Usw.

Diese traditionelle Übung gegen
Verstopfung streckt zwei der
Dickdarm-Testmuskeln, die
Unterschenkelbeuger und den
Viereckigen Lendenmuskel, und
spannt den Vierköpfigen
Schenkelstrecker (Dünndarm-
Testmuskel).

Einatmen

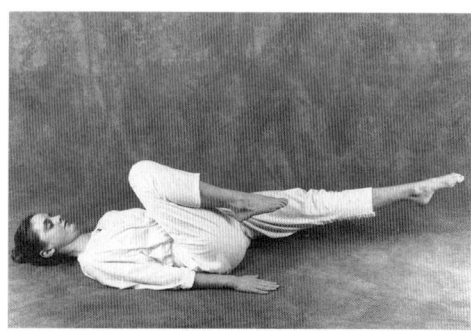

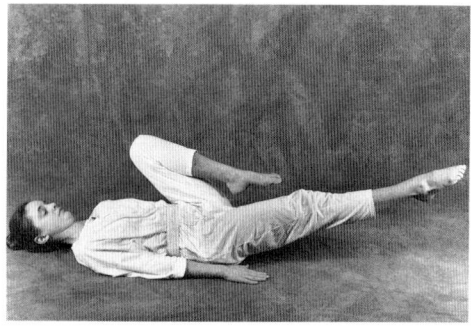

Ausatmen

5. Rückenlage

Hebe die Beine ungefähr
30 Zentimeter über den Boden.
Einatmen: Ziehe ein Knie zur
Brust, das andere bleibt ge-
streckt.
Ausatmen: Ziehe das andere
Bein zur Brust, das vorher ge-
beugte Bein wird nun gestreckt.
Usw.

Das Strecken trainiert die Dünndarm-Testmuskeln, den Vierköpfigen Schenkelstrecker und
die Bauchmuskeln. Das Beugen
trainiert den Unterschenkelbeuger, einen Dickdarm-Test-
muskel.

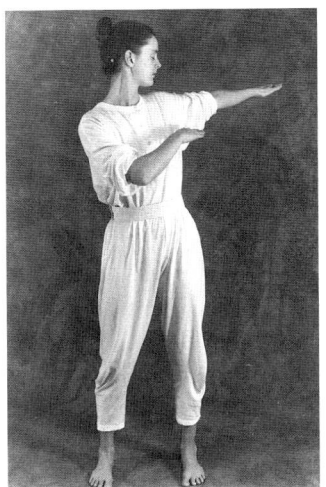 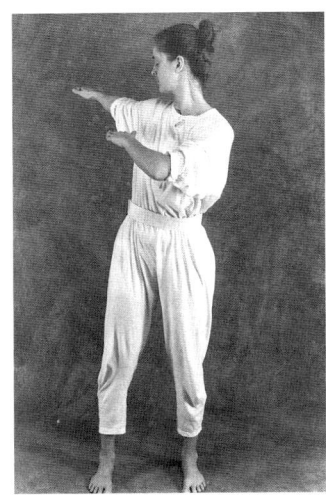

Links   Rechts

6. Im Stehen ✳

Mit gegrätschten Beinen.
Strecke die Arme seitwärts in
Schulterhöhe parallel zum
Boden.
Atme ein, drehe deinen Ober-
körper nach links. Die rechte
Hand berührt dabei die linke
Brustseite.
Atme aus, drehe deinen Ober-
körper nach rechts. Die linke
Hand berührt dabei die rechte
Brustseite.
Usw.

Streckt die Magen-Testmuskeln,
die Oberarmspeichen-Muskeln
und den Großen Brustmuskel.
Außerdem werden der Spanner
der Oberschenkelbinde, der
Viereckige Lendenmuskel (Dickdarmmeridian) und der Schenkelstrecker angespannt.

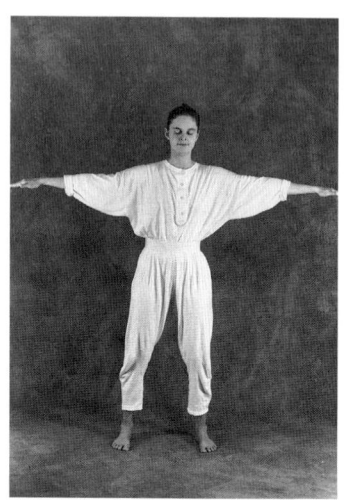 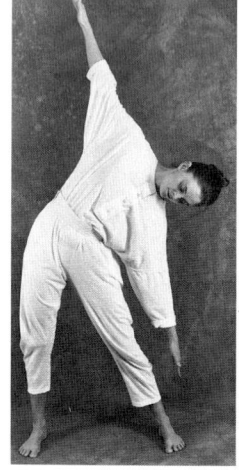 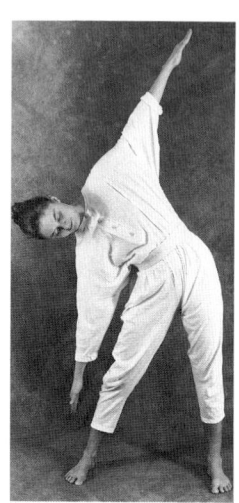

Atme ein Mitte   Atme aus links   Atme aus rechts

7. Im Stehen

mit gegrätschten Beinen.
Strecke die Arme seitwärts
parallel zum Boden.
Atme ein, atme aus und beuge
deinen Oberkörper, so weit du
kannst, nach links.
Atme ein und richte dich wieder
auf.
Atme aus und beuge deinen
Oberkörper dabei, so weit du
kannst, nach rechts. Usw.

Dickdarm-Übung: Streckt und
spannt den Spanner der Oberschenkelbinde und den Viereckigen Lendenmuskel.

Kurze Entspannung in der Rückenlage (2 Minuten – konzentriere
dich auf deinen Atem)

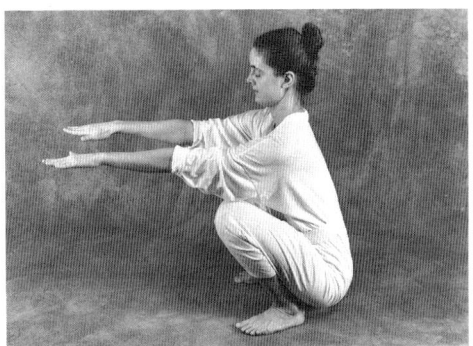

8. Krähenposition

Komm in die Hocke, laß die Füße flach auf dem Boden. Die Arme sind parallel zum Boden nach vorne gestreckt, Handflächen nach unten. *Feueratem.*

Wenn du bei dieser Übung die Füße nicht flach auf den Boden bekommen kannst, nimm sie etwas weiter auseinander und drehe sie weiter nach außen. Diese ›beste Haltung für die Darmentleerung‹ spannt die Dickdarm-Testmuskeln.

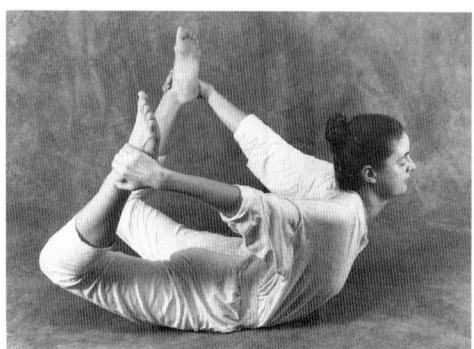

9. Bogenhaltung

In der Bauchlage greife deine
Fußgelenke.
Ziehe dich hoch.
Feueratem.

Druck auf die Bauchhöhle,
Massage der Bauchorgane.
Starke Anspannung des Vier-
köpfigen Schenkelstreckers.

Entspanne dich in der Rückenlage (10 – 15 Minuten)

Mache die fünf Aufwachschritte

Da das große Thema der Verdauungsorgane die *Reinigung* ist, läßt sich
die Übungsreihe gut mit dieser Reinigungsmeditation kombinieren:

›Blaues Licht‹ Reinigungs-Meditation

Haltung

Einfache Haltung. Die Hände in *Gyan Mudra* auf den Knien.

Atem

Atme ein in vier Teilen, atme langsam ohne Unterbrechung aus.

Visualisation

Mit dem Einatmen in vier Teilen visualisiere ein weißes Licht, das
durch dein Sonnenzentrum, das Kronenchakra am Scheitelpunkt, in
dich hineinströmt.
Mit dem Ausatmen visualisiere ein blaues Licht, das durch alle deine
Poren hinausströmt und deine *Aura* füllt.

Zeit

Beginne mit 5 – 15 Minuten. Später kannst du es bis zu 31 Minuten
aufbauen, wobei dann auch allmählich die Einatmung weiter aufge-
teilt wird, in bis zu neun Teile.

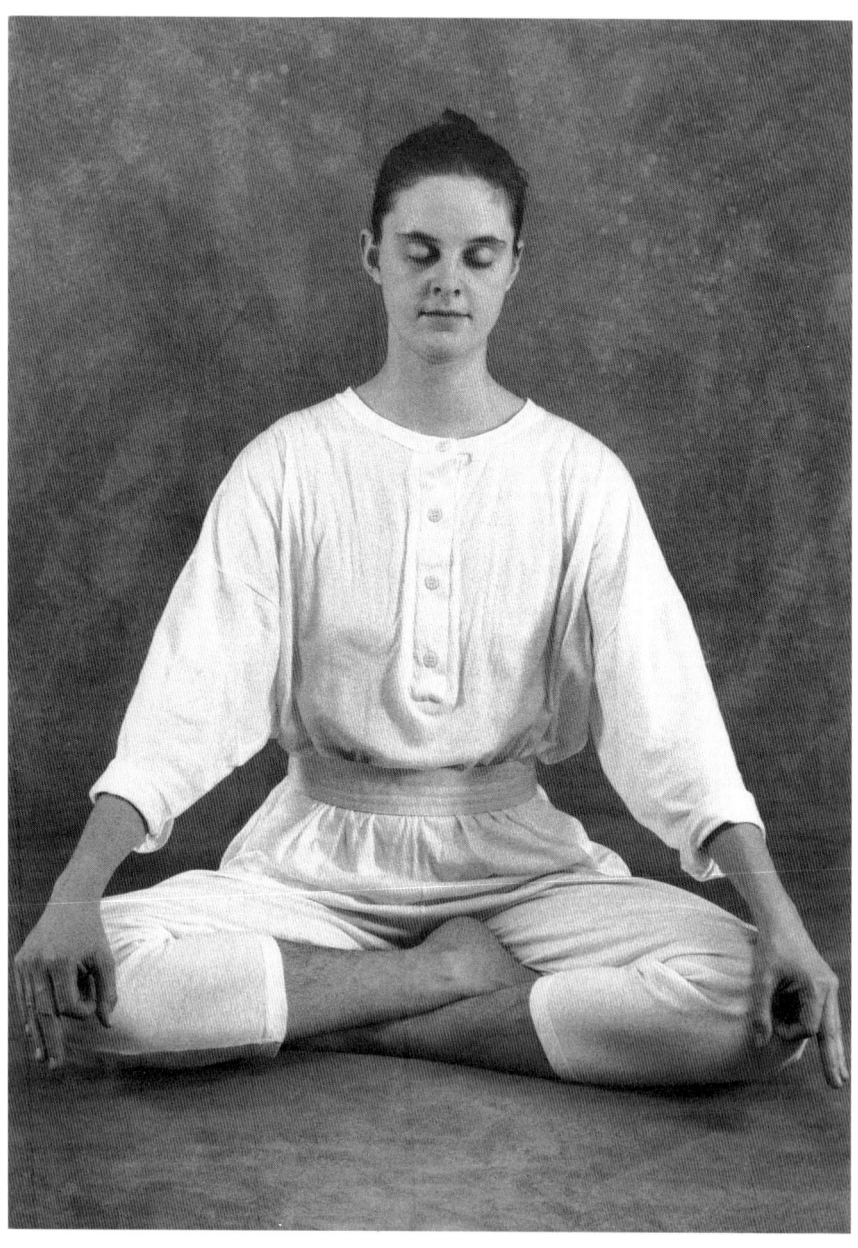

12 Wut und Wachstum

Leber und Gallenblase gehören funktionell eng zusammen. Energetisch und psychosomatisch sind sie aber sehr verschieden. Der Lebermeridian verläuft von der Lebergegend bis zum großen Zeh.

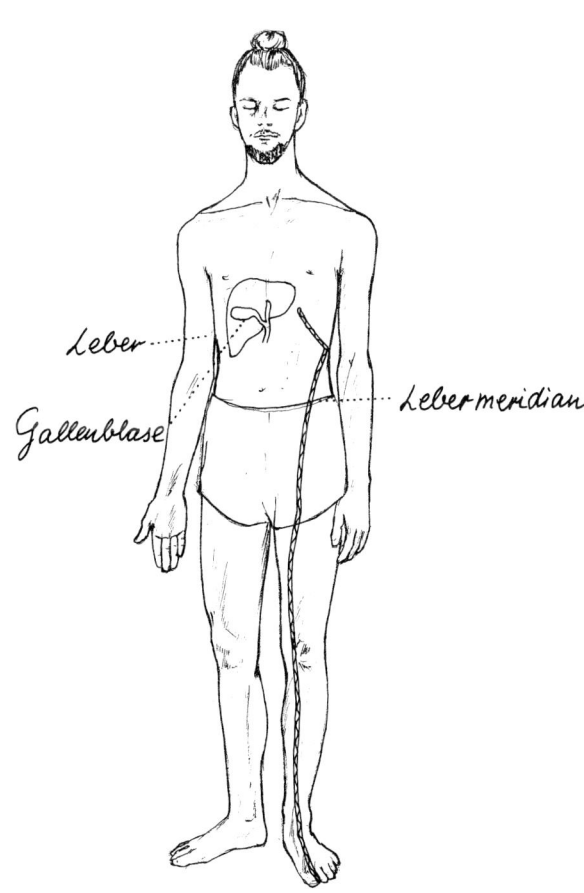

Die Leber ist ein Organ mit einer enormen Vielseitigkeit. Sie erfüllt Hunderte verschiedener Funktionen. Als Drüse produziert sie Gallenflüssigkeit für die Fettverdauung. Für den Energiehaushalt des Körpers wandelt sie *Glucose* (Zucker) in speicherbares *Glykogen* um und *Glykogen* wenn nötig in *Glucose*. Sie entgiftet das Blut, das aus dem Darm immer zunächst über die Leber strömt. Sie vernichtet verbrauchte Hormone, Zellabfallstoffe sowie alle Gifte. Außerdem produziert sie Harnstoffe für den Eiweißstoffwechsel.

Außergewöhnlich ist besonders die Fähigkeit der Leber zur Selbst-Heilung. Sie ist das einzige Organ, das sich selbst regenerieren kann, sogar wenn sie teilweise zerstört ist.

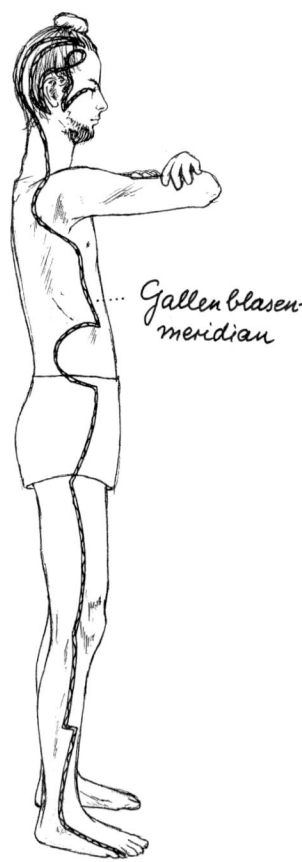

Gallenblasen-meridian

Astrologisch betrachtet fällt die Leber unter den Planeten *Jupiter*. Jupiter repräsentiert das planetarische Prinzip des Wachstums, des Positiven Denkens, der Heilung, Sinnfindung und des Fragens nach dem großen ›Warum‹. Meist ist es in Lebenssituationen, in denen man das Bewußtsein für jede tiefere Bedeutung des Lebens verliert, in denen Jupiter seine negative Seite zeigt: die Unmäßigkeit in all ihren Formen. Unmäßigkeit bei Fett, Süßigkeiten, Alkohol etc. lassen sogar die regenerationsfähige Leber erkranken.

Wenn die Leber krank ist, reinigt sie sich über die Gallenblase, durch die auch im Normalfall die ausgesonderten Giftstoffe in den Darm abfließen.

Die Gallenblase wird astrologisch-psychosomatisch vom Planeten *Mars* regiert, der für Kampfeslust und Aggression steht – und für die Fähigkeit, sich durchzusetzen und zu behaupten. Als Aufbewahrungsorgan für die bittere gelbgrüne Gallenflüssigkeit verkörpert die Gallenblase diese Eigenschaften auch physiologisch. Daher das Sprichwort, daß ›einem die Galle überfließt‹, wenn man zuviel Wut in sich angesammelt hat. Das Wort ›Koller‹ ist übrigens sprachgeschichtlich mit dem Wort ›Galle‹ verwandt, und in einigen anderen indogermanischen Sprachen ist ›Galle‹ gleichbedeutend mit ›Wut‹, woraus man schließen kann, daß diese Zusammenhänge unseren Vorfahren bereits gut bekannt waren.

Unterdrückt oder übertreibt man diesen Wutprozeß, dann entstehen als körperlicher Ausdruck dieses Musters zum Beispiel Gallensteine oder eine Gallenblasen-Entzündung.

Neben diesen spirituellen Prozessen der Sinnfindung und Selbstbehauptung spielt auch bei der Leber und der Gallenblase die Ernährung eine Hauptrolle. Alle Giftstoffe in der Nahrung und jedes Zuviel bei den Zutaten müssen von der Leber verarbeitet werden. Deshalb ist auch hier die Pritikin-Diät (s. S. 173) optimal. Generell sollte man bei Leberproblemen weder zu fett noch zu süß essen. Ebenso nicht nach Sonnenuntergang, weil die Leber nachts nicht verdaut, sondern dabei hilft, den Körper zu reinigen. Tatsächlich liegt der energetische Höhepunkt der Gallenblase bei 0.00 Uhr und der Leber bei 2.00 Uhr nachts.

Eine besondere Beziehung zur Leber hat das Vitamin A. Man kann beispielsweise eine durch langen Drogenkonsum oder Medikamentenmißbrauch geschädigte Leber in ihrer Regeneration dadurch unterstützen, daß man oft Karotten- und Rote-Bete-Saft trinkt. Yogi Bhajan empfiehlt aber bei Leberproblemen auch einfach viel Bewegung. Jeder Mensch sollte jeden Tag wenigstens eine Stunde lang spazierengehen, und sei es nur, um durch die innere Massage dieser einfachen Bewegung die inneren Organe und besonders die Leber gesund zu erhalten.

Übungsreihen, die man für Leber und Gallenblase machen kann

Übungen mit innerer Massage

■ über das Zwerchfell
■ durch Druck auf die Bauchhöhle oder durch den zurückgebogenen Rücken
■ durch Blutdruck in bestimmten Haltungen

Übungen für die Testmuskeln

1. Leber

■ Großer Brustmuskel, Brustbeinanteil (*M. pectoralis major sternalis*) zieht den Arm zum Körper und hilft, ihn einwärts zu drehen.
■ Rautenmuskel (*M. rhomboideus*), dreht die Schulterblätter und zieht sie nach innen.

2. Gallenblase

■ vorderer Teil des Deltamuskels (*M. deltoidus anterior*), hilft den Arm nach vorn zu heben.
■ Kniekehlenmuskel (*M. popliteus*), dreht den Unterschenkel nach innen und hilft das Knie zu beugen.

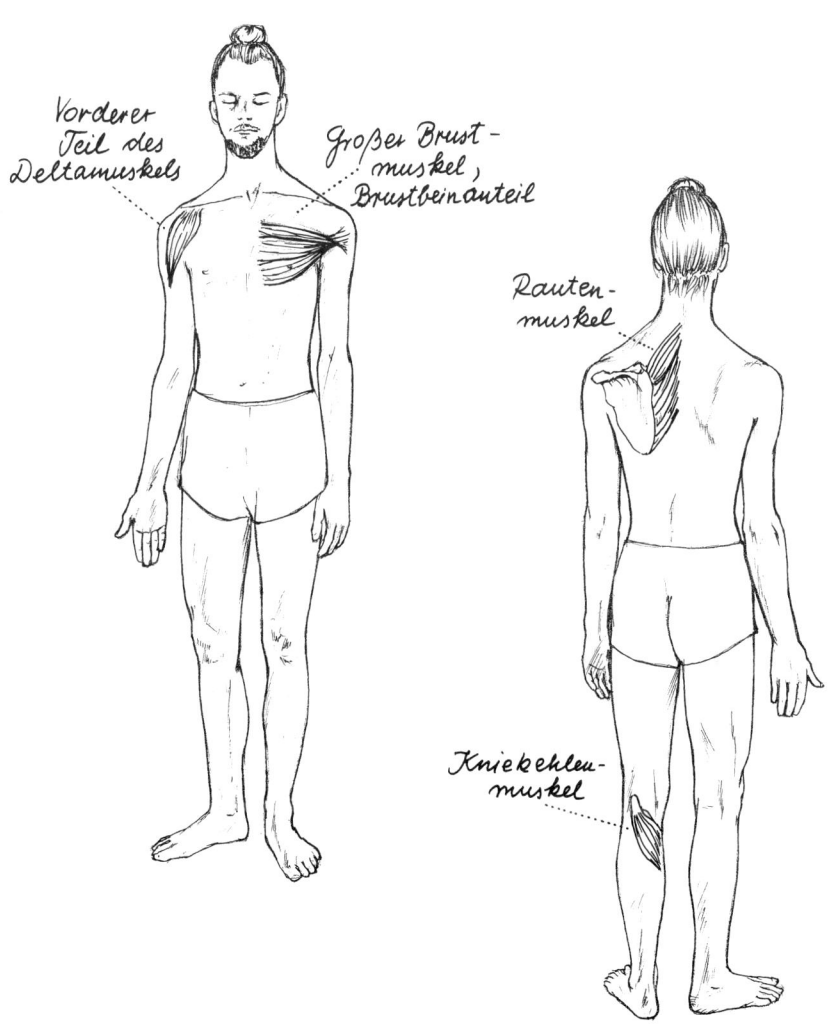

Übungen für Leber und Gallenblase

(Pro Übung 1 – 3 Minuten. Bei Übungen mit ✳ die Dynamik langsam steigern. Die Gedankenkonzentration nicht vergessen: *Sat* beim Einatmen, *Nam* beim Ausatmen.)

Atme ein

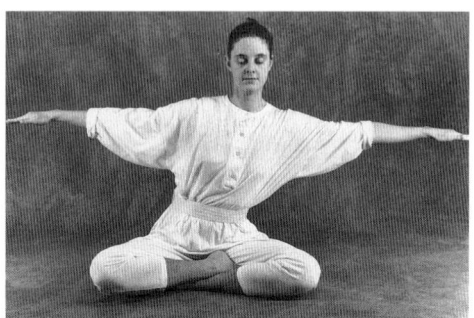

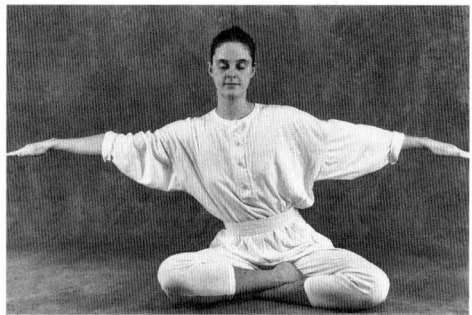

Atme aus

1. Einfache Haltung

Strecke die Arme parallel zum
Boden zur Seite aus.
Atme ein, schiebe dabei den
Oberkörper parallel zum Boden
nach links. Der Oberkörper
bleibt gerade, und auch der Kopf
wird nicht geneigt.
Atme aus, und schiebe dabei
deinen Oberkörper in derselben
Weise zur rechten Seite.
Usw.

Bei dieser Übung massiert das
Zwerchfell die Leber und den
Magen.
Die Leber-Testmuskeln sind
bei der Streckung der Arme
beteiligt.

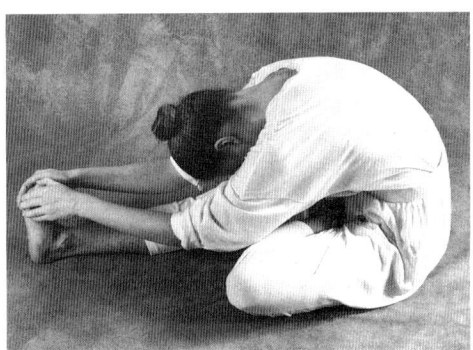

Feueratem

2. Im Sitzen

Strecke das rechte Bein gerade aus, lege den linken Fuß in die Leistenbeuge (oder die Fußsohle an den Oberschenkel, wenn du nicht gelenkig genug bist).
Fasse die rechten Zehen (oder das Fußgelenk) und strecke dich so weit wie möglich nach unten. *Feueratem.*

Streckt den Gallenblasen-Test-muskel: Kniekehlenmuskel. Diese Leber / Gallen-Übungen sind meist nicht symmetrisch. Sie werden nur an einer Seite gemacht.

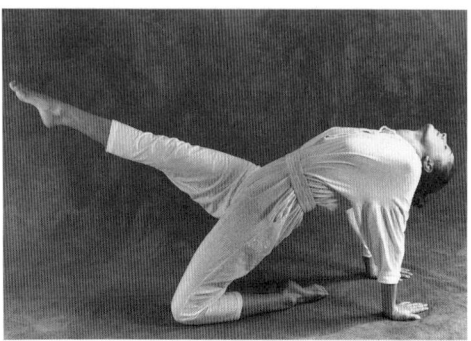

Feueratem

3. Auf der linken Ferse sitzend

Strecke das rechte Bein vor und
stütze die Hände hinter dir auf
den Boden. Hebe die Hüften an.
Lasse den Kopf nach hinten
fallen. Hebe das rechte Bein
60 Grad hoch.
Feueratem.

Die Armhaltung wirkt über den
Rautenmuskel und die Streckung
des Großen Brustmuskels auf
den Lebermeridian. Der 60-
Grad-Winkel stimuliert die
Leber, und die Rückwärts-
dehnung des Rückens fördert
ihre Durchblutung.

Kurze Entspannung in der
Rückenlage, bis zu 2 Minuten.

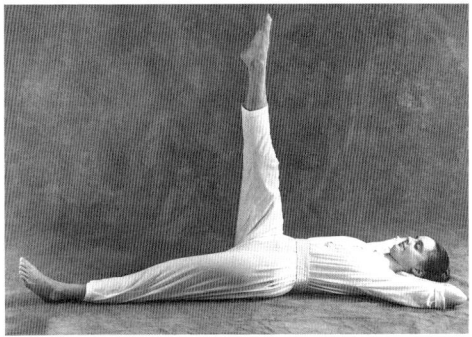

Feueratem

4. Rückenlage

Verschränke die Hände im Venusschloß hinter dem Nacken. Hebe das rechte Bein mit durchgedrücktem Knie 90 Grad hoch.
Feueratem.

Anregung der Blutzirkulation in der rechten Körperhälfte, wo sich die Leber befindet. Streckung des Kniekehlenmuskels.

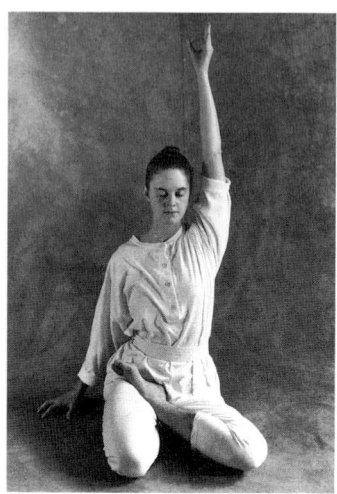

Feueratem

5. Auf der rechten Ferse sitzend

Lege deinen linken Fuß in die rechte Leiste. Halte den linken Arm hochgestreckt, die Hand in Gyan Mudra (Daumen und Zeigefinger zusammen). Stütze dich mit der rechten Hand auf dem Boden ab. *Feueratem.*

Gallenblasenübung über den vorderen Teil des Deltamuskels. Alle Übungen mit Feueratem massieren die Leber über das Zwerchfell.

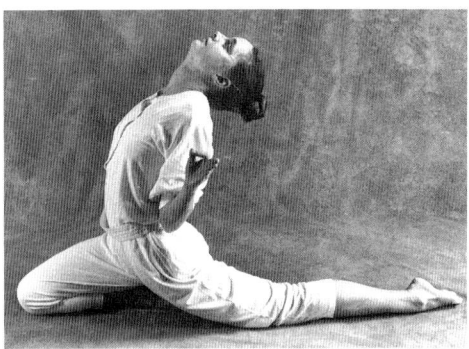

Langer, tiefer Atem

6. Auf der rechten Ferse sitzend

Strecke das linke Bein nach hinten gerade weg.
Winkle die Arme an, die Hände sind auf Ohrhöhe neben deinem Kopf, die Handflächen nach oben.
Ziehe die Ellenbogen nach hinten und drück den Rücken durch, so daß die Schulterblätter zusammengedrückt werden.
Biege deinen Kopf nach hinten, die Augen fixiert auf einen Punkt an der Decke.
Langer, tiefer Atem.

Kurze Entspannung in der Rückenlage, bis zu 2 Minuten.

Der große Brustmuskel und vor allem der Rautenmuskel werden beansprucht. Die Leber wird wie ein Schwamm zusammengedrückt, danach wird sie stärker durchblutet.

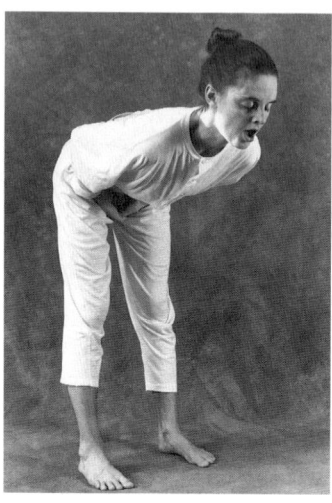

Feueratem durch den Mund

7. Im Stehen

Die Füße schulterbreit auseinander, biege deinen Oberkörper gerade nach vorn, bis er parallel zum Boden ist. Halte den Kopf hoch. Nimm die Hände ins Venusschloß und drücke sie gegen das Schambein. *Feueratem durch den Mund.*

Diese traditionelle Leberhaltung nutzt den Kreis, den der Lebermeridian um die Geschlechtsorgane in der Leistengegend macht.

Feueratem durch den Mund

Atme ein

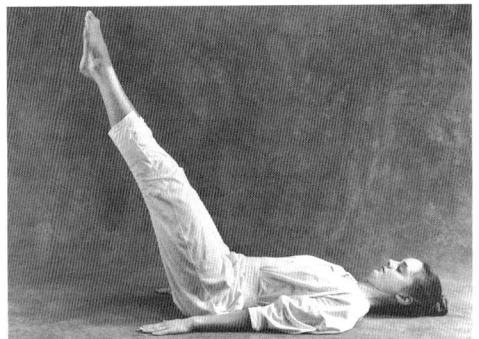

Atme aus

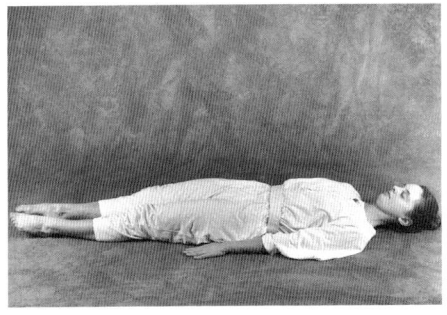
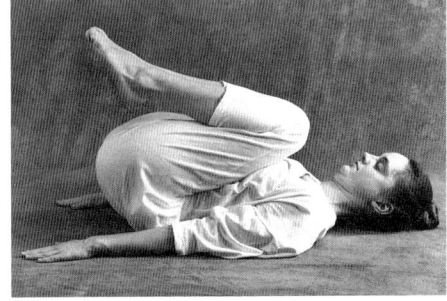

8. Pavan Sodhan Kriya

Rückenlage.
Atme ein und hebe die Beine ge-
streckt 60 Grad hoch. Position
etwa 10 Sekunden halten.
Atme aus und bringe deine Beine
zur Brust. Halte 10 Sekunden.
Atme ein und bringe die Beine
wieder gestreckt auf 60 Grad.
Halte 10 Sekunden.
Atme aus und senke die Beine
wieder gerade und gestreckt in
die Rückenlage ab.
Halte 10 Sekunden.
Wiederhole vier- bis achtmal.

Der 60-Grad-Winkel der Beine
wirkt energetisch stimulierend
auf die Leber. Außerdem wird
mit der Bauchmuskulatur ein
spezifischer Druck auf die Leber
erzeugt.

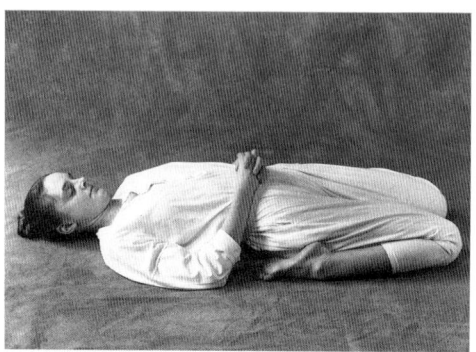

9. Zölibatssitz

Setze dich zwischen deine Unterschenkel.
Stütze dich vorsichtig nach hinten auf deine Ellenbogen. Dann, wenn es geht, lege dich auf deinen Rücken. Wenn du damit Probleme hast, bleibe auf die Ellenbogen gestützt und nimm eventuell ein Kissen unter das Gesäß. Verschließe die Hände im Venusschloß über dem Nabelpunkt. *Feueratem.*

Bei dieser Variation der traditionellen Fischposition wird der Große Brustmuskel gedehnt, und es wird ein Druck auf die Leber durch die Rückwärtsbeugung ausgeübt.

Lange tiefe Entspannung in der Rückenlage, 10 – 15 Minuten

Mache die fünf Aufwachschritte

Meditation für innere Stärke

Diese Meditation hilft, Wut zu verarbeiten. Mit dem Mantra *Jio,* ›geliebte Seele‹, bezieht man sich auf das Licht des höchsten Selbst, des höchsten Bewußtseins, in dem man sich und andere betrachten kann. Man öffnet sich für kreative Lösungen und Einsichten über Konflikte und Verspannungen. Das Ziel ist nicht, die Wut wegzunehmen, sondern seine Destruktivität in Kreativität umzuwandeln.

Haltung

Einfache Haltung mit den Händen in *Gyan Mudra* (siehe Übung 5 der letzten Übungsreihe) auf den Knien.

Du kannst diese Meditation auch auf einem Stuhl mit gerader Lehne machen. Halte den Rücken dann aufrecht und setze die Füße flach auf den Boden.

Mantra

Chante ununterbrochen:
JIO, JIO, JIO, JIO, JIO, JIO, JIO usw.
Jio bedeutet ›geliebte Seele‹.
Eine Wiederholung des Mantras dauert ungefähr eine Sekunde.

Das Singen von Mantren fördert übrigens nicht nur die Konzentration, sondern wirkt auch auf spezifische Reflex- und Akupunkturpunkte des Gaumens. Auf dem Gaumen gibt es 84 Meridianpunkte, die durch die Bewegung und Berührung der Zunge stimuliert werden. Diese Punkte beeinflussen direkt die Hirnanhangdrüse und andere Teile des Gehirns. Mit Hilfe der Mantren entstehen energetische Muster, welche über das Gehirn den Bewußtseinszustand in förderlicher Weise verändern können. Hierauf basiert *Naad-Yoga*, das Yoga des Klangstroms, als Wissenschaft der Mantren ein Bestandteil des Kundalini-Yoga.

Konzentration

Auf das ›Dritte Auge‹ zwischen den Augenbrauen.

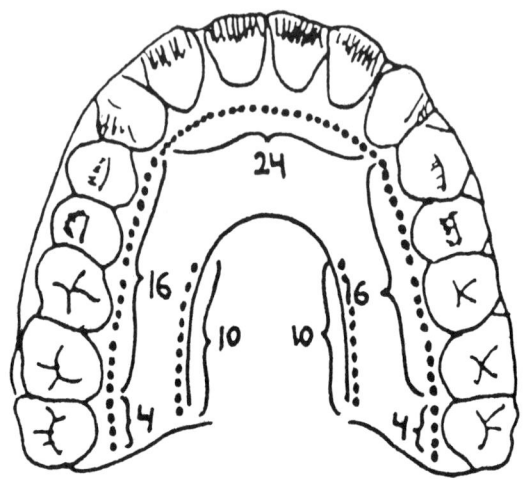

Darstellung des Gaumens mit den 84 Meridianpunkten

Atem

Einfach kommen und gehen lassen.

Visualisation

Stelle dir die Beziehung vor zwischen deinem höchsten Selbst und der Seele desjenigen, der dich wütend gemacht hat.

Zeit

Maximal 11 Minuten.

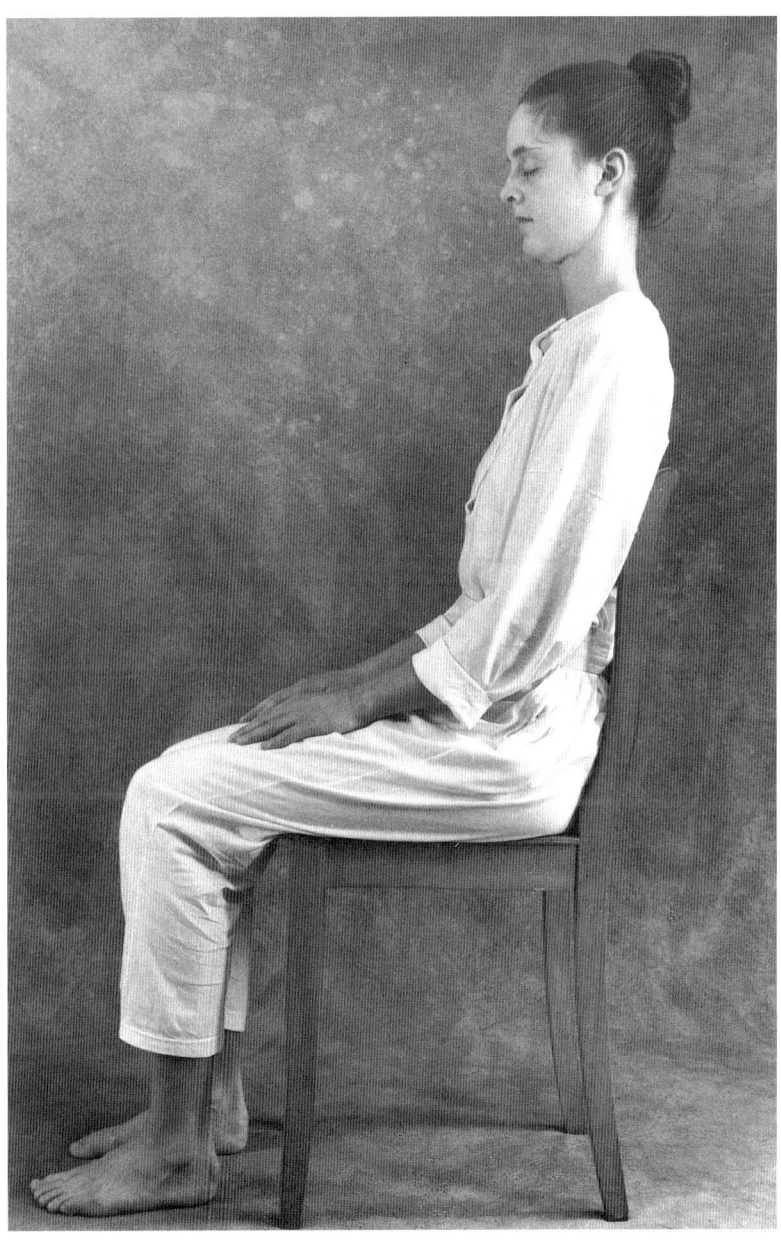

13 Das Immunsystem und die Liebe

Die Milz und die Bauchspeicheldrüse sind energetisch verbunden. Sie teilen sich zusammen einen Meridian. Dieser Meridian beginnt beim großen Zeh und verläuft über die Vorderseite des Körpers nach oben. Er endet an der Seite des Brustkorbes mit einem inneren Ast, der bis zur Zunge verläuft.

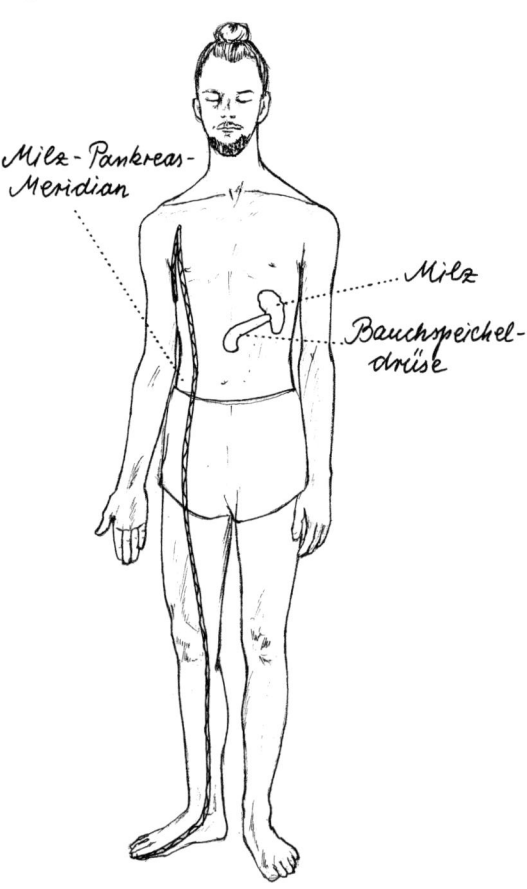

Milz-Pankreas-Meridian

Milz

Bauchspeichel-drüse

In ihrer Funktion und von ihrer astrologisch-psychosomatischen Bedeutung her aber könnten Milz und Bauchspeicheldrüse kaum unterschiedlicher sein.

Die Milz ist wie die Gallenblase ein durch den Planeten *Mars* be-
herrschtes Organ. Altes Blut wird in der Milz abgebaut. Ebenso werden in der Milz in Zusammenarbeit mit der Thymusdrüse und den
Lymphknoten die Millionen Antikörper produziert, die unser Immunsystem bilden. Die Milz hat also eine Abbau- und Abwehr-
Funktion. Daß diese Abwehrfunktion in unserer Zeit überstrapaziert
wird, zeigt sich an immer häufiger werdenden Immunkrankheiten
und Allergien.

Überstrapaziert wird auch die Bauchspeicheldrüse. Sie wird besonders durch das Unmaß und den Überfluß von z. T. recht unge-
sunder Nahrung überfordert. Astrologisch wird die Bauchspeicheldrüse aber vom Gegenpol des Mars beeinflußt, vom Planeten *Venus*.
Sie steht damit für Liebe, Schönheit, Harmonie und Kreativität.

Im Organismus hat sie eine doppelte Funktion: Einerseits produziert sie Verdauungsenzyme für Magen und Darm; andererseits –
und das ist ihre durch Erkrankungen besonders bekannte Funktion
– produziert sie Insulin, ein Hormon, das hilft, Zucker in der Leber
und in den Muskeln zu speichern, sowie Glukagon, um es wieder zu
lösen. Diese Hauptrolle der Bauchspeicheldrüse beim Zucker-Stoff-
wechsel paßt genau zum Liebesthema des Planeten Venus. Süßigkeiten und Zucker sind der traditionelle Liebesersatz. Nur sind die Zuk-
kermengen, die wir uns heute zumuten, für die arme Bauchspeicheldrüse kaum noch zu bewältigen.

Zucker (und übrigens auch Nikotin, Kaffee oder Alkohol) sind so
enorm konzentriert, daß sie die Bauchspeicheldrüse wie ein Peit-
schenschlag treffen, wenn man sie zu sich nimmt. Sie fängt dann ge-
radezu panisch damit an, Insulin zu produzieren, um Zucker zu speichern und den Blutzuckerspiegel zu senken. In dieser Überreaktion
auf die Zuckerwelle aber produziert sie zuviel Insulin. Die Folge: Zuviel Zucker wird gespeichert, und auf das plötzliche Energiegefühl
durch den hohen Blutzuckerspiegel folgt eine starke Müdigkeit durch
das plötzliche Absinken des Blutzuckerspiegels. Dann hat man das
Gefühl, daß man nun ganz schnell wieder etwas Süßes braucht – der
Teufelskreis ist geschlossen.

Beim Durchschnittsmenschen gibt es im Schnitt alle zweieinhalb Stunden solch einen ›Zuckerschock‹. Frühstück mit Marmelade – Kaffee mit Zucker – Mittagessen mit Nachtisch – Kaffee oder Tee mit Zucker und Kuchen – Abendbrot mit süßem Nachtisch und zwischendurch noch alle möglichen Naschereien: Kein Wunder also, daß Schätzungen zufolge nahezu 40 Prozent aller Menschen an der sogenannten *Hypoglykämie* leiden. Hypoglykämie zeigt sich in einer wellenartigen Müdigkeit – oft kombiniert mit dem sogenannten Süßhunger – und dem Gefühl, daß man sich hinlegen möchte. Das letztere liegt daran, daß das Gehirn sich nur von Zucker bzw. Glucose ernährt und einen zu niedrigen Blutzuckerspiegel sofort bemerkt. Wenn man sich dann hinlegt, wird der Kopf besser durchblutet und das Gehirn mit Nährstoffen versorgt. Oft folgt diese Müdigkeit auf die Mahlzeiten, aber manchmal auch erst viel später oder zu bestimmten Tageszeiten. Der Zustand der Hypoglykämie bzw. des Blutzuckermangels entsteht durch eine überreizte Bauchspeicheldrüse und eine Überproduktion an Insulin. Die nächste Phase ist dann eine durch chronische Überlastung irgendwann resignierende Bauchspeicheldrüse. Dabei kehrt sich das Problem um, weil die Bauchspeicheldrüse jetzt zu wenig Insulin produziert und so nicht Zuckermangel, sondern Zuckerüberschuß entsteht: die Zuckerkrankheit durch Insulinmangel.

Die beste Lösung für dieses Problem ist wiederum die Pritikin-Diät (siehe S. 173). Auch wenn es für die meisten Menschen sicher nicht einfach ist, sich auf eine solche Ernährung umzustellen, hört die Hypoglykämie doch unmittelbar auf und auch die Zuckerkrankheit wird stark abgeschwächt.

Übungsreihen, die man für Milz und Bauchspeicheldrüse machen kann

Übungen mit innerer Massage

- Durch Druck auf die Bauchhöhle.
- Durch Zwerchfellbewegung.

Übungen mit Fußreflexzonen-Stimulation
(Übung 3 der nachfolgenden Serie)

Reflexzonen sind Punkte und kleine Flächen auf zum Beispiel Fuß, Hand und Ohr, die eine bisher ungeklärte, aber in der Naturheilkunde gut bekannte Beziehung haben zu den wichtigsten Organen und Körperteilen. So gibt es auf der Fußsohle auch einen Punkt, der der Bauchspeicheldrüse entspricht. Wenn man diesen Punkt massiert, wirkt das auf die Bauchspeicheldrüse stimulierend.

Übungen für die Testmuskeln

■ Breiter Rückenmuskel (*M. latissimus dorsi*): zieht den Arm nach unten und hinten (leicht einwärtsdrehend);
hält Rücken und Schultern aufrecht.
■ Kappenmuskel (*M. trapezius*): zieht die Schulterblätter zusammen und senkt die Schultern;
hebt den Körper, wenn man sich mit den Armen nach hinten abstützt.

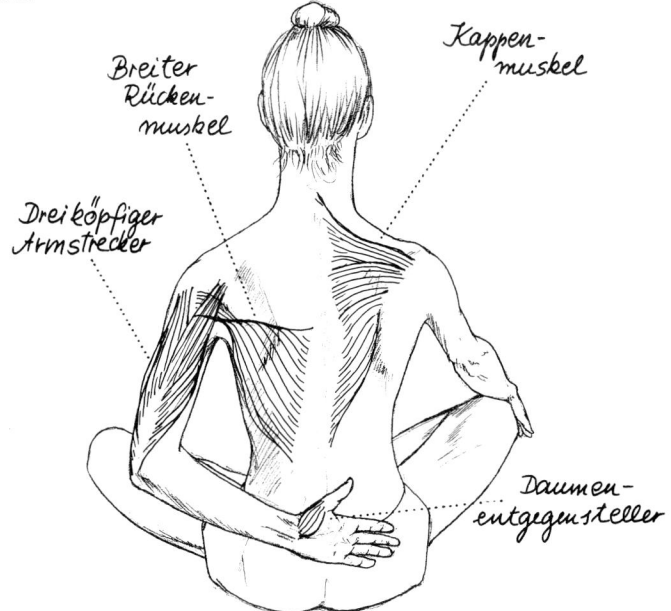

Breiter Rückenmuskel

Kappenmuskel

Dreiköpfiger Armstrecker

Daumenentgegensteller

■ Daumenentgegensteller (*M. opponens pollicis*): bewegt den Daumen in Richtung kleiner Finger.

■ Dreiköpfiger Armstrecker (*M. trizeps brachii*): streckt den Ellenbogen.

Übungen für Milz und Bauchspeicheldrüse

(Pro Übung 1 – 3 Minuten. Bei Übungen mit ✳ die Dynamik langsam steigern. Die Gedankenkonzentration nicht vergessen: *Sat* beim Einatmen und *Nam* beim Ausatmen.)

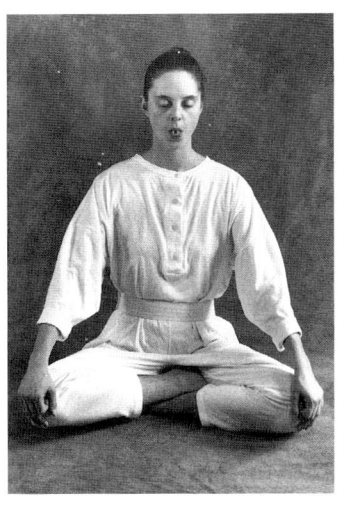

1. Sitali Pranayam

In der Einfachen Haltung rolle deine Zunge zu einem ›U‹.
Atme durch die gerollte Zunge ein.
Atme durch die Nase aus.

Lasse die Zunge ruhig bitter und trocken werden, das gibt eine Reflexwirkung auf das Drüsensystem. Diese kühlende, entspannende Atemform ermöglicht auch einen sehr tiefen Atem.

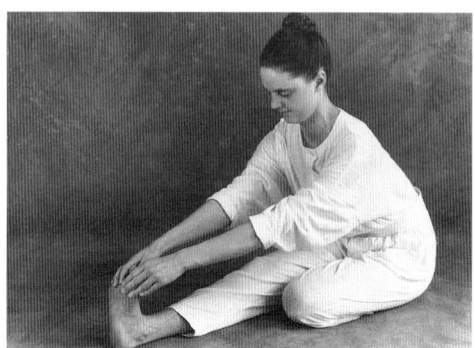

2. Maha Mudra

Sitze auf deiner linken Ferse.
Das rechte Bein ist ausgestreckt.
Greife die Zehen deines rechten
Fußes. Ziehe das Kinn ein, bis
Wirbelsäule und Nacken eine
Gerade bilden. *Atme tief ein.*
Atme langsam aus. Halte den
Atem aus, so lange du kannst,
und spanne Mulbandha
(Beckenboden, Geschlechts-
organ und untere Bauchmusku-
latur). Lasse los und *atme ein.*
Atme aus und halte den Atem
aus unter Anspannung von
Mulbandha. Usw.
Nach 1 – 3 Minuten wechsle die
Seiten.

Übung 1, 2 und 3 bilden eine tra-
ditionelle Serie, die bei Zucker-
krankheit empfohlen wird.
Maha Mudra bedeutet das
›Große Siegel‹. Wichtig bei
dieser Übung ist unter anderem,
deinen Rücken gerade zu halten.
Hierdurch werden der Breite
Rückenmuskel und der Kappen-
muskel trainiert, die mit dem
Milz-Bauchspeicheldrüsen-
Meridian in Verbindung stehen.

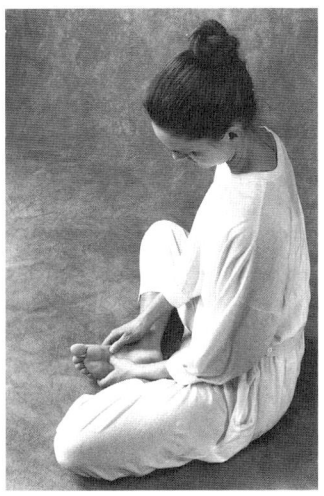

3. Einfache Haltung

Lege einen Fuß vor dich auf den Boden. Massiere unter Anwendung deines gesamten Körpergewichts die Bauchspeicheldrüsen-Reflexzone auf der Fußsohle. Sie befindet sich an der Innenseite des Fußes einen Zentimeter unter der Trennungslinie zum Ballen.
Nach 1 – 3 Minuten wechsle die Seiten.

Eine der wenigen Übungen im Kundalini-Yoga, bei denen direkt eine Reflexzone benutzt wird.

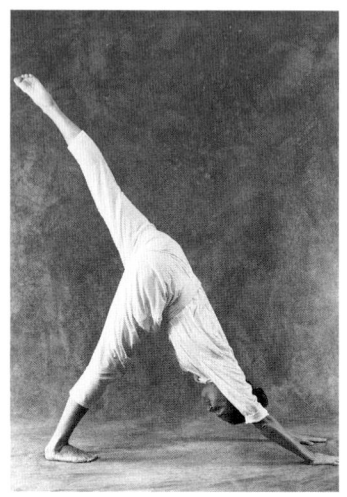 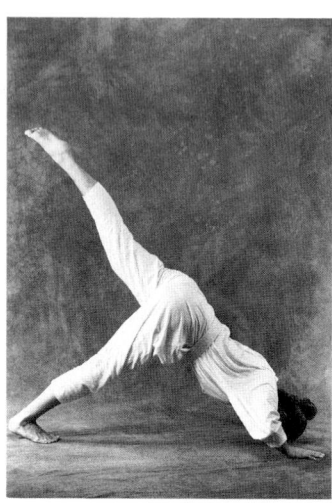

Atme ein   Atme aus

4. Dreiecks-Position ✳

Komme auf Hände und Füße.
Strecke die Beine, bis Oberkör-
per und Beine ein Dreieck bilden.
Drücke dein Gesäß nach hinten.
Hebe ein Bein gerade hoch.
Bringe deinen Kopf zwischen die
Arme, *atme aus* und beuge die
Arme.
Atme ein und strecke die Arme
wieder.
Nach 1 – 3 Minuten wechsle die
Beine.

Starke Beanspruchung des Testmuskels ›Dreiköpfiger Armstrecker‹.
Die Umkehrhaltung bewirkt
eine Lockerung der normalen
Position der inneren Organe und
entspannt diese dadurch.

Entspanne dich 1 – 3 Minuten in
der Bauchlage: Drehe den Kopf
auf eine Seite, lege die Arme
neben den Körper, Handflächen
nach oben

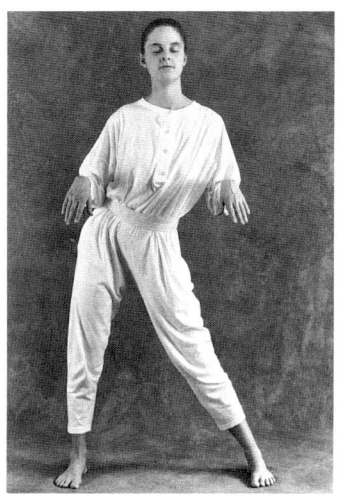

5. Stehend

Mit gegrätschten Beinen. Winkle die Arme an und laß die Hände entspannt hängen.
Mache große Kreise mit deinen Hüften.
Einatmen, wenn deine Hüften nach vorne kommen, und *ausatmen,* wenn sie nach hinten kommen.
Nach 1 – 3 Minuten wechsle die Richtung.

Innere Massage der Bauchorgane: Milz und Bauchspeicheldrüse. Diese traditionelle Übung erzeugt ›fighting spirit‹, Kampfesmut.

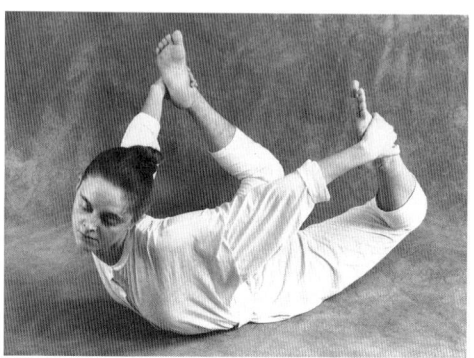

6. Bogenposition

In der Bauchlage fasse deine Fuß-
gelenke.
Ziehe dich hoch in den Bogen.
Neige deinen Kopf nach links,
bis das Ohr die Schulter berührt.
Feueratem.
Nach 1 – 3 Minuten wechsle die
Seite.

Arbeitet mit dem Breiten
Rücken- und dem Kappen-
muskel.

Entspanne dich 1 – 3 Minuten in
der Bauchlage

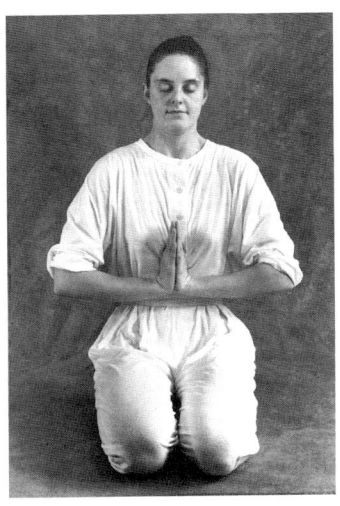

7. Fersensitz

Presse deine Handflächen mit Druck vor der Brust gegeneinander.
Atme ein.
Atme aus.
Halte deinen Atem aus, solange es geht, und bewege deinen Nabelpunkt wie eine Pumpe ein und aus (Uddhyana Bandha).
Atme ein.
Atme aus, halte den Atem aus und bewege deinen Nabelpunkt.
Usw.

Uddhyana Bandha massiert deine Bauchorgane (Milz / Bauchspeicheldrüse).

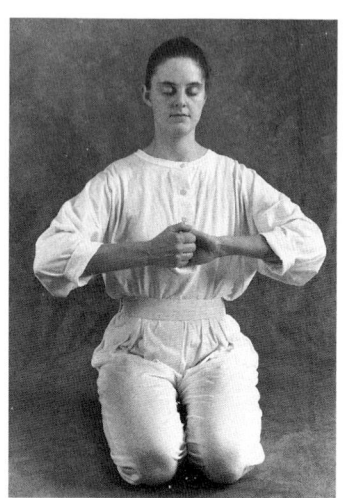

8. Fersensitz

Hake die Finger vor deiner Brust
ineinander (Bärengriff).
Atme ein.
Atme aus und *halte den Atem*
aus.
Mit *ausgehaltenem Atem* ziehe
an deinen Händen und spanne
gleichzeitig Mulbandha (Beckenboden, Geschlechtsorgan und
untere Bauch-Muskulatur) an.
Atme ein.
Atme aus, halte den Atem aus
und spanne Mulbandha. Usw.

Trainiert Kappen- und Breiten
Rückenmuskel.
Das Anziehen von Mulbandha
ergibt Druck in der Bauchhöhle.

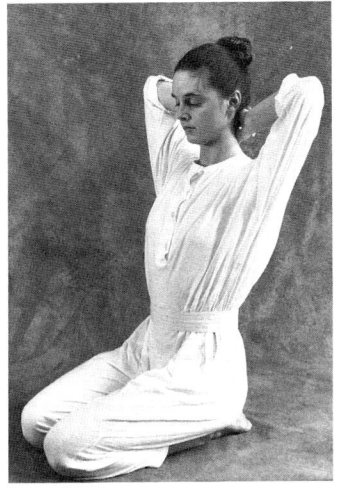 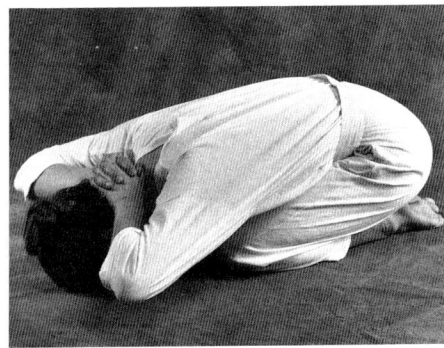

Atme ein   Atme aus

9. Fersensitz

Verschränke deine Hände im Ve-
nusschloß hinter dem Nacken.
Drücke deine Ellenbogen zu-
rück.
Atme ein in dieser Haltung.
Atme aus und bringe deine Stirn
zum Boden.
Atme ein, komme wieder hoch.
Atme aus, bringe die Stirn nach
unten. Usw.

Diese Übung wirkt über den
Breiten Rückenmuskel und den
Kappenmuskel auf den Milz- /
Pankreas-Meridian. Der Breite
Rückenmuskel wird besonders
beim Hochkommen gebraucht,
der Kappenmuskel für die Arm-
haltung.

Lange, tiefe Entspannung in der
Rückenlage, 10 – 15 Minuten

Mache die fünf Aufwachschritte

Meditation zum Schutz vor Negativität

Aus der Homöopathie und ähnlichen energetischen Heilsystemen
wissen wir, daß Krankheiten lange, bevor wir sie im Körper erfahren, schon in unser Energiefeld eingedrungen sind.
Um unser Immunsystem zu unterstützen, ist es also wichtig, uns
bewußt zu sein, welche energetischen Einflüsse wir aus der Außen-
welt absorbieren.
Und es gibt viele Situationen, wo offene oder unterschwellige
Aggression und Negativität auf uns zukommt. Viele Häuser und
Orte, aber auch Menschen sind geladen mit einer bedrohlichen Energie, mit der wir vielleicht nichts zu tun haben, aber die wir doch aufnehmen könnten.
Um sich in solchen Situationen energetisch zu schützen, kann man
die folgende Meditation anwenden. Im wesentlichen besteht sie nur
aus einer Handhaltung mit unauffälliger Fingerbewegung und einer
Gedankenkonzentration.
Wenn man Raum und Zeit dafür hat, kann man sich hinsetzen,
sonst kann man auch in der Situation selbst einfach die Handbe-
wegung und Gedankenkonzentration ausführen.

Haltung

Einfache Haltung.

Konzentration

Denke *Sa Ta Na Ma* (= Geburt, Leben, Tod, Wiedergeburt)
(s. S. 103).

Handhaltung

Mache Fäuste, wobei dein Daumen in den Fingern liegt.
Bei *Sa* ziehe den Zeigefinger über dem Daumen an.
Bei *Ta* ziehe den Mittelfinger über dem Daumen an.
Bei *Na* ziehe den Ringfinger über dem Daumen an.
Bei *Ma* ziehe den kleinen Finger über dem Daumen an.

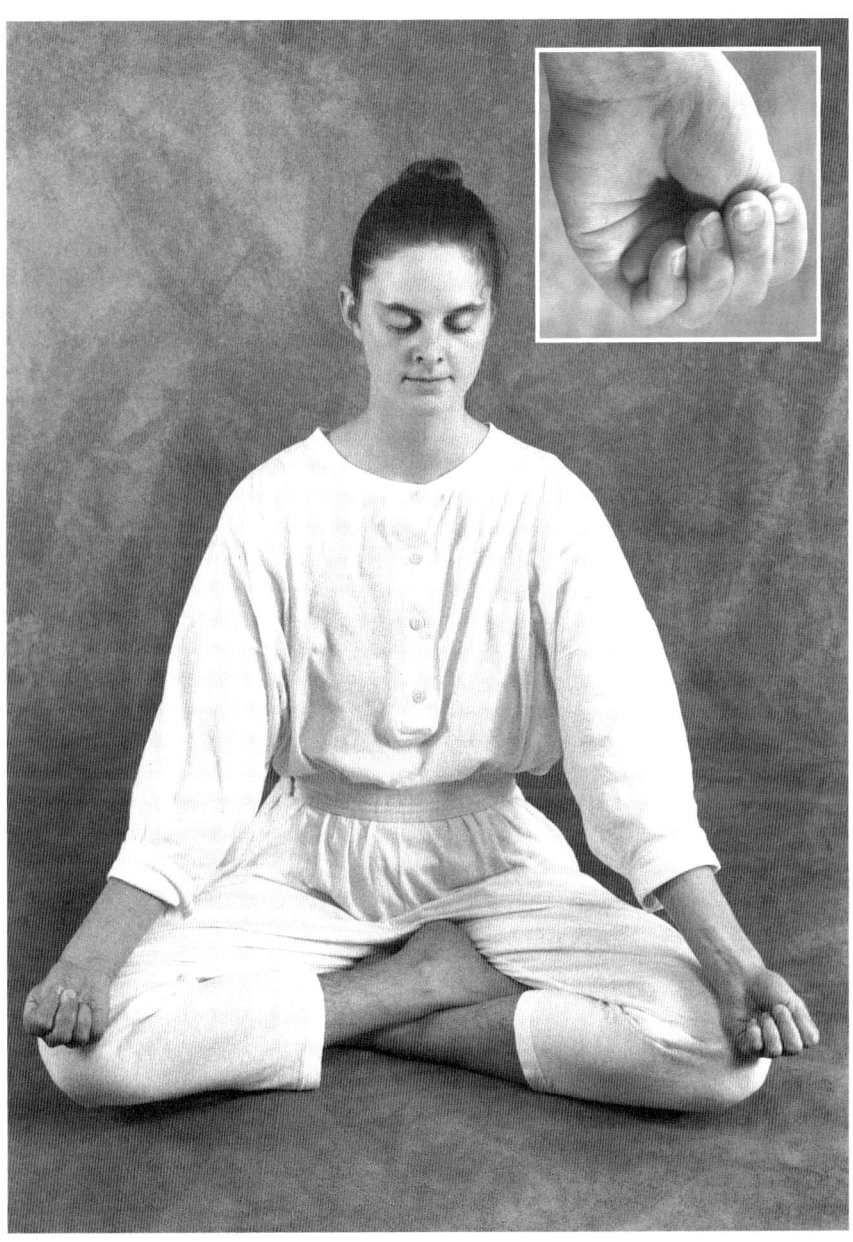

14 Wählen zwischen Wasser und Salz

Nieren und Blase bilden, ebenso wie Leber und Gallenblase, eine deutliche funktionelle Einheit.

Die Nieren regulieren die Wassermenge im Körper, und sie filtern das Blut. Das meiste Wasser und die meisten Proteine, Salze, Glucosen und Spurenelemente werden nach dem Filterprozeß wieder ins

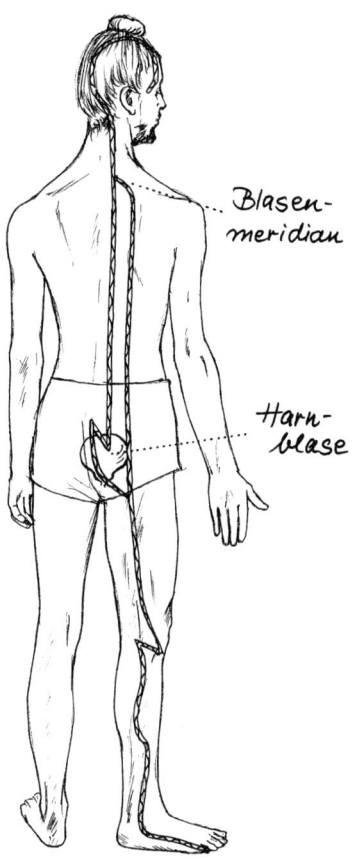

Blasen-
meridian

Harn-
blase

Blut aufgenommen. Überflüssiges Wasser wird aber mit Abfallstoffen und Harnstoff (der in der Leber entsteht) zur Blase geführt, wo es aufbewahrt wird, um periodisch ausgeschieden zu werden.
Der Nierenmeridian verläuft vom Fuß über die Vorderseite des Körpers bis zum Schlüsselbein.

Der Blasenmeridian, vielleicht derselbe Kanal, der im Yoga ›Lebensnerv‹ heißt, ist der längste Meridian im Körper. Er verläuft vom ›Dritten Auge‹, dem Punkt zwischen den Augenbrauen, über den Scheitelpunkt die Wirbelsäule hinunter und die Hinterseiten der Beine entlang bis zu den kleinen Zehen.

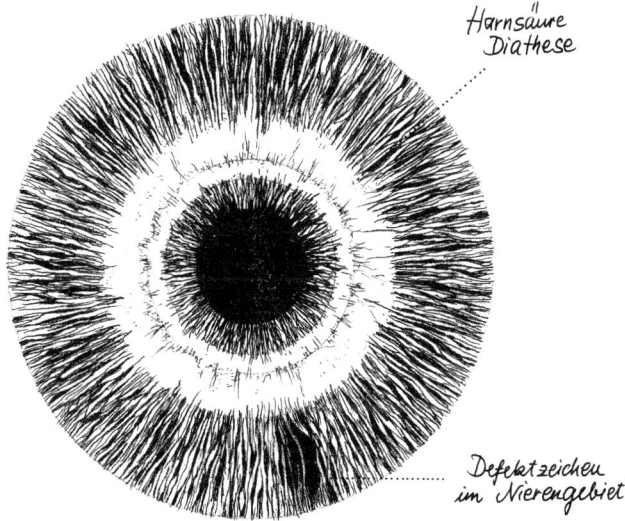

Harnsäure
Diathese

Defektzeichen
im Nierengebiet

Die Nieren, als Venus-Organ abhängig von Frieden, Liebe und Harmonie, machen heute schwierige Zeiten durch. Häufiger als andere Organe sind sie chronisch krank. In der Kinesiologie erweisen sich bei Muskeltests die Nierenmeridian-Muskeln am häufigsten als schwach.
Auch in der Iris-Diagnose, einer naturmedizinischen Diagnosemethode, bei der man den Zustand der verschiedenen Körperorgane aus der Struktur der Iris abliest, ist bekannt, daß die Nierenbereiche der Iris häufiger als die anderer Organe Problemzeichen aufweisen.

Neben dem Streß der hektischen postindustriellen Gesellschaft sind daran vor allem die übermäßigen Salz- und Eiweißmengen schuld, die wir Tag für Tag konsumieren. Salz kommt in natürlichen, unverarbeiteten Lebensmitteln nicht in solchen Konzentrationen vor, in denen wir es zu uns nehmen. Es belastet die Nieren sehr, die es mühsam wieder ausfiltern müssen. Ebenso problematisch ist die Harnsäure, die bei Fleischverzehr als eines der Abfallprodukte übrigbleibt. Harnsäure muß über die Nieren aus dem Körper ausgeschieden werden. Diese können nur ein paar Gramm pro Tag davon verarbeiten. Ein hoher Fleischkonsum, wie er für viele Menschen heutzutage üblich ist, belastet deshalb die Nieren und verursacht einen Harnsäure-Überschuß im Körper. Die Abfallstoffe, die nicht ausgeschieden werden können, werden dann überall im Gewebe abgelagert. Die so entstehende Gewebeübersäuerung bildet eine Basis für chronische Entzündungen, rheumatische Erkrankungen und viele andere Krankheiten. In der Iris-Diagnose ist die Übersäuerung deutlich sichtbar. Die Iris ist nämlich der einzige Teil des Körpers, bei dem man direkt auf das Bindegewebe schauen kann. Bei Harnsäureproblemen, Harnsäure-Diathese genannt, sind Teile der Iris mit einem grauen Schleier überdeckt.

Der Körper tut sich allgemein schwer damit, ein Zuviel an konzentriertem Eiweiß zu verwerten. Erkältungen beispielsweise sind oft – neben der Funktion als Reinigungsprozeß für verschiedene andere angehäufte Giftstoffe – eine Reaktion auf ein Zuviel an Eiweiß, das den Körper als Schleim wieder verläßt.

Natürlich können wir auch nicht ohne Eiweiß leben. Unser Körper besteht zu 60 Prozent aus Eiweiß – in Form von Aminosäuren, den Bausteinen, aus denen Eiweiß aufgebaut wird. Die meisten Aminosäuren können wir in unserem Körper selbst zusammenstellen. Es gibt aber acht Aminosäuren, die der Körper nicht selbst bilden kann. Diese acht sogenannten ›essentiellen Aminosäuren‹ müssen deshalb in der Nahrung im richtigen Verhältnis zueinander enthalten sein.

Um dem Verschleiß und dem Älterwerden unserer Zellen entgegenzuwirken, brauchen wir daher jeden Tag ein ›komplettes Eiweiß‹, in dem alle acht ›essentiellen Aminosäuren‹ enthalten sind. Wenn man wegen der Harnsäure und aus anderen Gründen kein Fleisch essen möchte, erreicht man diese Eiweißqualität am besten über Milch- und Sojaprodukte, die komplette Eiweiße sind, oder über die Kombination verschiedener eiweißreicher Nahrungsmittel: So sind beispielsweise Hülsenfrüchte und Getreide, Nüsse und Getreide und Milchprodukte, Getreide und Sojaprodukte usw. vollständige Eiweiße, die zum Teil dem Fleisch noch überlegen sind.

Doch mehr als 10 bis 13 Prozent Eiweiß sollten nicht in unserer Ernährung enthalten sein – sonst werden die Nieren belastet und das Gewebe übersäuert. Und um die unvermeidbare säurebildende Wirkung auszugleichen, sollte unsere Nahrung sehr viel basische Lebensmittel (Früchte und Gemüse) einschließen. Dabei muß man wissen, daß säuerlich schmeckende Früchte wie Zitronen oder Äpfel den Körper nicht ›sauer‹ machen, sondern vielmehr im Körper basisch reagieren.

Im Kundalini-Yoga wird für die Nieren außerdem empfohlen, viel Wasser zu trinken. Yogi Bhajan empfiehlt sogar, jeden Morgen auf nüchternen Magen ein bis zwei Glas Wasser zu trinken. Dadurch werden die Nieren unterstützt, das, was sie in der Nacht ausgefiltert haben, auch auszuscheiden. Auch sollte man nie durstig oder mit einem trockenen Mund schlafen gehen, damit in der Nacht genügend Wasser für das Ausfiltern im Körper zur Verfügung steht. Es ist auch eine gute Gewohnheit, während der Yoga-Übungszeit eine Flasche mit Wasser dabei zu haben, denn das Trinken hilft, Abfallstoffe, die durch die Übungen freigesetzt werden, auszuscheiden.

Der sogenannte ›königliche Weg‹, die Niere und den ganzen Körper zu reinigen, ist der, ab und zu eine Monodiät (siehe Kap. 11) einzuhalten. Auch bei Harnsäure-Diathese ist ein gemäßigtes Fasten mit Säften oder eine Monodiät die beste Therapie.

Übungsreihen, die man für Nieren und Blase machen kann

Übungen mit innerer Massage

- durch eine nach hinten gebogene Haltung
- über das Zwerchfell

Übungen, bei denen Wasser getrunken wird

Übungen für die Testmuskeln des Nieren- und Blasenmeridians

1. Nierenmeridian:

- Lendenmuskel (M. *psoas*): Der stärkste Beugemuskel der Hüfte hilft beim Aufrichten des Oberkörpers aus der Rückenlage und beim Gehen, Laufen und Springen.
- Oberer Kappenmuskel (M. *trapezius, kranialer und mittlerer Teil*): neigt den Kopf zur Seite, zieht die Schultern nach oben und die Schulterblätter zusammen.
- Darmbeinmuskel (M. *iliacus*): hilft beim Beugen des Hüftgelenks und dreht den Oberschenkel nach außen.

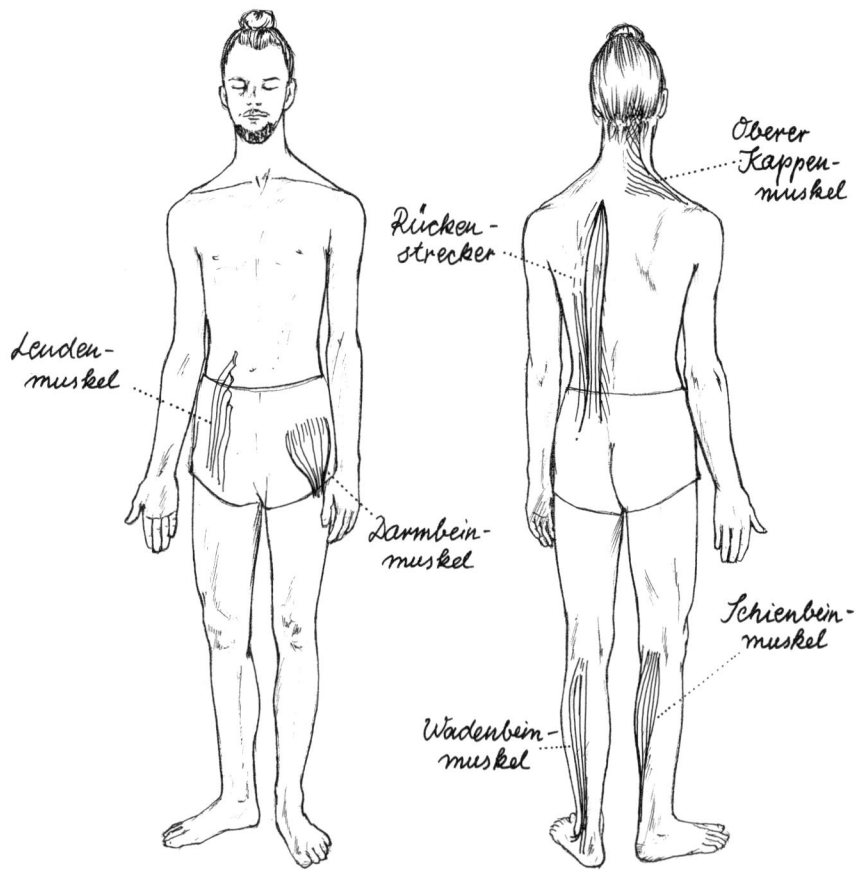

2. Blasenmeridian

■ Wadenbeinmuskel (*M. peroneus*): hebt den äußeren Fußrand und ist am Heben des Fußes beteiligt.
■ Rückenstrecker (*M. sacrospinalis*): hichtet die Wirbelsäule auf und dreht sie, biegt sie zur Seite und hilft bei der Seitswärtsdrehung des Beckens.
■ Schienbeinmuskel (*M. tibialis*): hebt den inneren Fußrand und ist am Heben des Fußes beteiligt.

Übungen für Nieren und Blase

(Pro Übung 1 – 3 Minuten. Bei Übungen mit ✳ die Dynamik langsam steigern. Die Gedankenkonzentration nicht vergessen: Denke *Sat* beim Einatmen und *Nam* beim Ausatmen.)

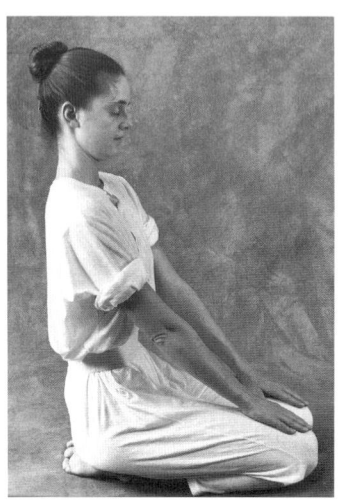

1. Trinke zwei Gläser Wasser

bevor du beginnst. Komme dann in Vajrasana (Fersensitz). Die Hände ruhen auf den Oberschenkeln. *Atme tief ein. Atme vollständig aus* und bewege *mit ausgehaltenem Atem* deinen Magen wie eine Pumpe aus und ein. *Atme ein, aus* und wiederhole die Pumpbewegung. Usw.

Die Zwerchfellbewegung massiert alle Bauchorgane, auch Niere und Blase. Das Wasser bewirkt ziemlich schnell eine erhöhte Ausscheidung über die Nieren.

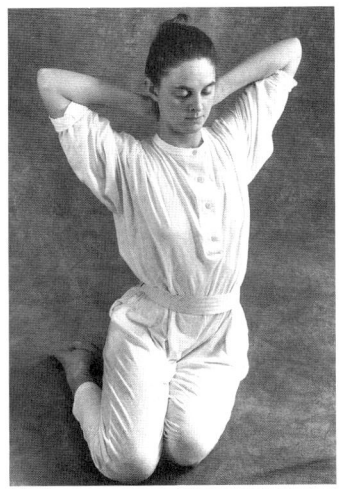 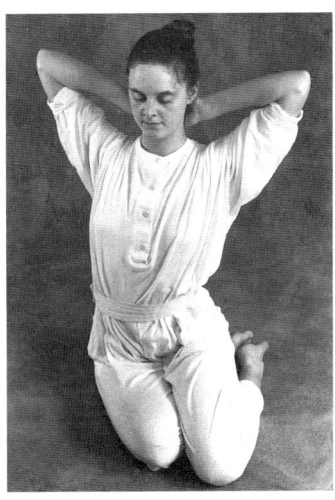

Atme ein   Atme aus

2. Fersensitz ✳

Falte die Hände im Venusschloß
hinter deinem Rücken.
Atme ein und setze dich links
neben deine Beine.
Atme aus und setze dich rechts
neben deine Beine.
Usw.

Übung für die Niere über den
Lendenmuskel und für die Blase
über den Rückenstrecker-
Muskel.

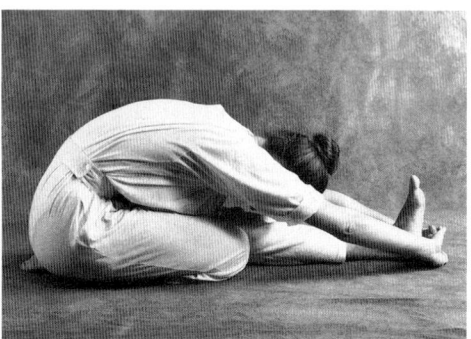

Atme aus

3. Sitzend auf deiner linken Ferse ✳

(Falls du nicht auf deiner Ferse sitzen kannst, lege deine linke Fußsohle gegen die Innenseite des rechten Oberschenkels.) Strecke das rechte Bein nach vorne. Drücke dein rechtes Knie zum Boden. Ziehe die Zehen stark zu dir heran. *Atme ein,* sitz aufrecht und strecke die Arme hoch über deinen Kopf. Die Hände sind im umgekehrten Venusgriff verschränkt. *Atme aus* und strecke Oberkörper und Arme soweit wie möglich nach vorne und unten. Versuche dabei, deine Hände vor die Füße zu bringen. Usw. Nach 1 – 3 Minuten wechsle die Seite.

Übung für den Rückenstrecker-muskel und für Schienbein- und Wadenbeinmuskeln. Diese Übung ist eine traditionelle ›Lebensnerv‹-Übung.

Kurze Entspannung in der Rückenlage, 1 – 3 Minuten

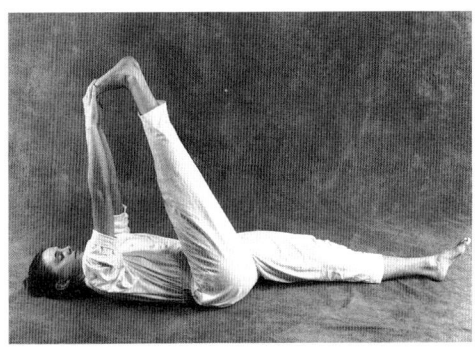

4. In der Rückenlage

Hebe dein rechtes Bein senkrecht
hoch, das linke bleibt liegen.
Fasse mit beiden Händen die
Zehen des rechten Fußes (oder
so hoch es geht).
Strecke beide Beine so gerade
wie möglich.
Langer, tiefer Atem.
Nach 1 – 3 Minuten wechsle die
Seiten.

Für die Waden- und Schienbein-
muskeln, die Testmuskeln des
Blasenmeridians.

Atme ein

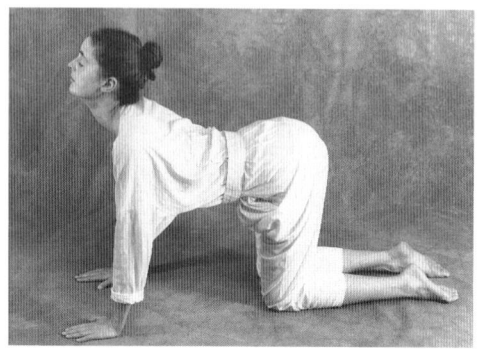

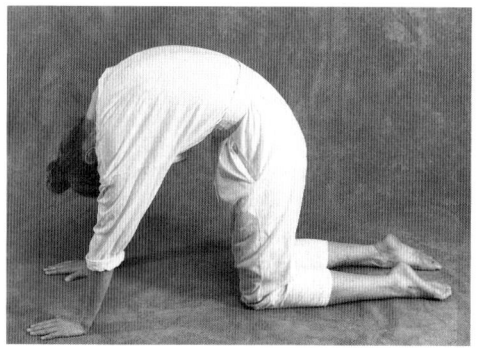

Atme aus

5. Katze-Kuh-Übung ✳

Komme auf Hände und Knie.
Die Knie sind schulterbreit aus-
einander.
Atme ein und bringe deinen
Kopf hoch, biege dabei die Wir-
belsäule durch (Kuh-Haltung).
Atme aus und bringe dein Kinn
auf die Brust, mache einen
Katzenbuckel aus deiner Wirbel-
säule.

Innere Massage des Nieren-
bereichs.

Links

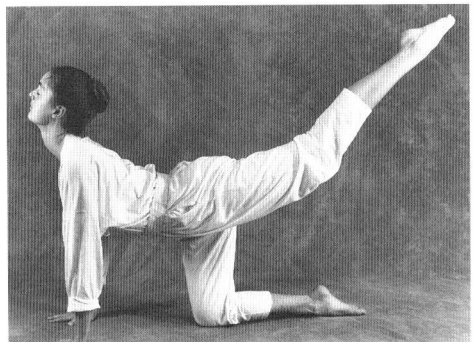

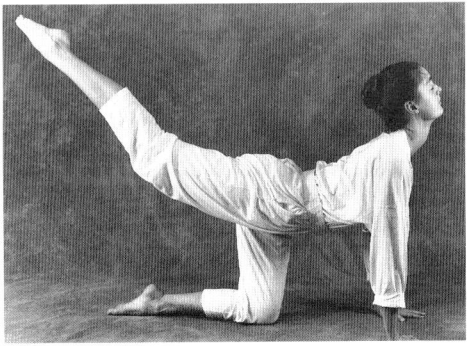

Rechts

6. In der Kuh-Haltung

Auf Händen und Knien nimm den Kopf hoch; die Wirbelsäule ist nach unten durchgebogen. Hebe dein linkes Bein gestreckt, so hoch du kannst. *Feueratem.* Nach 1 – 3 Minuten wechsle die Seiten.

Regt den Kreislauf im Nierengebiet an. Starke Beanspruchung des Rückenstreckers und des oberen Kappenmuskels.

Entspanne dich in der Bauchlage, bis zu 2 Minuten – den Kopf zur Seite gelegt, die Arme neben deinem Körper, Handflächen nach oben

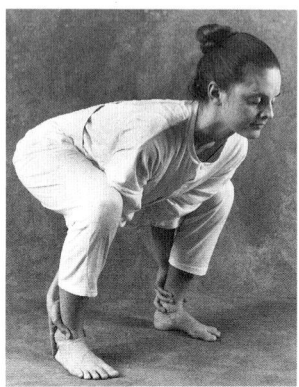

7. Stuhl-Position

Aus dem Stand, die Beine schulterbreit gegrätscht, komme
langsam in die Hocke, bis deine
Oberschenkel parallel zum
Boden sind.
Die Füße bleiben flach auf
dem Boden. Greife mit deinen
Händen zwischen deinen Beinen
hindurch und fasse von hinten
deine Fußgelenke.
Atme lang, tief und kräftig.

Starke Übung für die Lenden-
und Darmbein-Muskeln, die
Testmuskeln für den Nieren-
meridian.

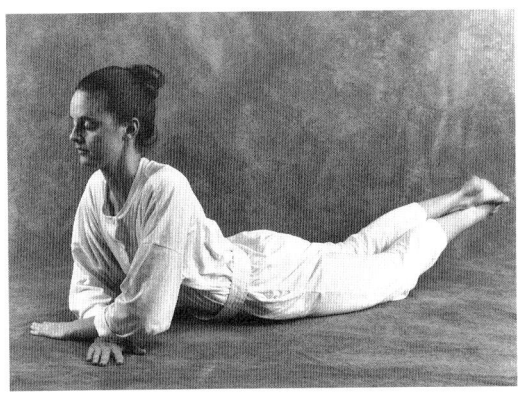

8. Kobra-Position (Variante)

Aus der Bauchlage setze deine Hände unter den Schultern auf und drücke dich hoch. Die Hüftknochen bleiben ganz auf dem Boden. Kreuze jetzt deine Arme. Hebe deine gestreckten Beine so hoch wie möglich und kreuze sie an den Fußgelenken. *Feueratem.*

Streckt Lenden- und Darmbeinmuskeln. Der Rückenstrecker preßt den Nierenbereich zusammen, so daß er anschließend besonders stark durchblutet wird.

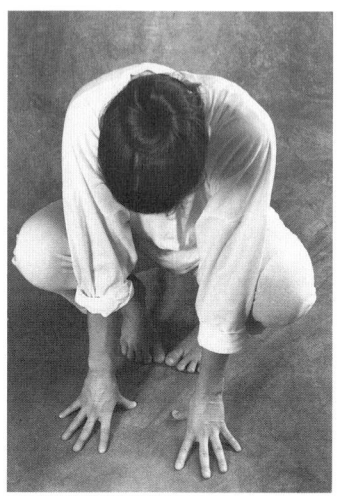 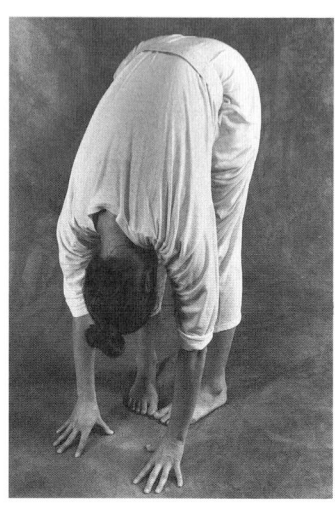

Atme ein   Atme aus

9. Frosch-Position ✳

Komme in die Hocke auf die
Fußballen, die Fingerspitzen auf
dem Boden zwischen den Füßen.
Anders als sonst hast du diesmal
die Fersen so weit wie möglich
nach außen gedreht.
Atme ein und bringe das Gesäß
so hoch, bis deine Beine gestreckt sind. Die Finger bleiben
am Boden.
Atme aus und komme wieder in
die Hocke. Usw.

Diese Übung streckt den Wadenbeinmuskel (Blasenmeridian).

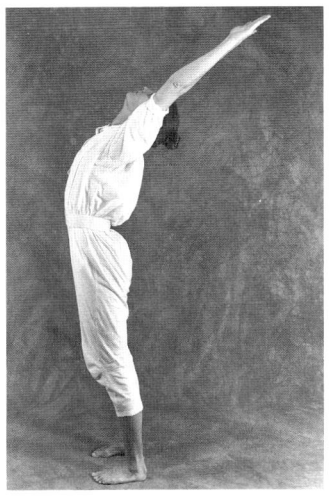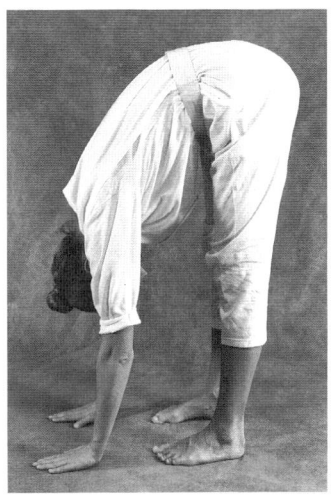

Atme ein   Atme aus

10. Im Stand ✳

Nimm die Arme über deinen
Kopf.
Atme ein, strecke dich hoch und
nach hinten.
Atme aus und beuge dich vor,
bis deine Hände den Boden
berühren.

Für den Rückenstrecker (Blasenmeridian) und für den Darm-
bein- und Lendenmuskel
(Nierenmeridian).

Lange tiefe Entspannung in der
Rückenlage, 10 – 15 Minuten

Mache die fünf Aufwachschritte

Meditation für das untere Dreieck

Diese bekannte, wenn auch etwas unbequeme Meditation wirkt über die Anspannung des Kappenmuskels besonders auf die Nieren. Entsprechend der auf Harmonie zielenden Venus-Qualität der Nieren-Energie wird diese Meditation besonders gegen Streß empfohlen. Mit dem Begriff ›Unteres Dreieck‹ sind die drei unteren Chakren gemeint, in deren Einflußbereich die Nieren und die Blase liegen.

Haltung

Einfache Haltung. Strecke deinen rechten Arm mit durchgedrücktem Ellenbogen hoch, so daß er dein rechtes Ohr berührt. Der Daumen ist auf dem Hügel unter dem kleinen Finger (Merkurhügel), die übrigen Finger sind gestreckt.

Strecke deinen linken Arm in derselben Handhaltung und ebenfalls mit durchgedrücktem Ellenbogen nach links außen in einem 60-Grad-Winkel vom Boden. Die Handfläche zeigt nach unten. Die Augen sind ein wenig geöffnet.

Konzentrationspunkt

Konzentriere dich auf die Oberlippe.

Atem

Lasse den Atem kommen und gehen. Der Atem wird während der Meditation wie von selbst länger und tiefer werden.

Zeitdauer

11 Minuten.

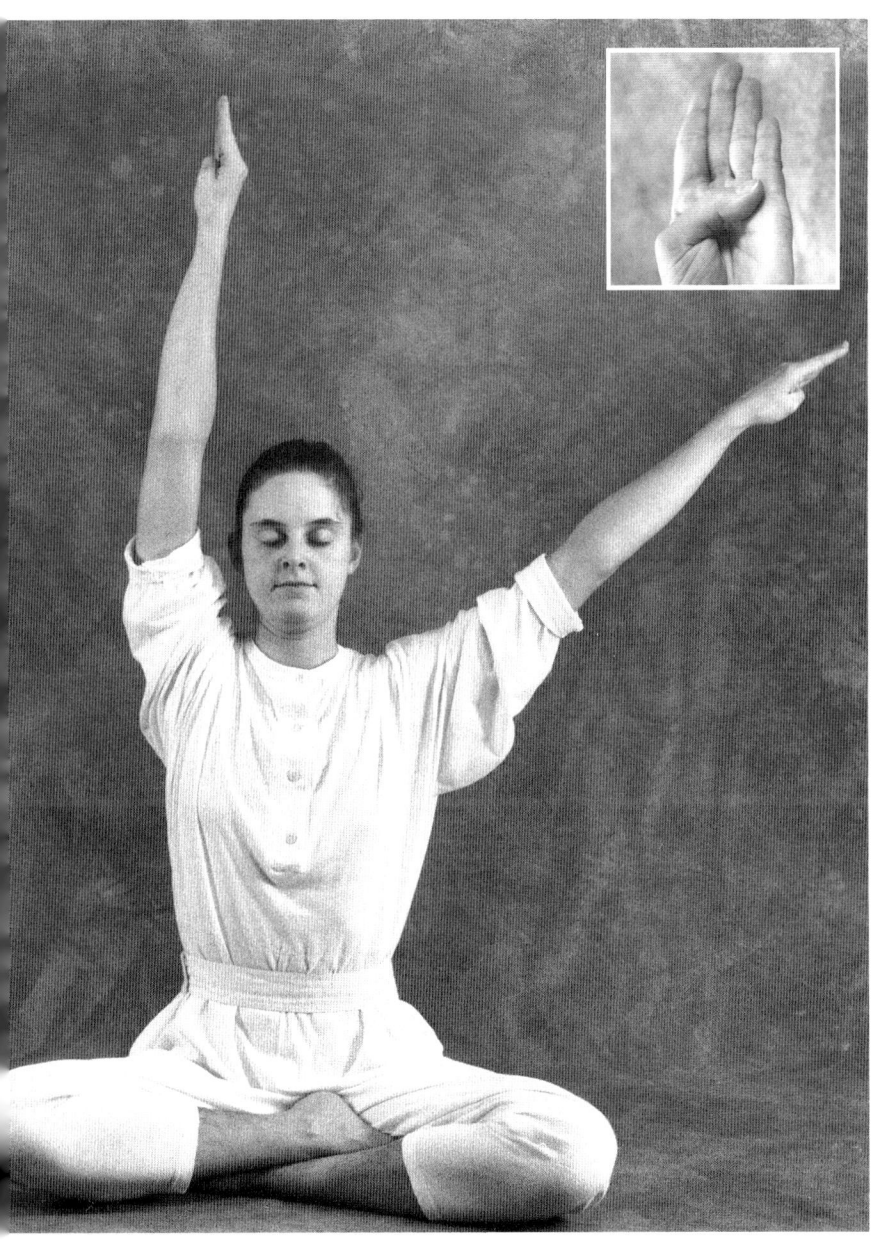

15 Deine Stimmungen – dein Schicksal?

Der letzte Meridian, den wir behandeln, ist der ›Dreifache Erwärmer‹. Er verläuft vom Ringfinger über die Rückseite des Armes und über die Seite des Halses bis zu einer Augenbraue.

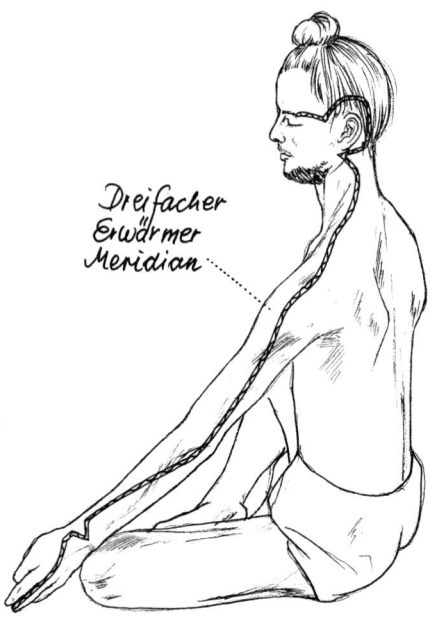

Die Chinesen nannten ihn den Dreifachen Erwärmer, weil sie ihn mit der ›Körperheizung‹ durch Atmung, Ernährung und sexuellem Feuer in Verbindung brachten. In der *angewandten Kinesiologie* steht dieser Meridian für das Drüsensystem, das tatsächlich mit warm und kalt und allen weiteren Grundstimmungen zu tun hat.

Die Drüsen sind eines der Lieblingsthemen beim Yoga. Oft wird die physiologische Wirkung des Yoga zusammengefaßt als Wirkung auf die Drüsen. Und die Drüsen werden als ›Wächter der Gesundheit‹ bezeichnet. Die Funktion der Drüsen ist bestimmend für das Empfinden von Streß und Entspannung, von Hunger und Appetitlosigkeit, von Lust und Frust, von Angst und von Freude.

In Schweden hat man dazu einmal ein aufschlußreiches Experiment gemacht: Man führte mehreren Versuchspersonen unterschiedliche Kinofilme vor. Zuerst zeigte man ihnen einen wenig anregenden Reisefilm, dann eine Komödie, danach einen Horrorfilm, einen Kriegsfilm und eine Romanze. Nach jedem Film entnahm man den Versuchspersonen eine Urinprobe, die auf ihre hormonelle Zusammensetzung hin untersucht wurde. Beim ersten Film war noch wenig los. Alle anderen Filme verursachten starke hormonelle Reaktionen, wobei je nach Filmtypus die verschiedenen Hormone unterschiedlich stark vertreten waren.

Was bedeutet das nun für unser großes Lebenskino, in dem wir Tag für Tag leben? Bestimmen Angst, Wut, Hunger, Kampfeslust, sexuelle Erregung und andere von den Drüsen erzeugte Grundstimmungen unser Leben und unsere Entscheidungen? Genau an diesem Punkt setzt Yoga an.

Yoga strebt ein ›inneres Gleichgewicht‹ über Heilung und Harmonisierung des Drüsensytems an. Dazu arbeitet man auch an den Energiezentren (Chakren), die eng an die Drüsen gekoppelt sind. Besonders wichtig ist die Harmonisierung der höheren Drüsen: *Hirnanhangdrüse* und *Zirbeldrüse*. Diese höheren Drüsen können, wenn sie über die Energiezentren genug mit feinstofflicher Energie aufgeladen sind, die Impulse der niederen Drüsen kanalisieren – durch eine weise Einstimmung auf kosmische Rhythmen und Gesetze.

Die Zirbeldrüse oder Epiphyse ist die oberste Drüse im Körper und zugleich die mysteriöseste. Sie ist sehr gut durchblutet und hat sogar größere Blutgefäße als die meisten anderen endokrinen Drüsen. Aber bis heute haben Wissenschaftler noch nicht entdeckt, worin eigentlich ihre Funktion besteht. Allerdings hat man lichtempfindliche Zellen in ihr entdeckt, und es gibt Echsenarten, bei denen sie zu einem regelrechten ›dritten Auge‹ ausgebildet ist. Diese Tatsache und die überlieferte Verbundenheit mit dem obersten Chakra, *Sahasrara,* dem Scheitelpunktsitz von *Shiva*, der göttlichen und kosmischen Energie im Menschen, weist auf die yogische Funktion der Zirbeldrüse hin: die Transzendenz und das Empfangen des ›ewigen Lichtes‹.

Die *Hirnanhangdrüse* oder Hypophyse ist mit dem *Ajna*-Chakra, dem Energiezentrum für Inspiration und Intuition verbunden. Ihre physiologische Funktion entspricht im allgemeinen der diesbezüglichen yogischen Erklärung, nämlich dem Beherrschen der unteren Drüsen und ihrer Wirkungsbereiche. Sie ist also eine sehr wichtige Drüse für den Yogi, am meisten wenn er sich, wie im Kundalini-Yoga, nicht aus der Welt zurückziehen und trotzdem einen von Stimmungsschwankungen unabhängigen Weg gehen möchte. Aus diesem Grund und auch wegen der Intuition, die man über die Entwicklung des Ajna-Zentrums ausbilden kann, konzentrieren wir uns im Yoga so oft auf unsere Stirn, auf den Punkt zwischen den Augenbrauen. Dieser Punkt, das sogenannte ›Dritte Auge‹, ist eine Reflexzone für die Hypophyse.

Die nächste Drüse befindet sich im Bereich der Kehle: die *Schilddrüse.* Sie wird verbunden mit *Vishudda,* dem Chakra für Kommunikation, und ist für viele Körpervorgänge und Stimmungen verantwortlich. Produziert man zuviel Schilddrüsenhormon, so ist man nervös, gereizt, hungrig, tendiert zu schnellem Herzschlag, hastigem Atem und rascher Verdauung. Zu wenig Schilddrüsenhormon wiederum macht müde und träge.

Die *Thymusdrüse* unter dem Brustbein schrumpft während der Pubertät zu einem Viertel ihrer anfänglichen Größe. Sie spielt aber das ganze Leben lang eine sehr wichtige Rolle im menschlichen Immunsystem. Verbunden mit dieser Drüse ist *Anahata,* das Herzchakra. Dieses Zentrum bestimmt, wie sehr man lieben und sich öffnen kann.

Die *Nebennieren* haben in erster Linie mit Streß zu tun. In Angst- oder Frustrationssituationen oder auch bei Zuckermangel im Blut schütten sie Adrenalin aus.

Das Adrenalin ist ein Hormon, das einen hyperaktiven Zustand der ›Flucht- und Kampfbereitschaft‹ herbeiführt: vergrößerte Pupillen, schnelleren Herzschlag, mehr freien Zucker im Blut, Muskelspannungen, Zittern und Angstgefühle. Wenn dieser Zustand nicht, wie ursprünglich von der Natur vorgesehen, in Bewegung umgesetzt wird, spürt man ihn als Streß. Mit den Nebennieren verbunden ist

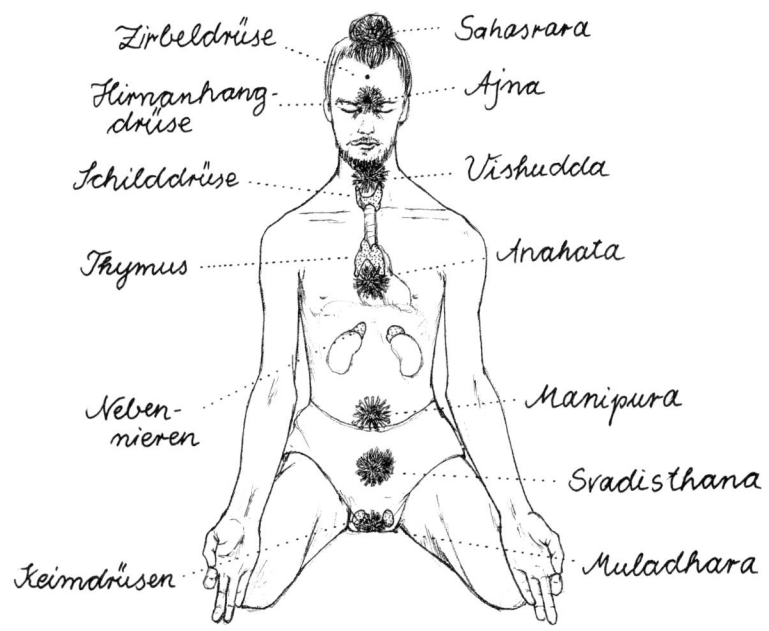

Zirbeldrüse ...... Sahasrara

Hirnanhang-
drüse ...... Ajna

Schilddrüse ...... Vishudda

Thymus ...... Anahata

Neben-
nieren ...... Manipura

Svadisthana

Keimdrüsen ...... Muladhara

das *Manipura*-Chakra, das Energiezentrum für Macht, Ausdauer und Willenskraft.

Die *Keimdrüsen* (Hoden und Eierstöcke) produzieren einige der männlichen und weiblichen Geschlechtshormone und sind dadurch für Fruchtbarkeit und sexuelle Anziehungskraft verantwortlich. Sie sind verbunden mit dem *Svadhisthana*-Chakra. Dieses Chakra bestimmt Lust, Kreativität und Lebensfreude. Die Keimdrüsen haben eine starke Beziehung zur Vitalität und Lebensenergie im allgemeinen.

Das unterste Chakra, *Muladhara*, hat keine eindeutige Zuordnung zu einer Drüse. Allerdings wird dieses Chakra, das für Sicherheit und Bodenständigkeit steht, manchmal mit den Dickdarm-Drüsen assoziiert.

Wenn unser Drüsensystem gesund ist, dann wird es weder unter- noch überreagieren. Wenn wir uns bewußt sind, wie dieser ›innere Ochse‹ mit Speichel, Magensäure, Herzschlag und Adrenalin auf seine Umwelt reagiert, können wir ihn lenken und reiten lernen und uns den Zielen dessen, was Yoga ist, annähern:

Übungsreihen, die man für die Drüsen machen kann

Übungen mit einem inneren Massage-Effekt

- Über die Muskeln
- Über die Bandhas (Schleusen)
- Über Klänge
- Über die Wirbelsäule

Diese Kategorie von Übungen ist für die Drüsen besonders wichtig, weil die endokrinen Übungen nämlich keine eigene Peristaltik haben.

Übungen mit kreislaufanregender Wirkung

Übungen mit Reflexzonen-Stimulation

Übungen mit Konzentration auf die Chakren

Übungen für die Testmuskeln des Dreifachen Erwärmers

- Kleiner Rundmuskel (*M. teres minor*): dreht den Arm nach außen und hilft beim Heranführen des abgespreizten Armes.
- Schneidermuskel (*M. sartorius*): hilft, die Hüfte und das Knie zu beugen und das Bein aufwärts zu drehen.
- Schlanker Muskel (*M. gracilis*): hilft das Knie zu beugen.
- Schollenmuskel (*M. soleus*): senkt den Fuß und stabilisiert den Unterschenkel im Stand.
- Zwillingswadenmuskel (*M. gastrocnemius*): senkt den Fuß.

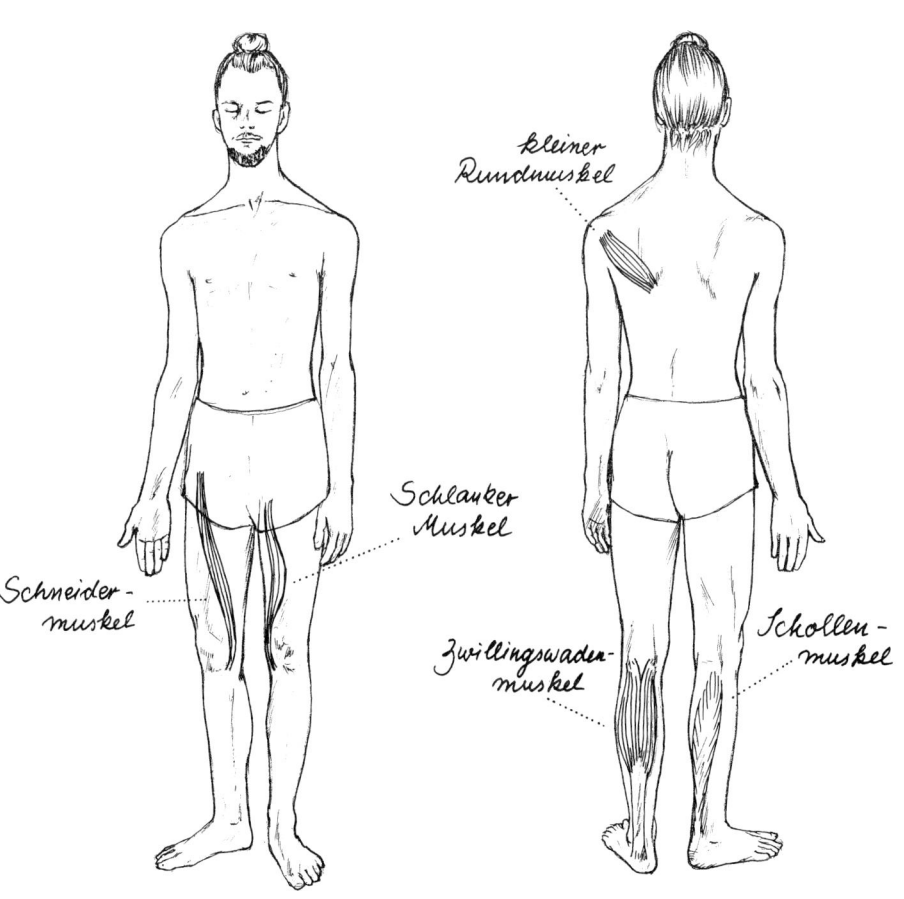

kleiner
Rundmuskel

Schlanker
Muskel

Schneider-
muskel

Zwillingswaden-
muskel

Schollen-
muskel

Übungen für die Drüsen

(Pro Übung 1 – 3 Minuten. Bei Übungen mit ✳ die Dynamik langsam steigern. Die Gedankenkonzentration nicht vergessen: Beim Einatmen denke *Sat,* beim Ausatmen denke *Nam.*)

Atme ein

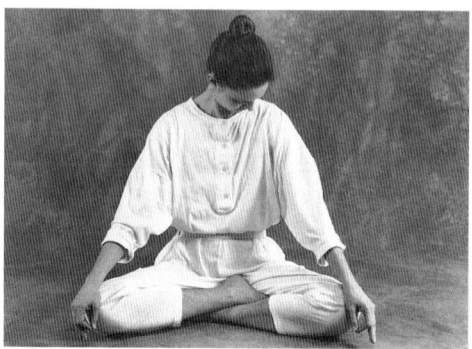

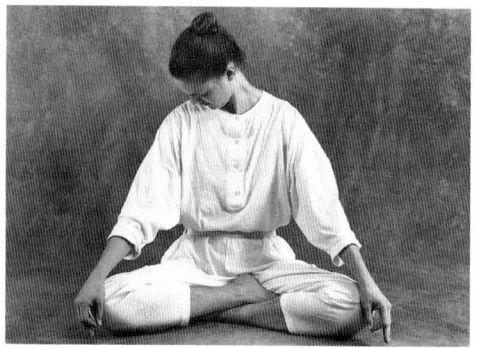

Atme aus

1. Einfache Haltung

Die Hände sind in Gyan Mudra auf den Knien.
Atme ein, während du dein Kinn von rechts nach links über die Brust reibst.
Atme aus und reibe von links nach rechts.

Eine Übung mit einem starken inneren Massage-Effekt auf die Schilddrüse.

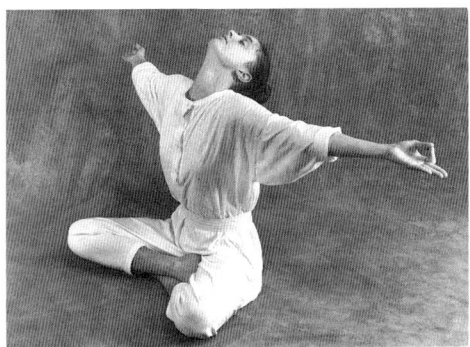

Feueratem

2. Einfache Haltung

Strecke deine Arme parallel
zum Boden zur Seite. Die Hände
sind in Gyan Mudra, die Handflächen nach oben.
Laß den Kopf nach hinten
sinken.
Feueratem.

Wirkung auf den Drüsen-
Meridian über den kleinen Rund-
muskel. Innere Massage für die
Schilddrüse.

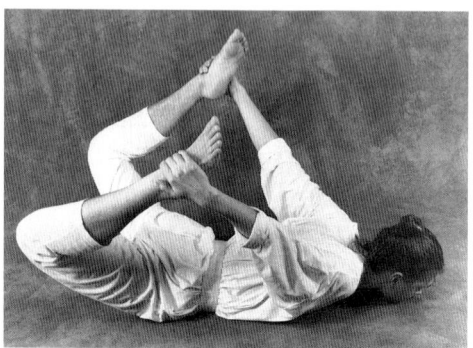

Langer, tiefer Atem

3. Bogenposition

Aus der Bauchlage fasse deine Fußgelenke und ziehe deine Beine hoch.
Das Kinn bleibt am Boden.
Langer tiefer Atem.
Konzentriere dich fest auf den Punkt zwischen den Augenbrauen.

Übung mit Durchblutungswirkung auf die Hypophyse.

Kurze Entspannung
in der Bauchlage,
1 – 3 Minuten

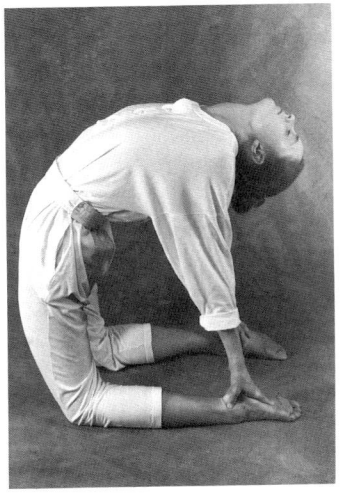 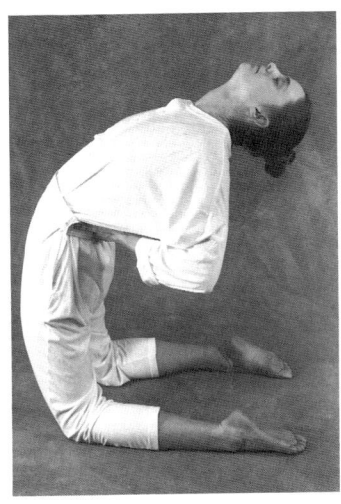

Kamelposition   Leichtere Variation

4. Kamelposition

Im Fersensitz, die Knie zwei Handbreit auseinander, fasse deine Fußgelenke und drücke deine Hüften vor und hoch. Wenn du Probleme damit hast, lege deine Hände auf die Hüften und lehne dich so weit wie möglich zurück.
Lasse deinen Kopf entspannt nach hinten hängen.
Feueratem.

Diese Übung streckt Schneider- und Schlanken Muskel (Dreifacher-Erwärmer-Meridian). Wirkt durchblutend auf die Nebennieren.

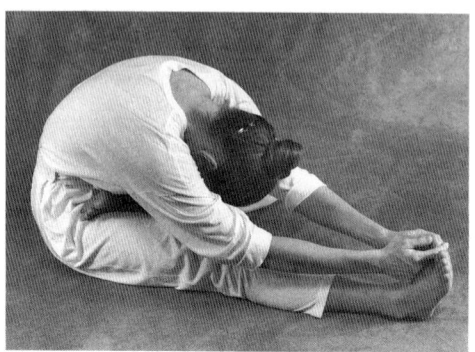

5. Sitzend

Strecke das rechte Bein aus, lege deinen linken Fuß in die Leistenbeuge oder auf den Oberschenkel des rechten Beines. Fasse mit beiden Händen (Daumen und die ersten beiden Finger) den großen Zeh und drücke den Zehennagel. Lasse dich ganz nach unten sinken. *Langer tiefer Atem.* Nach 1 – 3 Minuten wechsle die Seite.

Streckt Schneider-, Schlanken-, Schollen- und Zwillingswadenmuskel. Stimuliert den Reflexpunkt der Epiphyse unter dem großen Zehennagel und den Punkt der Hypophyse auf der Unterseite des großen Zehs.

Atme ein

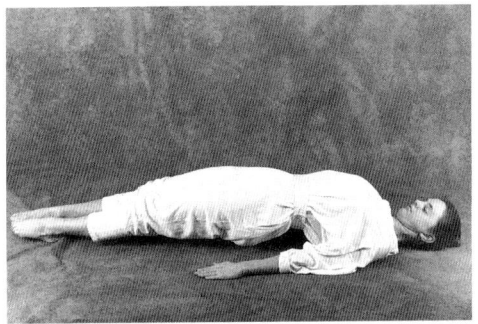

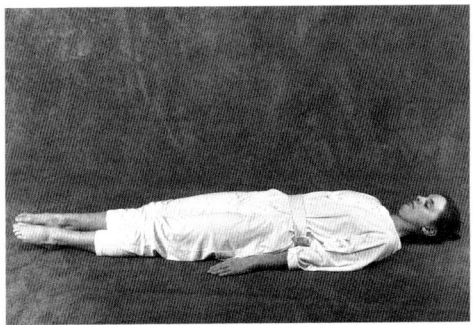

Atme aus

6. Rückenlage ✳

Strecke die Zehen.
Hebe die Hüften und den ganzen
Körper von den Schultern bis zu
den Fersen im Atemrhythmus.
Einatmen: Hebe den Körper
hoch.
Ausatmen: Lasse den Körper
sinken.

Spannt den Schlanken Muskel,
den Schollen- und Zwillingswadenmuskel stark an.

Kurze Entspannung
in der Rückenlage,
bis zu 2 Minuten

Atme ein

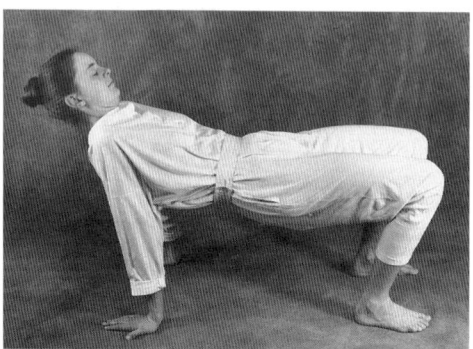

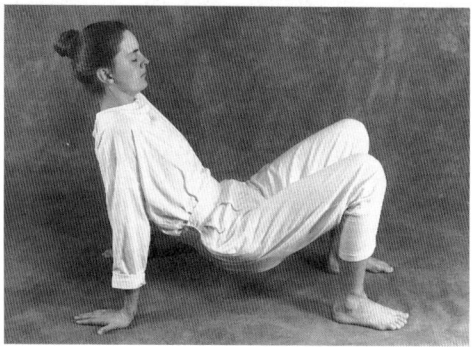

Atme aus

7. Brückenhaltung ✳

Sitzend, setze die Füße flach
auf den Boden, lehne dich nach
hinten und stütze dich auf
deine Arme.
Lasse deinen Kopf oben.
Atme ein und drücke deine
Hüften ganz hoch.
Atme aus und lasse die Hüften
sinken (aber nicht ganz bis zum
Boden).

Trainiert besonders den
kleinen Rundmuskel, aber auch
Schneider- und Schlanken
Muskel.

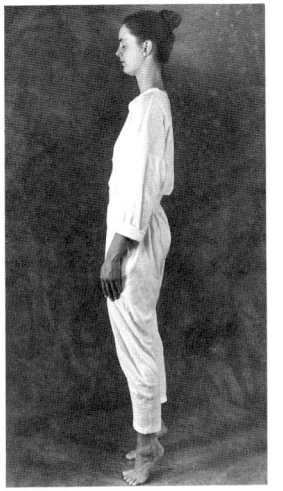 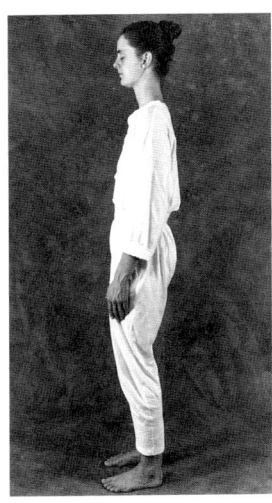

Atme ein   Atme aus

8. Im Stand

Atme ein und komme so hoch du kannst auf deine Zehenspitzen. *Atme aus* und lasse deine Fersen auf den Boden sinken.

Starke Übung für Schollen- und Zwillingsmuskel.

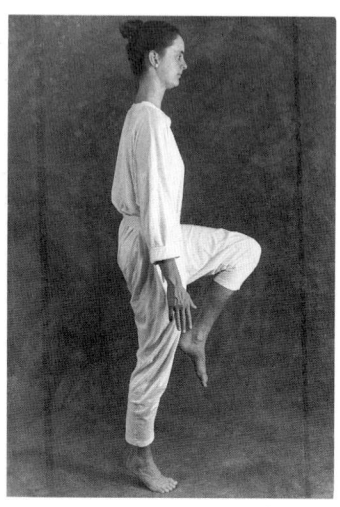

9. Im Stand ✳

Komme auf die Zehenspitzen.
Atme ein und bringe ein Knie zur
Brust.
Atme ein, setze den Fuß wieder
auf den Boden.
Atme ein und bringe das andere
Knie zur Brust.
Atme aus und setze den Fuß
wieder auf den Boden. Usw.
Bleibe die ganze Zeit auf den
Zehenspitzen.

Übung für Schollen-, Zwillings-
waden-, Schneider- und
Schlanken Muskel (Dreifacher-
Erwärmer-Meridian).

Lange tiefe Entspannung
in der Rückenlage,
10 – 15 Minuten

Mache die fünf Aufwachschritte

Meditation für emotionale Ausgeglichenheit

Diese sehr schöne und entspannende Meditation wirkt auf das Drüsengleichgewicht.

Haltung

Einfache Haltung
Lege die Hände vor der Brust ineinander,
der Handrücken der rechten Hand ist in der linken Hand.
Der linke Daumen ist in der Mitte der rechten Handfläche,
der rechte Daumen ist darüber gefaltet.

Die Augen sind anfangs ein Zehntel geöffnet, später geschlossen.

Atem

Atme tief ein und singe: Ssaaaaaaaaaaat Nam.
Sat ist sehr lang. Nam ganz kurz. Es heißt, daß das Sat 35mal so lang sein soll wie das Nam. Sat Nam bedeutet das Wahre *(Sat)* Selbst *(Nam)*, die Wahre Identität.

Zeit

Empfohlen werden 11 Minuten.

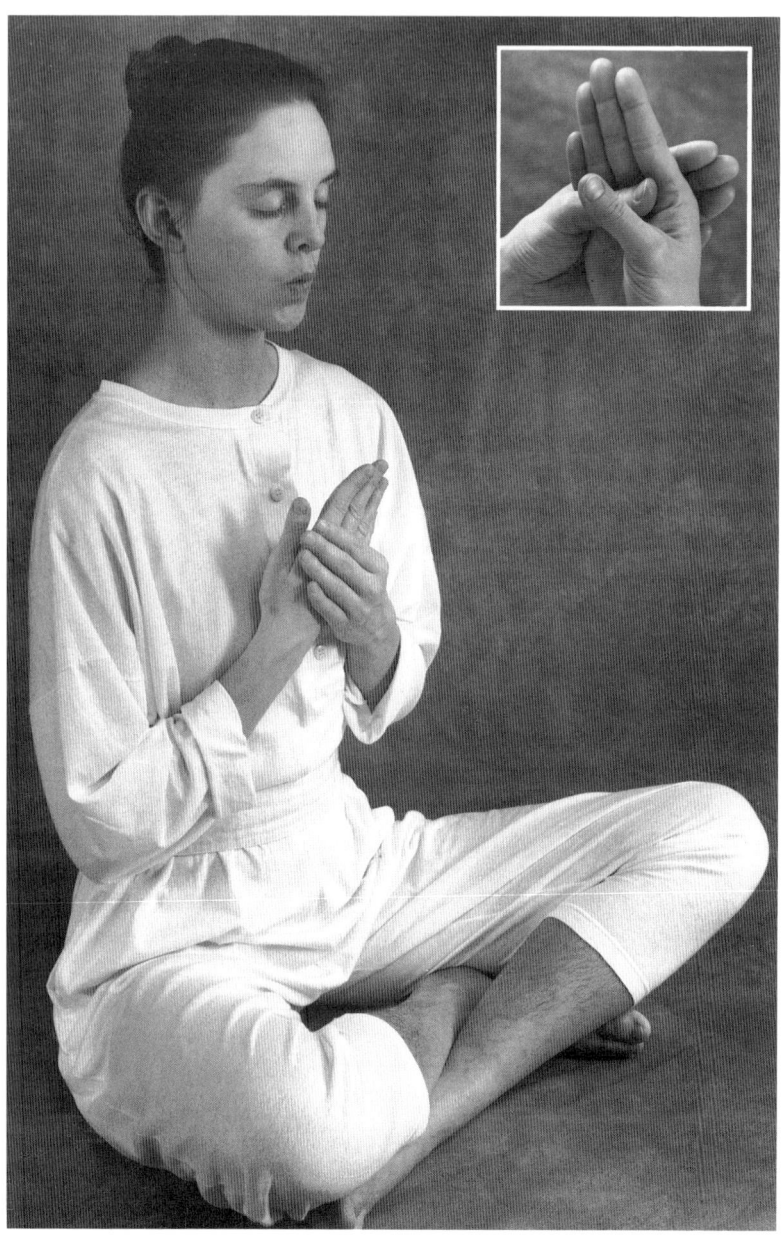

Dritter Teil:

Erleuchtung

Zum Meister im Schoße des Ewigen wird der,
der die Lebenskeime des göttlichen Odems
und die Atome seines Fleisches zu verbinden weiß.
Wem dies gelungen ist,
der wird leicht wie der Morgenwind
unserer Erde und durchsichtig wie ein Edelstein;
sein Körper wirft keinen Schatten mehr auf die Erde,
denn er hat die Sonne in sich geweckt.

aus: Anne und Daniel Meurois-Givaudan,
Essener Erinnerungen

16 Am Ende: Erleuchtung?

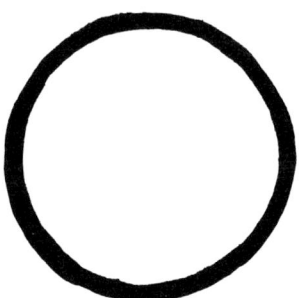

Peitsche, Seil, Mensch und Ochse –
alle verschmelzen zu Nichts.
Dieser Himmel ist so unermeßlich,
daß keine Botschaft ihn
beflecken kann.

Der Begriff *Erleuchtung* taucht im Kundalini-Yoga in vielen Formen auf. Es wird gesagt, daß man, wenn man vierzig Tage lang konsequent und mit vollkommener Konzentration und Hingabe Kundalini-Yoga übt, Befreiung erreichen kann. Eine Befreiung, die allerdings ein erster Schritt ist auf dem Weg zum vollkommenen Einswerden. Die esoterisch-technische Seite des Erleuchtungsprozesses wird dargestellt im folgenden Vortrag von *Yogi Bhajan: ›Prana, Apana und die drei Schleusen‹ (aus ›Beads of Truth, 4, 1980).*

Prana, Apana und die drei Schleusen

»*Prana* ist die Lebensenergie, die alle Atome deines Körpers ebenso wie das ganze Universum durchdringt. Mit *Apana* sind die ausscheidenden Funktionen des Körpers auf allen Ebenen gemeint, sowohl grobstofflich als auch feinstofflich, alles, was negative Energie und Abfall abstößt. Wenn wir über das Aufsteigen der *Kundalini* sprechen, wird Prana als die ›*vitale Energie*‹ oberhalb des Nabels beschrieben, Apana als die ›*vitale Energie*‹ unterhalb des Nabels.
Es gibt 72000 subtile Energielinien oder *Nadis*, die vom *Nabelpunkt* ausgehen und in den Händen und Füßen enden. Durch sie wird das Prana überall im Körper verteilt. Von diesen 72000 *Nadis* gibt es drei, die besonders wichtig sind: *Ida, Pingala* und *Sushumna*. *Ida* und *Pingala* entspringen jeweils am linken und am rechten Nasenflügel und verlaufen entlang der Wirbelsäule, wobei sie sich an

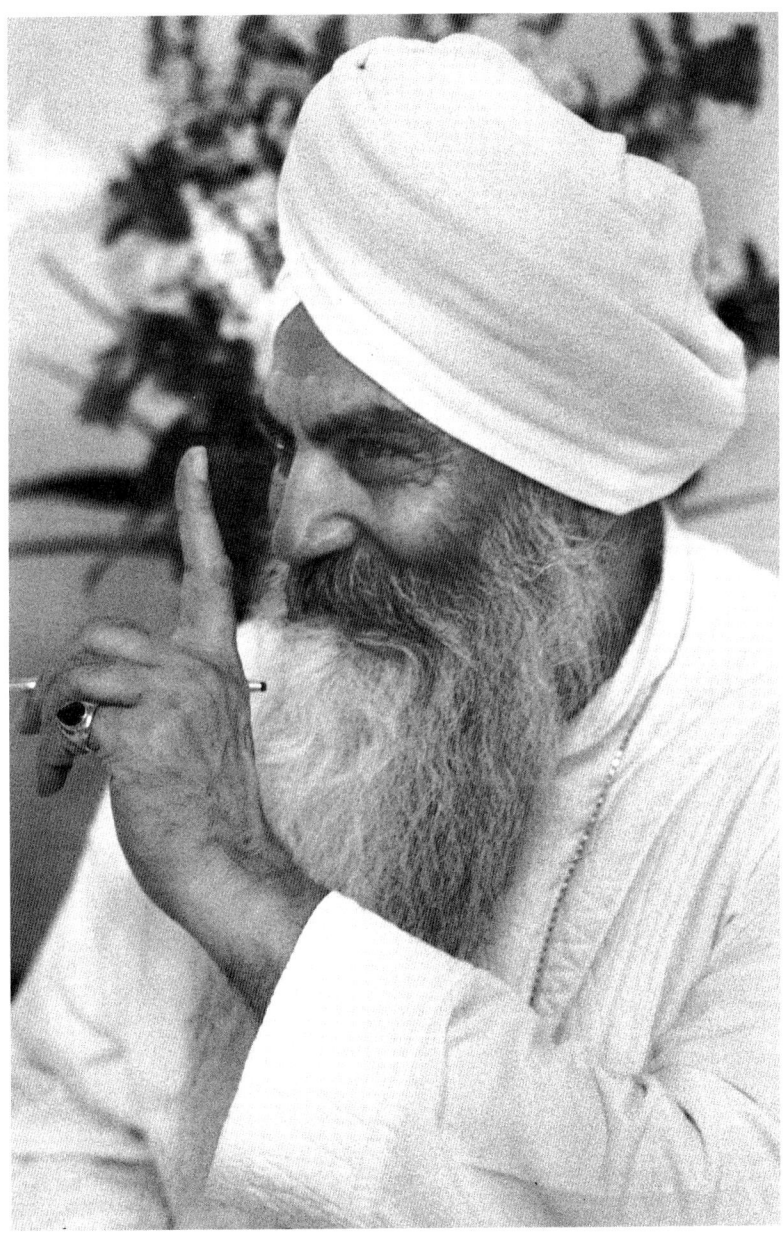

den verschiedenen *Chakren*, den Bewußtseinszentren auf der Wirbelsäule, kreuzen.

Die *Sushumna* entspringt an der Basis der Wirbelsäule, wo die drei
Nadis aufeinandertreffen, und sie verläuft in der Mitte der Wirbelsäule bis zum Scheitelpunkt. Das Zentrum an der Basis der Wirbelsäule ist der Sitz der Kundalini. Hier ruht die Kundalini-Energie.
Ida leitet die negativ geladene Energie *(Apana)*, die *Mondenergie*.
Sie sorgt für die körperlichen Ausscheidungsvorgänge und hat einen
beruhigenden, kühlenden und erholsamen Effekt auf Körper und
Geist. *Pingala* trägt die positiv geladene Energie *(Prana)*, die *Sonnen-
energie,* die einen kräftigenden, erhitzenden und reinigenden Effekt
hat.

Die Kundalini wird nicht erwachen und aufsteigen, bevor diese
beiden Energien, *Prana* und *Apana,* nicht ausgeglichen im *Wurzelchakra* zusammenarbeiten. Diese beiden Energien müssen die Kundalini unter Druck setzen, um sie zu erwecken und durch die sogenannte *Silberschnur* der *Sushumna* aufsteigen zu lassen. Wenn man
tief einatmet und den Atem anhält, wird das Prana zum *Nabelchakra*
hinuntergedrückt. Wenn man dagegen vollständig ausatmet und den
Atem anhält, wird das Apana vom Wurzelchakra zum Nabelzentrum
hochgezogen. Das Aufeinandertreffen und die Vereinigung dieser
beiden Energien verursacht eine enorme Hitze im Nabelchakra –
nicht ›heiße‹ Hitze, sondern *weiße* Hitze.

Zusammen bewirken diese beiden Energien, daß die Sushumna
aufleuchtet wie das Drähtchen in einer Glühbirne, die plötzlich an
ihre elektrische Energiequelle angeschlossen wird. Unter dem Einfluß der Atemkontrolle und der gezielten Ausrichtung der Gedanken
verlassen die Energien gemeinsam das Nabelchakra und steigen zum
Wurzelchakra hinab, wo sie die Kundalini stimulieren. Weitere
Atemkontrolle und Willenskraft veranlassen die Energien, zusammen mit der Kundalini aufzusteigen, um so die höheren Bewußtseinszentren aufzuladen. Auf diese Weise können die niederen Ener-
gieformen in höhere umgewandelt werden. Energie kann nicht geschaffen oder zerstört werden, sie kann nur in ihrer Form verändert
werden.

Damit diese Energie fließen kann, müssen bestimmte Blockaden
und Unreinheiten der *Nadis* beseitigt werden: Die Energiebahnen

müssen geläutert werden. Dies geschieht am erfolgreichsten durch
die Kraft des Atems und des *Mantras*, zusammen mit verschiedenen
Körperhaltungen und der Betätigung der Körperschleusen.

Kundalini-Yoga lehrt den Übenden, die Energie durch die *Su-shumna* aufsteigen zu lassen und durch bewußte Anwendung von
Druck ›hydraulische *Schleusen*‹ im Körper zu betätigen. Solch ein
Druck ist nötig, um die Kundalini und die Prana-Apana aus den un-teren Chakren herauszuholen und die Sushumna hinaufzuschicken.
Druck im Wurzelchakra läßt die Energie zum Nabelzentrum aufstei-gen. Wenn man dann die hydraulische Schleuse des Zwerchfells betä-tigt, wird sie weiter hinauf befördert zum *Nackenchakra*. Von dort
bringt die Nackenschleuse sie weiter bis zur Vollendung ihrer Reise
im Gehirn. Um die *Zirbeldrüse,* den Sitz der Seele, zu stimulieren,
muß das *Zehnte Tor* oder das *Kronenchakra* ›geöffnet‹ werden.
Normalerweise bleibt dieses Chakra versiegelt. Aber wenn die Hitze
der Kundalini aufsteigt, beginnt die Zirbeldrüse zu strahlen, und sie
aktiviert die *Hirnanhangdrüse*. Die Hirnanhangdrüse ihrerseits sen-det Impulse von kosmischen Farbvisionen aus. Wenn beide Drüsen,
die Zirbel- und die Hirnanhangdrüse, aktiviert sind und sich in ihrer
mystischen Ehe im *Dritten Auge* vermählen, öffnet sich das Tor zum
Kronenchakra.«

Und das heißt *Erleuchtung, Befreiung, Selbstverwirklichung,* das
Höchste Bewußtsein Erreichen usw.

In der Praxis des Kundalini-Yoga ist dieser Prozeß allerdings im
allgemeinen kein innerer Blitz. Es ist eher eine allmähliche Dämme-rung, die sich über Jahre, über ein ganzes Leben vielleicht hinzieht.
Es geht uns nicht darum, für den Rest unseres Lebens kosmische
Visionen zu betrachten. Es geht um das Erreichen optimaler Ge-sundheit, Liebe, Humor, Tapferkeit und aller menschlichen Werte in
dieser Welt. Jedesmal wenn man übt, ist das ein weiterer Schritt, ein
neuer Schub Licht und Bewußtsein.

17 Die Quelle erreichen

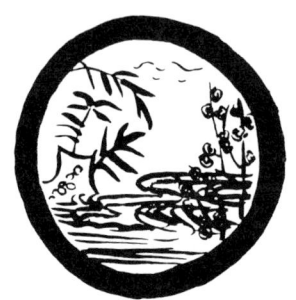

Im wahren Heim wohnen,
unbekümmert um das Draußen.
Der Fluß strömt geruhsam,
und die Blumen sind rot.

Man soll nicht meinen, daß Erleuchtung ein individuelles, höchst persönliches Geschehen sei. Im Gegenteil, gerade die Illusion einer individuellen Begrenzung hält uns von der Erleuchtung ab. Deshalb beschreibt man im Kundalini-Yoga den Prozeß der Erleuchtung als eine Entwicklung des Individualbewußtseins über das Gruppenbewußtsein hin zum universellen Bewußtsein. Das bedeutet, daß man in dem Maße, in dem man sich öffnet und sich durch Yoga von seelischen und körperlichen Blockierungen befreit, mit seiner eigenen Existenz die Existenz von anderen berührt. Da gilt auch umgekehrt: Je mehr man sich mit anderen Menschen verbunden weiß, desto eher kann man an den individuellen Blockierungen arbeiten und sich öffnen.

Der Kundalini-Yogi zieht sich also nicht in den Wald oder ins Gebirge zurück, um in einsamer Suche seine Vervollkommnung zu erreichen. Eine alte Geschichte erzählt:»Ein Rishi hatte zehn Jahre in vollkommener Stille und Einsamkeit auf einem heiligen Berg meditiert. Als er sich dann einmal ins Tal wagte, regte er sich so fürchterlich über irgendwelche Frechheit auf dem Marktplatz auf, daß er sich gleich wieder für zehn Jahre zurückziehen mußte.«

In Kundalini-Yoga und 3HO bleiben wir sozusagen gleich auf dem Marktplatz. Wir heiraten, haben Kinder, arbeiten, wohnen gern in Gemeinschaften usw. Aber wir versuchen dieses Spiel nach yogischen Spielregeln zu spielen.

Wir wenden also Yoga an, um durch zunehmende Sensibilität und Offenheit zu einem immer ausgeprägteren sozialen Bewußtsein zu

kommen – allerdings kann es im Zuge dieser Entwicklung durchaus
nützlich sein, sich eine Zeitlang in den Wald oder in sich selbst zu-
rückzuziehen. Es geht dabei aber nicht darum, die eigene Individualität, das
Selbstverständnis aufzugeben, sondern darum, es auszuweiten, bis es
immer mehr Menschen und schließlich das Universum in seiner
Totalität umfassen kann.

Um diesen Gedanken weiterzuführen, nachfolgend einige Auszüge
aus einem Vortrag von *Yogi Bhajan* zum Thema: ›Was ist Yoga?‹
(1970):

Das erste, was du als Mensch verstehen lernen mußt, ist dein Fortbe-
wegungsinstrument, der physische oder grobstoffliche Körper. Du
hast eine sehr komplizierte innere Maschinerie. Sie besteht nicht nur
aus dem Fleisch und den Knochen, die du sehen kannst. Sie ist ein
sehr durchdachtes System. Da gibt es Drüsen, einen Blutkreislauf,
einen Atemapparat, einen Herzschlag, ein Hirn und ein vollständiges
Nervensystem. All diese Systeme, die über eine Struktur aus Fleisch
und Knochen miteinander verbunden sind, bilden zusammen deinen
physischen Körper. Es ist ein funktional zusammenhängendes System. Als solches braucht es Wartung, Pflege und Feinabstimmung.
Deshalb mußt du gut begreifen, wie es funktioniert, was es leisten
kann und wie lange es möglicherweise intakt bleiben wird.
   Der physische Körper ist der Tempel, in den du den Schatz deines
Lebensglücks legen kannst. Wenn du jung bist, mißbrauchst du vielleicht deinen physischen Körper. Aber wenn du alt bist, wird dein
Körper dich dafür bezahlen lassen. Dem kannst du nicht entgehen.
Deshalb solltest du einen Plan aufstellen für deinen Körper. Du mußt
mit mehreren Unbekannten rechnen. Angenommen, ich müßte hundert Jahre leben. Nun, ich mache einen Plan dafür: Wie sollte ich
dieses Modell 1929 oder was immer für ein Modell es ist, dahin bringen? Von diesem Jahr an willst du hundert Jahre leben. Nun, wenn
du im Jahr 1970 ein Auto kaufst und es nur selbst fährst, dann
kannst du bei regulärer Wartung, regelmäßigem Ölwechsel usw.
damit rechnen, daß es eine bestimmte Anzahl von Kilometern hält.
Aber wenn du die Wartungen nicht vornimmst, dann wirst du nach

zwei Jahren ein neues Auto kaufen müssen. Ein neues Auto bringt
dir vielleicht Spaß, denn es erhöht deinen gesellschaftlichen Status,
und es läßt sich wieder gut fahren. Aber mit dem menschlichen Körper funktioniert das so nicht. Du bist nicht so furchtlos, daß du nach
fünf oder zehn Jahren sagen könntest: »Okay, ich will jetzt den Körper wechseln, ich gehe in einen neuen.« Du hast dein individuelles
Bewußtsein nicht zum universellen Bewußtsein hin entwickelt, so
daß du dies tun könntest. Es gibt Menschen, die dies getan haben. Es
ist nicht einmal etwas Außergewöhnliches. Aber die meisten Menschen wissen nicht, wie sie dies tun können. Deshalb ist es lebens-
wichtig, das Beste aus dem zu machen, was man hat...
    Der zweite Faktor in unserem menschlichen Leben ist unser Ver-
stand. Wenn der Horizont des Denkens und des Verstehens, der To-
leranz und der Geduld begrenzt ist, und wenn der Verstand nicht so
wunderbar funktioniert, daß er das Ungesehene sehen und die Folgen der Taten verstehen kann, dann ist es praktisch unmöglich, ein
glückliches Leben zu führen. Denn wenn du keine Landkarte hast,
dann wirst du nie wissen, wohin du fährst. Was machst du dann?
Einfach weiterfahren? Das ist genau das, was wir normalerweise im
Leben tun.
    Der dritte Faktor, den ein Mensch verstehen lernen muß, ist die
Seele, der Geist. Wie keine Lampe ohne Spiritus brennen kann, so
kann kein Leben existieren, in dem es keine Verbindung zur Seele,
zum Geist gibt. Geist hat viele Bedeutungen, viele Töne und Facet-
ten. Wenn es darin einen roten Faden gibt, dann den, daß er mit dem
allgemeinen Fluß kosmischer Energie zu tun hat. Im Katholizismus
nennen wir das Gott, im Yoga sagen wir kosmische Energie. Die Bedeutungen sind dieselben.
    Du mußt deine körperliche Beziehung zu dieser unendlichen Ener-
gie verstehen und ebenso, wie du dich für deine Zwecke auf sie ein-
stimmen kannst, damit du ein gesundes, glückliches, heiles Leben,
ein erfülltes, wunderbares und vollkommenes Leben führen kannst,
ein Leben, in dem du in dir selbst die Zufriedenheit der Existenz
wahrnehmen kannst. Du solltest so erfüllt und zufrieden sein, daß
du, wenn du diesen Planeten verläßt, ›Danke‹ sagen kannst. Diesen
Dank mußt du entrichten. Und wenn schlimme Zeiten kommen,
sage einfach: ›Wunderbar‹. Wenn gute Tage kommen, sage: ›Prima‹.

Denn: Was ist Leben? Leben ist eine Welle. Das Licht folgt auf die
Nacht wie die Nacht auf den Tag. Sonne folgt auf Wolken, Wolken
folgen dem Sonnenschein. Aber du meinst, daß ausgerechnet du
etwas Besonderes bist: Du willst immer nur den Sonnenschein. Wenn
ein Mensch immer nur in der Sonne ist, holt er sich einen bösen Son-
nenbrand, und seine Augen werden nicht mehr richtig sehen können.
Niemand auf dieser Erde kann immer Sonnenschein vertragen. Gibt
es jemanden, der dazu überhaupt Lust hätte? Nein. In diesem Auf
und Ab liegt gerade die Schönheit. Fortwährendes Glücklichsein
würde sehr bald langweilig. Du kannst so nicht leben. Du brauchst
ab und zu diesen kleinen Ruck, damit du spürst, wo du bist und wo
du sein solltest. Deshalb bezeichnen wir das Leben als eine Schwin-
gung, eine Welle! Wie sich eine Welle bewegt, so bewegt sich auch
das Leben.

Was erwarten wir vom Leben? Wonach sehnen wir uns?

Wir wünschen uns einen neutralen Verstand, der die Welle verstehen kann. Ihr kennt doch das Surfen? Die Surfer gehen nur dann aufs
Meer hinaus, wenn es hohe Wellen gibt. Es macht ihnen Spaß. Andere würden dabei verrückt werden. Ein entwickelter Verstand, ein
künstlerischer Verstand, ein selbst kontrollierter Verstand reitet auf
diesen Wellen des Lebens und genießt es auch noch.

Wenn ein Mensch mit einem solchen Verstand durch eine
schlimme Zeit geht, kann er sich hinsetzen und sich sagen: »O Gott!
Wunderbar! Was willst du? Eine schlimme Zeit? Na und, was heißt
das schon? Mir macht das nichts aus.« Er kommuniziert, er spricht,
er spürt die Freude. Er regt sich nicht auf. Er weiß, nach dieser
Nacht wird wieder ein neuer, warmer Tag kommen. Er wird viel
Spaß haben. Deshalb erhält er seine Energie. Er hat sich selbst in der
Hand. Wenn die Zeit kommt, in der er wieder wachsen und genießen
kann, setzt er seine ganze Energie ein, um in vollen Zügen zu leben.
Diese Qualität des Verstandes gilt es zu entwickeln. Sie muß trainiert
werden, sie muß hergestellt werden, sie muß gespürt werden. Der
Verstand muß mit all seinen Fähigkeiten und Möglichkeiten auf diese
Spur gesetzt werden. Wenn das nicht gelingt, wird nichts gelingen.
Dieser Prozeß ist ein weiterer, bedeutender Teil des Yoga...

Versteh mich richtig: Es gibt keine zwei Menschen, die gleich
wären. Sie sind weder körperlich gleich noch geistig. Sie haben ledig-

lich eine Ähnlichkeit miteinander. Der Input an Unendlichkeit kann dem Output an Unendlichkeit gleichgesetzt werden. Und das ist das einzige in uns, was zählt: *Wir alle können den Zustand des Unendlichen, der Glückseligkeit, des Nirwana erreichen.* Es gibt 200 Wörter dafür. Ihr könnt es nennen, wie immer ihr wollt, das ist egal. Aber darum geht es.

Ich werde jetzt noch einen strittigen Punkt ansprechen. Egal, welcher Religion du folgst, egal, wie du sie nennst, du folgst damit etwas, das dir hilft, deinen Ursprung zu erkennen, der die Unendlichkeit ist. Diese Religion sollte dich davon befreien, dich selbst klein zu machen und dich zu begrenzen, sie sollte dir helfen, dich voll und ganz als Mensch zu entfalten. Statt dessen stehen am Ende meist Vorurteile, eine Teilung der Menschheit, Liebe und Haß zusammen mit den entsprechenden Gedanken, Gefühlen oder Handlungsmustern. Dies hat der Menschheit mehr Schlechtes gebracht als all das Gute, das die Religionen einst beabsichtigt hatten.

Heutzutage verstehen wir nicht einmal mehr das Wort ›Religion‹. Es kommt von dem Wort ›religio‹ und bedeutet: Schau zurück zu deinem Ursprung. Und was ist dein Ursprung? Geist! Und was ist dein Ende? Geist! Deshalb: Was schlägst du dich herum? Weshalb diese Diskussionen? Wenn du beharrlich bist und unter allen gegebenen Umständen dich auf das Eine beziehst – daß du Teil der Unendlichkeit bist und dich immer darauf verlassen kannst – , dann wirst du nie unglücklich sein. Das ist eine Erfahrung.

Aber wir haben unseren Verstand nie darauf trainiert, daß er unseren Ursprung, die Unendlichkeit kennt. Statt dessen haben wir uns mit Ritualen zufriedengegeben. All diese Kirchen, diese Tempel und Synagogen, all diese Orte der Verehrung wurden eigentlich dafür geschaffen, Gruppenbewußtsein zu entwickeln. Alle Menschen, die in einer bestimmten Weise glaubten, sollten zusammenkommen können, um Gott zu preisen und ihre Seelen zu erheben. Das war der Zweck. Aber heutzutage kommen die Menschen dort zusammen, um Wahlkämpfe zu führen oder darüber zu diskutieren, wer die Kirche oder die Synagoge kontrollieren sollte. Oder der Priester spricht und zieht seine Show ab. Es ist ein leeres, mechanisiertes Ritual geworden – ein systematisches System innerhalb des Systems. Der ursprüngliche Zweck, nämlich Gruppenbewußtsein zu praktizieren, zu fühlen und zu erleben – dieser Zweck ist verschwunden. Der Mensch ist verwirrt worden. Und wenn ein Mensch kein individuelles Bewußtsein hat, das er zu Gruppenbewußtsein entwickeln könnte, wird er nie universelles Bewußtsein erreichen. Die Barrieren werden weiterbestehen. Das sind die Barrieren, die einen Menschen begrenzen. Die Entwicklung des Gruppenbewußtseins in der Erfahrung der Unendlichkeit ist die Brücke zum universellen Bewußtsein und zur Erlösung des unbegrenzten Selbst...

Im Kundalini-Yoga ist das wichtigste die Erfahrung. Deine Erfahrung geht direkt in dein Herz. Keine Worte können das ausdrücken, dein Bewußtsein würde sie nicht annehmen. Höchstens dein Verstand. Uns geht es nur darum, das Bewußtsein zu erweitern, den Horizont zu erweitern für die Gnade, die Wahrheit zu verstehen. Dann kannst du dein Leben ganz sorgenfrei planen, wie auch immer du es dir vorstellst, kannst Kreativität und Unbegrenztheit in allen Aspekten deines täglichen Lebens ausstrahlen.

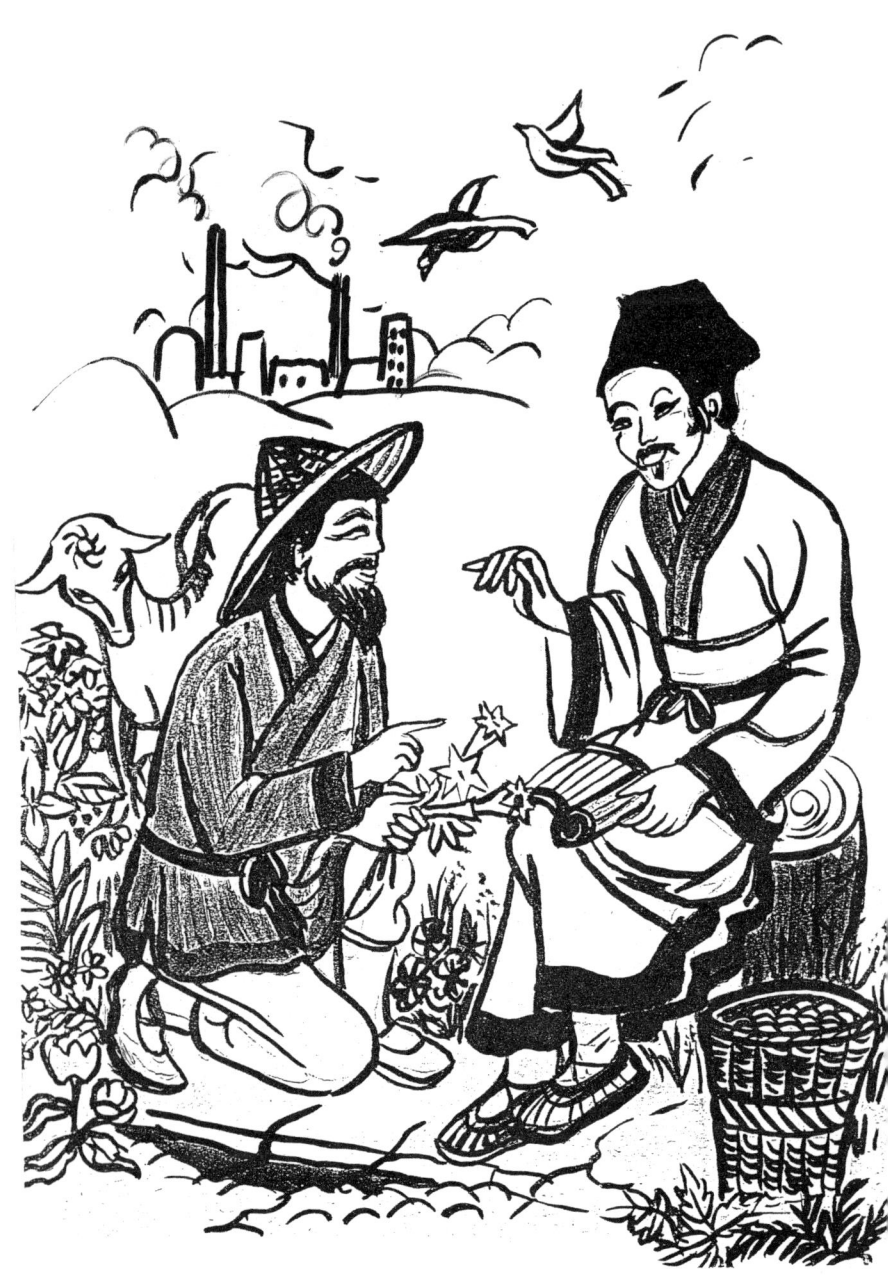

18   Zurück in die Welt

Ich brauche keine Magie,
um mein Leben zu verlängern;
jetzt, vor mir,
werden die toten Bäume
lebendig.

Jetzt geht es darum, dieses Wissen anzuwenden. Die Motivation ist
hoffentlich groß, und es gibt viele Übungen und Ideen auszuprobieren. Aber für den ›Yogi auf dem Marktplatz‹ gilt es natürlich auch,
viele Hindernisse zu überwinden. Da ist vielleicht der Ehemann, der
nicht mitmacht, die Kollegen, die einen für einen Spinner halten, die
Kinder, die keine Zeit übrig lassen, und die Arbeit, die so müde
macht.

Deshalb ist der eigentliche Schlüssel zur Erfahrung des Kundalini-
Yoga der Mut zur Veränderung. Sich aus festgefahrenen Mustern
und Dogmen zu befreien erfordert Mut und die Fähigkeit, sich in
einem kontinuierlichen Prozeß Raum zu geben. Raum zum Üben,
Raum zum Meditieren, Raum zum Atmen, Lebensraum.

Darum am Schluß dieses Buches noch eine sehr schöne, einfache
Meditation, die helfen kann, diesen Raum zu schaffen, zu erweitern
und zu nutzen.

Meditation für Veränderung

Haltung

Einfache Haltung. Die Wirbelsäule ist ganz aufrecht, die Schultern
sind entspannt.

Handhaltung

Beide Hände vor der Brust, die Handflächen zeigen nach oben. Die Finger sind eng eingerollt. Die Saturn- oder Mittelfinger beider Hände berühren einander an den Knöcheln. Die Daumenspitzen liegen aneinander.

Konzentration

Fange an, *lange und tief zu atmen*. Atme jeden Atemzug von ganz unten an deinem Nabelpunkt bis in die obersten Lungenspitzen. Konzentriere dich intensiv auf das Fließen des Atems.

Zeit

31 Minuten sind die empfohlene Zeitdauer. Danach sollte man 5 Minuten Pause machen und dann die Meditation nochmals 31 Minuten praktizieren. Du kannst sie notfalls auch kürzen, zum Beispiel auf zweimal 11 Minuten.

Diese Meditation kann helfen, notwendige Veränderungen herbeizuführen und sich wohl zu fühlen, auch wenn Veränderungen geschehen, die man nicht unbedingt erwartet hat.

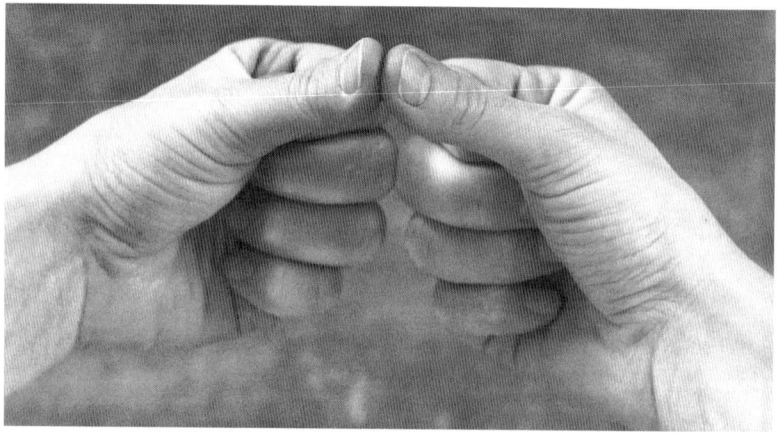

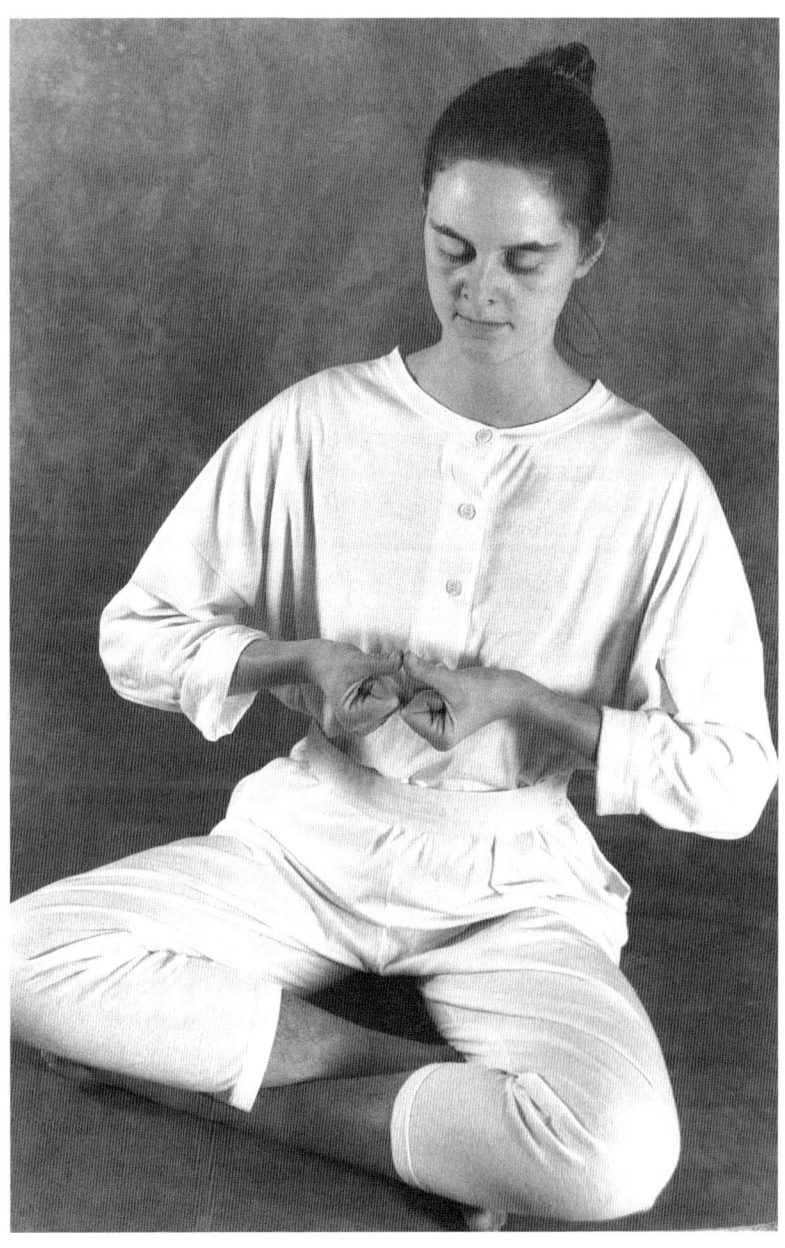

Mögen die Übungen und Ideen dieses Buches allen, die es lesen, helfen, einen Weg der Gesundheit, des Glücklichseins und der Erleuchtung zu gehen.

Und was könnte ein besserer Abschluß sein als das Lied, das Yogi Bhajan einmal von der englischen Folkloregruppe *Incredible String Band* geschenkt wurde und das wir nach jeder Kundalini-Yoga-Klasse zum Abschluß singen:

May the long time sun shine upon you,
all love surround you,
and the pure light within you
guide your way on.

Möge die ewige Sonne auf dich scheinen,
Liebe dich umgeben,
und das reine Licht in deinem Inneren
dich auf deinem Weg führen.

Sat Nam.

Anhang

Fremdwörterverzeichnis

Ajna Chakra Das sechste Chakra, auch Drittes Auge genannt. Energiezentrum für die Entwicklung von Weisheit, Intuition und Einsicht in die Folgen von Handlungen. Der am häufigsten benutzte Konzentrationspunkt im Kundalini-Yoga. Reflexpunkt für die Hypophyse. Befindet sich zwischen den Augenbrauen.

Anahata Chakra Das vierte Chakra, das Herzzentrum. Verbunden mit der Thymus-Drüse (Immunsystem). Bewußtseinszentrum für Liebe, die Fähigkeit sich zu öffnen und Gefühle zu teilen. Befindet sich zwischen den Brustwarzen.

Angewandte Kinesiologie In den USA entwickelte Methode, durch Muskeltests die energetische Qualität der verschiedenen Meridiane zu überprüfen.

Apana Die ›negative‹ Energie des Körpers. Zuständig für alle Ausscheidungsprozesse. Vermischt sich im Nabelzentrum mit Prana und produziert damit zusammen die Kundalini. Fließt im Nadi Ida.

Asana Körperhaltung, Yogaposition. Drittes Teilgebiet von Patanjalis achtteiliger Yogadefinition.

Ashram Haus der Gemeinschaft, wo spirituelle Menschen zusammenwohnen und mit Hilfe von Yoga, Meditation und Gruppenprozessen an sich arbeiten.

Aura Der menschliche Energiekörper, der einförmig bis zu drei Meter um den physiologischen Körper herum ausstrahlt. Besteht aus mehreren Schichten, von relativ groben elektromagnetischen bis hin zu sehr subtilen Schwingungen.

Bhakti Yoga Yoga durch Hingabe an das Göttliche. Oft mit Hilfe eines personifizierten Gottesbildes.

Bij-Mantra Bij bedeutet Samen. Ein Bij-Mantra besteht aus wenigen Silben, die ins Bewußtsein eingepflanzt werden.

Chakra Bedeutet wörtlich übersetzt Kreis oder Rad. Der Mensch hat sieben Chakren. Sie dienen als Transformatoren, um Energie zwischen den zehn verschiedenen feinstofflichen Körpern umzuformen. Jedes Chakra steht in Verbindung zu bestimmten Gefühlsbereichen und auch zum materiellen Körper über die endokrinen Drüsen.

Cholesterin Kohlenwasserstoff, der Fett binden kann. Neigt dazu, Ablagerungen auf den Gefäßwänden zu bilden, wodurch Kreislaufstörungen entstehen. Der Cholesteringehalt im Blut sinkt sehr schnell, wenn man keine tierischen Nahrungsmittel und wenig Fett ißt.

Dharana Konzentration. Durch bestimmte energetische Körperhaltungen, durch bestimmte Konzentrationspunkte oder auch Atemformen u. ä. wird der Geist auf einen Fokus gerichtet. Sechster Teil von Patanjalis achtteiliger Yogadefinition.

Dhyana Meditation. Durch das Wiederholen von bestimmten Übungsgedanken (Mantras), durch Selbstbeobachtung oder durch bestimmte Leitsätze wird das Bewußtsein erweitert. Siebter Teil von Patanjalis achtteiliger Yoga-Definition.

3HO Bedeutet ›Happy, Healthy, Holy-Organisation‹. Verein von Kundalini-Yoga-Lehrern und -Schülern.

Einfache Haltung Jede bequeme Variation des Schneidersitzes (auf dem Boden, mit gekreuzten Unterschenkeln). Doch sollte, wenn nicht anders angegeben, der Rücken sehr gerade sein.

Feueratem Ein schneller Bauchatem (etwa zweimal pro Sekunde). Ohne die Brust zu bewegen einatmen, dabei den Bauch nach vorn drücken; ausatmen, dabei den Bauch einziehen. Reinigend und energetisierend. Eine der beiden Hauptatemformen im Kundalini-Yoga.

Gesund durch Berühren Ein in den USA aufgrund der angewandten Kinesiologie entwickeltes System von Muskeltests und Massagetechniken, um die Energie der Meridiane ins Gleichgewicht zu bringen. Vgl. das gleichnamige Buch von John F. Thie, Basel 1988.

Gyan Mudra Bedeutet ›Siegel der Weisheit‹. Handhaltung, bei der Daumen und Zeigefinger einander berühren. Die übrigen drei Finger sind locker ausgestreckt. Der Daumen ist Reflexzone des Egos, und der Zeigefinger ist Reflexzone des Jupiterprinzips, des Prinzips von Weisheit, Wachstum und Heilfähigkeit.

Gyan Yoga   Yoga des Wissens.   Gyan Yoga versucht, über das kritische Studieren der Wirklichkeit (Neti Neti: Dies ist nicht die Essenz, dies ist nicht die Essenz) zum Universellen, Ewigen vorzustoßen.

Hatha Yoga   Ha bedeutet Sonne, Tha bedeutet Mond.   Yogaform, welche durch statische und langsame Asanas – im Wechsel mit Atemübungen und etwas Meditation – versucht, Entspannung und auf Dauer auch Erleuchtung zu erreichen.

Hypoglykämie   Wohlstandskrankheit der Bauchspeicheldrüse.   Charakterisiert durch wellenartige Müdigkeit, besonders im Kopf, in Verbindung mit Süßhunger.

Ida   Der linke, feinstoffliche Energiekanal außerhalb der Wirbelsäule, durch den die ›negative‹ Körperenergie strömt. Steht für Entspannung, Intuition, Reflexion, Beziehung zum Mond.

Jalandhara Bandha   Die Nackenschleuse. Durch das Anziehen der vorderen Halsmuskeln werden Wirbelsäule und Nacken in eine gerade Linie gestreckt. Dies fördert den Energiekreislauf im Kopf. Bei den meisten Meditationen und Pranayama-Übungen wird Jalandhara Bandha leicht angezogen, um zu verhindern, daß sich Blut im Kopf staut.

Karma Yoga   Yoga durch selbstloses Handeln, durch das Dienen göttlicher Ideale und Werte.

Kundalini   Kundal heißt ›die Locke im Haar der Geliebten‹. Die Kundalini wird als eine spiralförmig aufgerollte schlafende Kraft im Muladhara-Chakra an der Basis der Wirbelsäule beschrieben.
   Wenn diese Kraft durch Kundalini-Yoga allmählich erweckt wird, kann sie dazu benutzt werden, die Polarität zwischen Geist und Körper zu überbrücken und Erleuchtung zu erlangen. Im aktiven Zustand reicht sie bis ins Sahasrara-Chakra.

Langer, tiefer Atem   Wichtigste Atemform im Kundalini-Yoga. Dabei wird beim Ein- und Ausatmen langsam aus dem Bauch hochgeatmet. Jeder Atemzug besteht aus a) Bauch-, b) Rippen- und c) Brustbeinatmung. Sie wirkt reinigend und entspannend.

Lotushaltung   Variation der Einfachen Haltung, bei der man die Füße auf die gegenüberliegenden Oberschenkel legt. Sehr stabile Haltung, die relativ hohe Ansprüche an die Gelenkigkeit stellt.

Mahabandha Die große Körperschleuse, die die Körperenergie vom untersten Chakra bis zum höchsten transportiert. Dabei zieht man mit gerader Wirbelsäule beim Ausatmen den Anusmuskel, die Muskeln um das Geschlechtsorgan, die Bauchmuskulatur, das Zwerchfell und die vorderen Halsmuskeln an. Am besten biegt man außerdem noch die Zunge nach hinten zum weichen Gaumen und rollt die Augen hoch.

Manipura Chakra Das dritte Chakra, verbunden mit den Nebennieren. Es ist das Energiezentrum für die Entwicklung von Macht, Durchsetzungskraft und Disziplin. Befindet sich zwei Daumenbreit unter dem physiologischen Nabel.

Mantra ›Man‹ bedeutet Geist, und ›Tra‹ bedeutet Projektion. Mantras sind Meditationswörter, die helfen, den Geist zu konzentrieren. Das Wiederholen von Mantren stimuliert überdies durch die Berührung der Zunge bestimmte Akupunkturpunkte im Mund.

Meridian Ein Begriff, der im Westen gebraucht wird, um die Energiekanäle, wie sie im chinesischen Akupunktur-Erklärungsmodell beschrieben werden, zu bezeichnen.

Mono-Diät Eine Reinigungskur, bei der man eine bestimmte Zeitlang nur ein spezifisches Nahrungsmittel oder Gericht ißt.

Mulabandha Die untere Körperschleuse, mit der man Körperenergie aus dem Unterleib hoch in die Bauchhöhle transportiert. Dabei zieht man mit dem Ein- oder Ausatmen den Anusmuskel, den Geschlechtsorganmuskel und die Bauchmuskulatur unter dem Nabel an.

Muladhara Chakra Das unterste Chakra, verbunden mit Sicherheit und Überleben. In diesem Chakra ist die Kundalini gespeichert. Befindet sich zwischen Anus und Geschlechtsorgan.

Nadi Der indische Begriff für Energiekanäle; feinstoffliche Röhrchen, in denen Körperenergie transportiert wird.

Ni Yama Selbstdisziplin, bestehend aus innerer und äußerer Reinigung, Studium, Askese und Hingabe. Der zweite Teil von Patanjalis achtteiliger Yogadefinition.

Ojas Das ›Heilige Goldene Öl‹, in das nach der yogischen Theorie die aufbewahrte, nicht genutzte Geschlechtsflüssigkeit verwandelt wird.

Ojas ist ein Grundstoff für die Kundalini-Energie und spielt eine wichtige Rolle beim Gesundhalten der Organe.

Pingala   Der feinstoffliche Energiekanal auf der rechten Seite der Wirbelsäule. Transportiert die ›positive‹ Körperenergie, Prana, und fördert Vitalität, Aktivität, Tatkraft. Beziehung zur Sonne.

Prana   Die ›positive‹ Energie des Körpers, die über den Atem, die Ernährung und die Gedanken aus dem Kosmos aufgenommen wird. Fließt im Nadi Pingala. Vermischt sich mit Apana im Manipura-Chakra und läßt so die Kundalini aufsteigen.

Pranayama   Prana heißt hier Atem. Yama bedeutet Beherrschung. Die Kunst, die Körperenergie durch bewußtes Atmen auf viele verschiedene Weisen zu regulieren. Der vierte Teil von Patanjalis Yogadefinition.

Prana-Zentrum   Das Energiezentrum am Nabelpunkt, wo Prana und Apana sich begegnen. Dabei entsteht ein ›weißes Feuer‹, das im Muladhara-Chakra die Kundalini-Energie erweckt.

Pratyahara   Bedeutet Sinnenbeherrschung, das Kanalisieren von Gefühlen durch die Beherrschung der Gedanken und Sinnesorgane. Der fünfte Teil von Patanjalis Yogadefinition.

Pritikin-Diät   Eine Form von heilender Diät, in den USA entwickelt. Man enthält sich aller Süßmittel, aller zugefügten Fette und Salze, aller cholesterinhaltigen Nahrungsmittel und aller Drogen wie Nikotin, Koffein, Alkohol, Tein usw.

Raja-Yoga   Yoga durch das Konzentrieren auf Symbole und Energiezentren. Der ›königliche‹ Weg.

Sahasrara-Chakra   Das siebte oder Kronen-Chakra, verbunden mit der Zirbeldrüse (Epiphyse). Bewußtseinszentrum für die Einstimmung auf kosmische Rhythmen, Inspiration, die innere Stimme.

Samadhi   Zustand von Versenkung. Ein Prozeß des Loslassens und der vollkommenen Entspannung, der, wenn er perfekt beherrscht wird, die Unendlichkeit des ganzen Universums erleben läßt. Der achte Teil von Patanjalis Yogadefinition.

Sikh-Dharma Sikh bedeutet Schüler, Dharma heißt Lebensweise. Ritualisierte Form des Raja-Yoga, mit einer stark entwickelten mantrischen Technologie. Die meisten Mantren im Kundalini-Yoga stammen aus dem Gurmukhi, der mantrischen Sprache der Sikhs. Viele Mitglieder der 3HO kombinieren Kundalini-Yoga mit Sikh-Dharma. Yogi Bhajan unterrichtet beides. Die Sikhs benutzen viele yogische Techniken und Symbole, von denen das bekannteste das ungeschnittene Haar ist, da auf dem Sahasrara-Chakra zu einem Knoten gebunden und mit einem Turban umwickelt wird.

Sushumna Der mittlere, feinstoffliche Kanal der Wirbelsäule, aus dem alle Chakren entspringen und durch den die Kundalini-Energie transportiert wird.

Svadhistana Chakra Das zweite Chakra, verbunden mit den Geschlechtsdrüsen. Psychologische Entsprechung: Kreativität, Lust, Genuß, Sexualität.

Uddhyana Bandha Die Zwerchfellschleuse. Dabei werden beim Ausatmen oder mit dem ausgehaltenen Atem die oberen Bauchmuskeln angezogen. Pumpt Körperenergie von der Bauch- in die Brusthöhle.

Venusschloß Handhaltung, bei der die Finger gefaltet werden. Männer nehmen den linken kleinen Finger nach unten, den linken Daumen auf den Zwischenraum zwischen rechtem Daumen und Zeigefinger, den rechten Daumen auf den Ballen des linken Daumens. Frauen machen dasselbe mit der jeweils anderen Hand.

Vishudda Chakra Das fünfte oder Kehlkopf-Chakra, verbunden mit der Schilddrüse. Energiezentrum für die Entwicklung von Kommunikation, Ehrlichkeit, Ausdrucksfähigkeit.

Yama Verhaltensregeln, bestehend aus: Gewaltlosigkeit, Nicht-Stehlen, Keuschheit und Nicht-Verhaftetsein. Der erste Teil von Patanjalis Yogadefinition.

Yoga Wörtlich: »Sich mit seinem höheren Selbst verbinden.« Wissenschaft und Lebensweise mit dem Ziel der Erleuchtung, des Einswerdens mit sich und dem Kosmos.

Yogi Jemand, der den Weg des Yoga geht.

Yogi Bhajan Der Lehrer, der Kundalini-Yoga 1968 in den Westen gebracht hat. Geboren 1929 in Kot Harkarn (damals Indien, jetzt Pakistan) als Sohn eines Arztes, der ihm sein Interesse für medizinische Fragen, Yoga und natürliche Heilweisen vererbte. Meisterte Kundalini-Yoga und Tantra-Yoga unter Anleitung von Sant Hazara Singh. Integrierte sein Wissen in die mystische Schule des Sikh-Dharma, in der er erzogen wurde. Unterrichtet jetzt Kundalini-Yoga, Tantra-Yoga und Sikh-Dharma in den USA und in Europa.

Zehn Körper Die zehn Energiekörper, aus denen sich das Wesen des Menschen nach der Yogatheorie zusammensetzt. Im einzelnen: der Seelen-Körper; der Geist-Körper, der aus drei Teilen besteht: negativ, positiv und neutral; der physische Körper; der Lichtbogen; die Aura; der pranische Körper; der subtile Körper und der Ausstrahlungskörper.

Literaturliste

Die ausgewählten Titel sind nach Themengruppen zusammengestellt und chronologisch geordnet.

Kundalini Research Institute of the 3HO Foundation (Hrsg.): Kundalini Yoga / Sadhana Guidelines – Exercise and Meditation Manual. Pomona, California, 1974
Ders.: Kundalini Meditation Manual for Intermediate Students, a. a. O. 1977
Ders.: Kundalini Yoga Manual – Student Manual of Instruction. a. a. O. 1976
Ders.: Kundalini Quarterly. Summer Solstice 1976. Claremont, California, 1976
Ders.: Kundalini Maintenance Yoga Sets. Pomona, California, 1977
Ders.: Keeping Up with Kundalini Yoga. A. a. O. 1980
Ders.: Foods for Health and Healing. Remedies and Recepies. Based on the Teachings of Yogi Bhajan. A. a. O. 1983
Ders.: Yoga for the 80's. Kundalini-Yoga as taught by Yogi Bhajan. A. a. O. 1984

Harbhajan Singh Khalsa (Yogi Bhajan): Kundalini. Slim and Trim Exercises for Women and Meditations. Hrsg. Kundalini Research Institute. A. a. O. 1978
Ders.: Survival Kit: Meditations and Exercises for Stress and Pressure of the Times. San Diego, 1980
Ders.: Relax and Rejoice: A Marriage Manual. Band I and II. Pomona, California, 1982
Ders.: The Ancient Art of Self-Healing. Eugene, Oregon, 1982
Ders.: Kundalini Yoga. Exercises and Healing. Hrsg.: Kundalini Yoga Systems. Paris / Amsterdam, 1982
Ders.: Kundalini Yoga. Sacred Kriyas and Meditations. Hrsg.: Kundalini Yoga Systems, Paris / Amsterdam, 1982
Ders.: Kundalini Yoga for Youth and Joy. Eugene, Oregon, 1983

3HO-Foundation (Hrsg.): Teacher's Kit. Kundalini Yoga. The Yoga of Awareness. o. O. 1973

Vikram Kaur Khalsa u. a.: Healing through Kundalini: Specific Applications from the teachings of Yogi Bhajan. Los Angeles, California, 1987

Gururattan Kaur Khalsa: Relax and Rejoice in only two to eleven minutes! Stress reduction and burnout prevention, o. O., o. J.

Ravi Singh: Kundalini Yoga for Body, Mind and Beyond. New York 1988

B. K. S. Iyengar: Light on Yoga. London 1966

Ders.: Licht auf Pranayama. Das grundlegende Lehrbuch der Atemschule des Yoga. Bern 1984

Ananda Marga Amrit Publications (Hrsg.): Teaching Asanas. California

S. Prabhavananda und Ch. Isherwood: Patanjali. Yoga Sutras. Den Haag, Niederlande, 1979

Bettina Bäumer (Hrsg.): Patanjali. Die Wurzeln des Yoga. München 1976.

Jacques de Langre: Do – In; 2. The Ancient Art of Rejuvenation through Self-Massage and Breathing Exercises. Magalia, California, 1978

Bob Smith: Yoga for a New Age. A modern Approach to Hatha Yoga. Englewood Cliffs, New Jersey, 1982

J. W. Hauer: Der Yoga: Ein indischer Weg zum Selbst. Stuttgart 1983

Mircea Eliade: Yoga. Unsterblichkeit und Freiheit. Zürich 1985

Michael Gach: Aku-Yoga. Gesund durch freien Fluß der Lebenskräfte. Ein praktisches Übungsbuch. München 1985

Guruchander Singh Khalsa u. a.: Numerology as taught by Yogi Bhajan. Eugene, Oregon, 1984

Keith Sherwood: Kraftzentren des Lebens. Anleitung zur Harmonisierung des feinstofflichen Körpers. Freiburg i. Br. 1986

John F. Thie: Gesund durch Berühren. Touch for Health. Eine neue ganzheitliche Methode zur Aktivierung der natürlichen Lebensenergie und des körperlichen und seelischen Gleichgewichts. Basel 1988

N. Pritikin u. a.: Live longer now. New York 1974

Ders.: The Pritikin Program for Diet and Exercise. New York 1979

Sheldon C. Deal: New Life through Nutrition. Tucson 1974

Ders.: New Life through Natural Methods. Tucson 1974

C. den Hartog: Nieuwe Voedingsleer. Utrecht, Niederlande 1978

Rudolph Ballentine: Diet and Nutrition. A Holistic Approach. Honesdale, Pennsylvania, 1978

Tarn Taran Kaur Khalsa: Essen für Leib und Seele. München 1989

The Academy of Traditional Chinese Medicine (Hrsg.): An Outline of Chinese Acupuncture. Peking 1975

H. Lippert: Anatomie. Text und Atlas. München 1979

R. F. Schmidt und G. Thews (Hrsg.): Physiologie des Menschen. Berlin 1980

Rolf Wirhed: Sport-Anatomie und Bewegungslehre. Stuttgart / New York 1984

J. Sobotta: Atlas der Anatomie des Menschen. München 1988

W. Pschyrembel: Klinisches Wörterbuch mit klinischen Syndromen und Nomina Anatomica. Berlin 1982

Reinhold Ebertin: Sterne helfen Heilen. Freiburg i. Br. 1981

Peter Ripota: Astromedizin. Gesundheit aus den Sternen. München 1986

Max-M. Baltin: Astrosomatik. Aspekte ganzheitlicher Heilung im Spiegel des Geburtsbildes. Hamburg 1987

Paul Reps: Ohne Worte – Ohne Schweigen. 101 Zen-Geschichten und andere Zen-Texte aus vier Jahrtausenden. München 1976

Sri Rama Foundation: Silence Speaks. From the Chalkboard of Baba Hari Dass. Santa Cruz, California, 1977

Carlos Castaneda: Die Kraft der Stille. Neue Lehren des Don Juan. Frankfurt a. M. 1988

A. und D. Meurois – Givaudan: Essener Erinnerungen. Die spirituellen Lehren Jesu. München 1988

Adressen

Wer mehr über Kundalini-Yoga wissen möchte oder erfahren will, wo in seiner Nähe Kundalini-Yoga unterrichtet wird, wende sich an die:

3 H Organisation Deutschland e.V.
Eppendorferweg 209, 2000 Hamburg 20

Für Information und Organisation von Wochenendseminaren und Lehrerausbildungskursen mit Satya Singh in verschiedenen Teilen Deutschlands gilt dieselbe Adresse, z. Hd. Satya Singh.

Zehn Audio-Kassetten mit den zehn Übungsreihen dieses Buches und eine Kassetten-Serie ›Einführung in das Kundalini-Yoga‹, alle durch Satya Singh unterrichtet, sind ebenfalls bei obenstehender Adresse zu bestellen.

Bei Interesse an weitergehender Literatur (in englischer Sprache) über Kundalini-Yoga bitte einen Bücher-Katalog anfordern bei:

Golden Temple Products
Den Texstraat 46, 1017 ZC Amsterdam, Niederlande

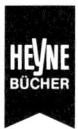

ESOTERISCHES WISSEN

DER SCHLÜSSEL ZUR INNEREN WEISHEIT

Wege und Wahrheiten für ein besseres und erfolgreiches Leben

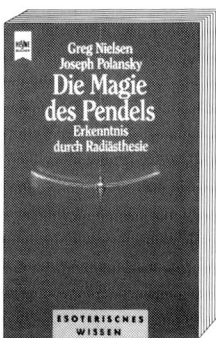

08/9557

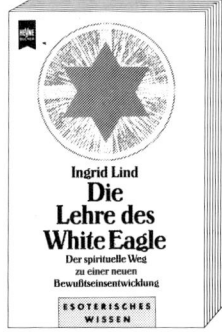

08/9558

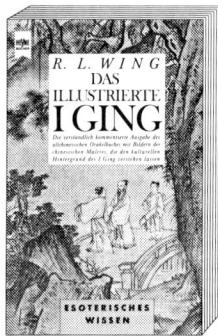

08/9559

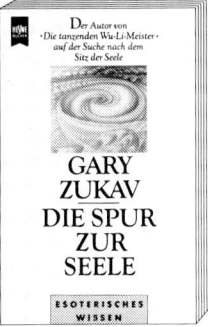

08/9560

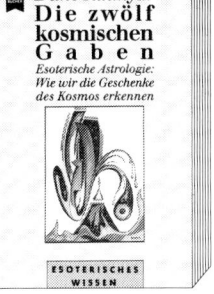

08/9561

WILHELM HEYNE VERLAG
MÜNCHEN

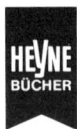

ESOTERISCHES WISSEN

DER SCHLÜSSEL ZUR INNEREN WEISHEIT

Wege und Wahrheiten
für ein besseres und erfolgreiches Leben

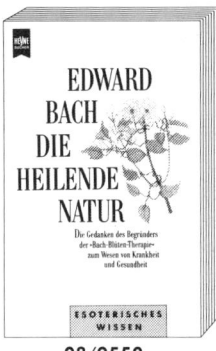

08/9550

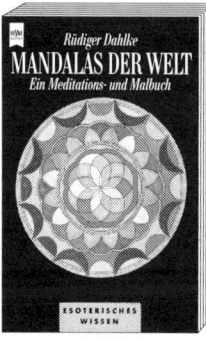

08/9552

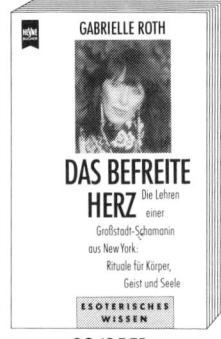

08/9551

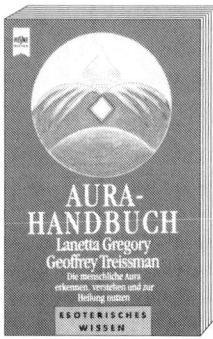

08/9554

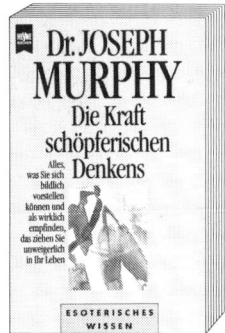

08/9555

WILHELM HEYNE VERLAG
MÜNCHEN